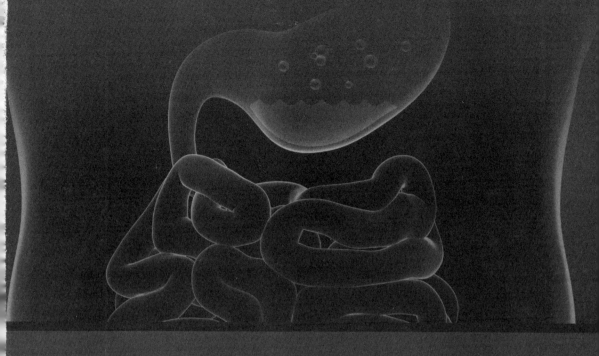

实用临床消化病学

李　彬　等/主编

U0325055

吉林科学技术出版社

图书在版编目（CIP）数据

实用临床消化病学 / 李彬等主编. -- 长春 ：吉林
科学技术出版社, 2023.3
　　ISBN 978-7-5744-0297-3

　　Ⅰ. ①实… Ⅱ. ①李… Ⅲ. ①消化系统疾病－诊疗
Ⅳ. ①R57

中国国家版本馆 CIP 数据核字(2023)第 063439 号

实用临床消化病学

主　　编　李　彬等
出 版 人　宛　霞
责任编辑　练闽琼
封面设计　济南诚誉图书有限公司
制　　版　济南诚誉图书有限公司
幅面尺寸　170mm×240mm
开　　本　16
字　　数　312 千字
印　　张　16.25
印　　数　1–1500 册
版　　次　2023年3月第1版
印　　次　2024年2月第1次印刷

出　　版　吉林科学技术出版社
发　　行　吉林科学技术出版社
地　　址　长春市福祉大路5788号
邮　　编　130118
发行部电话/传真　0431-81629529 81629530 81629531
　　　　　　　　　 81629532 81629533 81629534
储运部电话　0431-86059116
编辑部电话　0431-81629518
印　　刷　三河市嵩川印刷有限公司

书　　号　ISBN 978-7-5744-0297-3
定　　价　140.00元

主 编 简 介

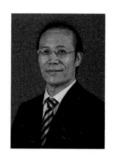

  李彬,毕业于山东大学(医学院)临床医学专业,后获青岛大学医学硕士学位,副主任医师、副教授。

  现任青岛市黄岛区中心医院消化内科主任,中国抗癌协会肿瘤光动力治疗专业委员会第一届青年委员会,山东省医学会肿瘤微创治疗分会第一届委员会光动力学组委员,青岛西海岸新区消化质控中心专家委员会主任委员。从事消化内科专业临床、教学、科研及管理工作近 20 年,临床上对消化道疑难疾病诊治,急、危、重症抢救,特别是急性消化道大出血、急性重型胰腺炎、重症溃疡性结肠炎以及急、慢性重症肝病诊治有丰富经验。先后主持消化科研项目 3 项。在国内学术刊物发表专业论文 6 篇,主编著作 3 部,获得国家发明专利 1 项。

编 委 会

主　编

李　彬　青岛市黄岛区中心医院
于珍珍　青岛市黄岛区中心医院
高　锋　青岛市黄岛区中医医院
杨　帆　临汾市人民医院
梁美兰　深圳市宝安区中心医院
王　华　青岛市黄岛区区立医院
方红娥　东营市东营区人民医院胜园分院
陈　斐　海军青岛特勤疗养中心

副主编

陈　倪　成都市第五人民医院
向　惠　成都市第八人民医院
孙兴亮　平阴县中医医院
余　静　成都西区医院
谢晓丽　成都市龙泉驿区第一人民医院
宁光明　成都市龙泉驿区第一人民医院
张　静　济南市历下区第二人民医院
钱国祥　中国人民解放军 66016 部队医院
王绍珍　莱西市水集中心卫生院
吕晓洁　青岛市城阳区夏庄街道社区卫生服务中心
蒋龙超　泸州市人民医院

编　委

程　莉　成都市龙泉驿区第一人民医院

前　言

　　近年来,随着科学技术的飞速发展和知识理论的不断更新,临床医学有了很大发展,其中消化系统疾病的诊疗手段也在日益进步。消化系统疾病与全身性疾病关系密切,因此消化专业医师必须具备坚实的一般临床基础。同时,随着高新技术的不断引入,人们对消化系统的病理生理有了进一步的了解,对消化系统疾病的认识亦不断加深。

　　本书以临床常见的消化系统疾病为主线,主要对食管、胃肠、肝胆、胰腺等疾病的病因、临床表现、诊断与鉴别诊断、治疗等进行了详细的阐述。并根据临床的发展动态,相应增加了近年来公认的新知识、新技能。本书内容简明实用,重点突出,并兼顾知识的系统性及完整性,可供临床各级医师参考阅读。

　　该学科知识涉及面广,内容繁多而精深。因此,书中难免有不足、疏漏之处,恳请广大读者提出宝贵意见,以期再版时修正完善。

目　录

第一章

食管疾病

第一节 贲门失弛缓症

贲门失弛缓症病因迄今尚不明了。目前认为是由于食管贲门部的神经肌肉功能障碍所致的一种原发性食管动力障碍疾病。其主要特征是食管缺乏蠕动，下食管括约肌(LES)高压和对吞咽动作的松弛反应减弱。本病为一种少见病，目前发病率约(0.5～1)/10 万，欧洲和北美较多见。本病可发生于任何年龄，但最常见于20～39 岁的年龄段。男女发病大致相等。

一、病因及发病机制

病因不十分明确，研究证明可能与下列因素有关：

(一)神经源性病变

食管组织学检查发现，位于内层环形肌和外层纵形肌之间的 Auerbach 神经丛的神经节细胞退行性变、减少或消失，单核细胞浸润，神经节被纤维组织代替。这种异常可累及食管体部和 LES，导致贲门在吞咽时不能松弛和食管扩张及失蠕动。

(二)迷走神经功能不全

研究证明，动物实验犬的脑干迷走神经核团中，迷走神经背运动核，节前神经轴索等在光学和电子显微镜下均显示病理性改变，如脂肪性变、髓鞘破裂、神经纤维断裂、轴索肿胀以及嗜银细胞消失等。临床研究也证明，贲门失弛缓患者有明显的胃酸分泌障碍，与迷走神经切断术后类似，提示本病发病与迷走神经功能不全有关。

(三)食管平滑肌损害

在电镜下观察贲门失弛缓症患者的食管平滑肌时，可见一些非特异性的平滑肌病变，如肌细胞自溶，肌纤维细胞核及胞质内包涵体纤维密度中有花斑，肌细胞萎缩或硬化等。这些病理改变主要限于扩张的食管部分和食管胃连接部位。

(四)食管下括约肌的超敏性

近代研究提示贲门失弛缓症患者,LES 对某些内源性或外源性消化道内分泌激素有超敏感性。有研究显示,贲门失弛缓症和食管痉挛患者对五肽胃泌素有超敏反应,导致 LES 的高涨状态。此外,对胆囊收缩素(CCK)有异常反应。在贲门失弛缓症患者的下端食管神经纤维中,血管活性肠肽(VIP)含量减少,致 LES 压力升高。有研究结果显示,本病患者食管下括约肌对阿片受体刺激有高敏感性。因此,本病不仅有神经元损害,也存在神经、肌肉受体的异常,从而导致 LES 对某些内源性或外源性的刺激表现的超敏反应。

(五)一氧化氮

动物及人的实验已证实一氧化氮(NO)是抑制非肾上腺能和非胆碱能神经传递和调节的介质。1990 年首次报道一氧化氮与消化系统生理、病理关系密切,特别对消化道运动的调节作用。内源性一氧化氮是左旋精氨酸在一氧化氮合成酶(NOS)的作用下生成的。人的食管中 59% 的肠肌间神经元中含有一氧化氮合成酶。1993 年证明,贲门失弛缓症患者缺乏一氧化氮合成酶,一氧化氮产生减少,与食管功能和 LES 异常有关。

二、临床表现

本病的主要症状有吞咽困难、反胃和胸痛。大多数缓慢发病,开始时症状不明显,持续多年或数月才就诊。突然发病者多与情绪紧张有关。

(一)吞咽困难

吞咽困难是本病最早出现的症状。早期症状不十分明显或间断性发生。诱发因素有情绪紧张,进食过快或过冷、过热饮食等。患者常感进食后胸骨下部有食物黏附感或阻塞感,可持续多年而不引起患者足够注意。疾病进一步发展,患者感觉食物不能吞咽,并阻塞在胸骨下端部位。患者常常设法解除吞咽困难如大量饮水,或改站立位,进餐时不断用力咽空气,深呼吸,不自觉的 Valsalva 动作等。

(二)反胃、夜间反流和肺吸入

有 50%~90% 的患者发生反胃,较吞咽困难发生晚些,因为早期虽然食管排空迟缓,但 LES 尚可缓慢通过食物,此时食管内潴留物并不多,患者大多数只感吞咽困难或阻塞感。随着疾病进展,吞咽困难加重,食管进一步扩张,在进餐中或餐后出现反胃现象。开始多为当餐或当日进食的食物,常混有大量唾液和黏液样分泌物。疾病晚期,由于食管高度扩张,容量增加,可滞留更多的食物,反胃次数可相对减少,反出的内容物甚至是2~3天以前进食的已腐烂变臭的食物。夜间入睡后也常有食管内容物反出,称夜间反流(NR)。反流物误吸入呼吸道称肺吸入(ASP),可导致支气管肺部感染和夜间哮喘发作。

(三)胸痛

贲门失弛缓症引起胸痛,发生率为13%~90%。位于胸骨后,剑突下或胸骨下端,可放射到肩、颈部或心前区。疼痛性质不一,针刺样或灼烧样痛、隐痛或剧烈的挤压样痛。大多发生在进食期间,也可自发性疼痛,口服硝酸甘油片可缓解,与心绞痛发作相似,临床上应予以慎重鉴别。由于酸性胃内容物对食管黏膜的刺激和食管黏膜对酸的敏感性可诱发食管运动异常和第三收缩而致胸痛。

(四)其他

重症和病程较长时,则有明显体重减轻、营养不良和贫血。如短期内迅速消瘦,吞咽困难呈进行性加重的患者,应警惕并发食管下端贲门癌。

本病典型病程可分为三期:①早期:吞咽困难,反胃和胸骨后痛为主要症状;②中期(代偿期):以食管运动障碍为特征,吞咽时食管无蠕动。由于食管扩张,代偿性容量增加,吞咽困难可稍有减轻;③晚期(失代偿期):食管极度扩张,夜间反流和肺吸入,以及消瘦恶病质等。

三、实验室检查

本病实验室检查有:X线食管吞钡检查、内镜及活检、食管测压、同位素食管排空时间测定以及诱发试验等,均对诊断本病均有重要价值。

(一)X线检查

1.胸部平片

中、晚期患者伴有明显食管扩张时,胸部平片可见右纵隔影自上而下明显增宽,轮廓光滑整齐,有时可见气液平面。常伴发慢性肺部疾患,如肺炎、支气管扩张及肺脓肿X光征象等。

2.食管钡剂检查

早期食管下端狭窄呈漏斗状,边缘光滑,食管扩张不严重,少量钡剂尚可通过LES到达胃内。失代偿期食管下端呈圆锥状狭窄,典型的呈鸟嘴样;上端食管普遍扩大,食管内潴留物较多,可出现分层现象(气体、液体、钡剂);食管蠕动完全消失。

(二)内镜检查

食管腔扩大、松弛,腔内潴留较多,并混有食物残渣。合并巨食管者,食管壁变薄,有时可见局限性向外膨出形成假憩室。食管体部蠕动减弱或完全无蠕动,食管下端有时可见到环形收缩皱襞。一般均合并有食管炎,表现有黏膜充血、糜烂渗出、溃疡形成、黏膜增厚及息肉样改变。当发现黏膜表现有白色伪膜覆盖或白斑时,应进行细胞刷片直接查找菌丝或酵母菌,偶见合并念珠菌性食管炎。贲门呈持续关闭状态,但黏膜光滑,柔软,内镜缓慢滑入贲门口,进入胃内并不困难。如发现贲门口狭窄、僵硬、表面不光滑,应考虑合并贲门癌可能,须多处取活检进行组织学检查和细胞刷片,印片进行诊断。有时胃底部癌可发生假性贲门失弛缓征象,应注意观察。

(三)食管测压

食管测压对诊断贲门失弛缓症有重要意义,可作为药物治疗疗效、扩张术及食管肌切开术后食管功能评价的一种量化指标。食管测压通常用灌注式导管法、气囊式测压法和腔内金属微型传感器法等。

贲门失弛缓症的食管测压具有以下特征性的改变:

1.LES 静息压升高或正常

当吞水或作干吞试验时,LES 无松弛或松弛不完全,有时 LESP 可高达 6.0kPa,大部分病例 LESP 在 4.5kPa 以上,也有 LESP 正常者。

2.食管体部压力和运动异常

食管静息压上升,几乎和胃内压相同,呈正压。吞咽时,食管体部缺乏推进性的蠕动收缩,而被许多杂乱无章的小波所代替,或呈低幅非传导性同步收缩。

3.依酚氯铵激发试验

静脉注射 $5 \sim 10mg$($80 \sim 260\mu g/kg$),$1 \sim 2$ 分钟后,食管强力收缩,食管腔内压骤增,持续 $5 \sim 10$ 分钟甚至更长;LES 压力上升;甚至诱发胸痛、呕吐。这种超敏反应在弥散性食管痉挛中表现者更为明显。

4.食管上括约肌(UES)压力及松弛功能正常

(四)同位素食管排空时间测定

放射性同位素闪烁扫描检查食管通过时间,通常用于评价食管肌切开术或扩张术后,食管排空的改善程度或用于观察术后有否伴发胃食管反流。检查方法是空腹 4 小时以上,口服 15mL 水,内含 8.1MBq ^{99m}Tc,在 γ 照相下连续进行食管区域的同位素计数,测出 1 分钟和 5 分钟食管核素通过百分率。

四、诊断和鉴别诊断

原因不明的吞咽困难,慢性发病,非进行性或间歇性发作,特别发生在青年患者,应考虑此病。X 线食管吞钡检查和内镜及活体组织学检查,排除其他原因所致的吞咽困难,诊断即可确立。必要时进行食管测压和同位素食管排空等检查,应与下列疾病鉴别：

（一）节段性失蠕动

节段性失蠕动是一种与精神、心理因素有关的非特异性吞咽困难。食管测压显示食管末端呈低幅蠕动或无蠕动，故称节段性失蠕动。但具有正常的 LES 静息压和吞咽时松弛功能正常，可与贲门失弛缓鉴别。

（二）假性贲门失弛缓症

它是食管，胃接合部的肿瘤，浸润至黏膜下层和肌间神经丛时，可伴有类似贲门失弛缓症样 LES 高压和吞咽的无松弛，称假性贲门失弛缓症。内镜及活检具有重要鉴别意义。

（三）弥散性食管痉挛

弥散性食管痉挛是由于食管平滑肌反复高压性、同步收缩所致的胸痛和吞咽困难。食管排空延缓，对胆碱能药物也具有超敏反应，硝酸甘油类制剂、钙通道阻滞剂治疗可缓解症状。上述特点均与贲门失弛缓症相同，因此鉴别较困难。

（四）特发性高张力性下食管括约肌

特发性高张力性下食管括约肌又称特发性下食管括约肌高压征。原因不明，食管测压显示 LES 高压状态（>4.0kPa 有时达 6～7kPa）。吞咽时可正常松弛或松弛不全，但食管蠕动正常。X 线食管吞钡检查无食管扩张等改变有助于同贲门失弛缓症鉴别。

（五）老年性食管

老年性食管这一概念，系指发生在老年人的功能性食管病。常见的症状是吞咽困难、胸痛，或胃食管反流症状，常被怀疑食管癌。本病发生机理可能与老年人神经调节机制失调和平滑肌退行性病变有关。食管测压和食管内镜检查可与贲门失弛缓症及食管癌鉴别。

（六）恰加斯病食管

恰加斯病食管系流行于南美的一种锥虫病，因侵犯食管，使肌间神经丛退行性变。临床表现与贲门失弛缓症不易区别，也常伴巨食管。食管测压时，LES 不能松弛，食管失蠕动。

五、并发症

贲门失弛缓症虽属良性疾患，但可并发食管癌、食管黏膜病变以及严重的呼吸道感染，可导致死亡。

（一）食管癌

贲门失弛缓症患者食管癌的发生率为 1.7%～16.7%。Harley 综合 3679 例贲门失弛缓症患者,其中并发食管癌 121 例,发生率为 3.3%。我国某学者报道 173 例并发食管癌 8 例,发生率为 4.6%,显著高于一般人群。可能与食物长期潴留,导致食管黏膜病变有关。癌发部位在食管中段,其次为下段;男性多见。年龄在 48～51 岁,较无弛缓症者发生早。

（二）呼吸系统病变

大约 10% 的患者并发慢性支气管肺部疾患。常见有吸入性肺炎、慢性支气管哮喘、肺脓肿、支气管扩张、肺纤维化以及肺结核等。重症患者,因食管高度扩张、食管内容物充盈、压迫气管,导致呼吸困难,甚至窒息。

（三）食管黏膜病变

由于食物潴留,化学性或继发细菌性感染长期刺激而引起食管黏膜损害表现有:①食管炎:内镜下可见充血、渗出、糜烂,严重者可发生溃疡,少数可发生出血或穿孔;②食管霉菌病:常见为念珠菌感染,多发生在重症衰弱的患者,受累多在食管中下段,内镜检查见黏膜充血、水肿、糜烂、溃疡或白色伪膜样白斑,霉菌特殊培养可明确诊断;③食管黏膜白斑:由于慢性炎症、鳞状上皮角化过度引起的白色斑块样损害,可能是食管癌的癌前病变。

（四）其他少见并发症

偶见食管下段局限性向外膨出形成憩室,不伴门脉高压的食管静脉曲张、肺性肥大性骨关节病等。

六、治疗

治疗旨在减低 LES 高压,促使 LES 松弛改善,加速食管排空,达到解除和缓解失弛缓症症状的目的。可以选择内科姑息治疗、扩张术或外科食管肌切开术,切断食管环肌层等措施。

（一）内科治疗

1.一般内科治疗法

轻症病例,应指导患者注意饮食习惯,少量多餐,软质食物为宜。进餐时应细嚼慢咽,发生哽噎时可喝汤冲下。避免进食冷饮和刺激性食物。有精神和心理障碍者,应给予安慰和必要的镇静剂。晚期重症患者,当潴留物较多,食管高度扩张时,可禁食或抽吸,使食管排空,静脉输液给予足够的热量和液体,并注意调整全身营养不良状态。

2.药物治疗

内科药物治疗包括四大类:①硝酸甘油制剂;②钙通道阻滞剂;③抗焦虑和镇静药;④平滑肌松弛剂。抗胆碱能药物大多无效。但有报道普鲁苯辛、山莨菪碱(6542)、1%普鲁卡因 10mL 口服等,增加食管排空,可试用。目前尚无使食管蠕动恢复正常的药物,避免使用促胃动力药。硝酸甘油与钙通道阻滞剂合用,较单一用药疗效好。如发生反流性食管炎,可给予抑酸制剂及黏膜保护药。发生霉菌性食管炎时,可用制霉菌素、克霉唑、酮康唑和氟康唑等抗霉菌治疗。

(二)食管扩张疗法

扩张治疗术前禁食至少 12 小时,如食管扩张明显,潴留物多时应延长禁食时间,必要时将食管内残渣吸除,清除冲洗干净。常用的扩张方法有:

1.流体静力性扩张法

它是通过引导线用 41F 和 50F 的扩张橄榄探条进行扩张。48 小时后再进行水囊扩张,同时监测其压力。

2.气囊扩张法

气囊扩张法采用 Browne Mchardy 和 Hurst-Tucker 扩张器,方法基本与流体静力性扩张法相似,但用空气代替水进行扩张。目前,临床上用得比较多的 Rigiflex 气囊扩张技术,可在内镜直视下进行,可获得满意的效果,此法操作简单,不需要 X 线监视。

3.钡囊扩张法

钡囊扩张法使用套囊内充钡的方法,在 X 线监测下,向囊内注入 25～30mL 的钡剂,达到扩张的目的。

4.探条扩张法

探条扩张法通常用直径为 18F 的探条扩张器,直接或内镜引导。但扩张狭窄部位,效果不如气囊。

5.金属扩张器

目前使用的系改良的 Stark 扩张器,在直视下经口将扩张器置于确切位置。

6.Witzel 扩张器

Witzel 扩张器为一长 20cm 的聚乙烯管,外附有充气装置和一个长 15cm 的气囊。由胃镜引导经口送入胃内,胃镜顶端入胃后屈,反转法在贲门部可见气囊的下段,推进内镜使气囊中点与贲门平行,充气压力达 40kPa,维持 1 分钟。

扩张治疗贲门失弛缓症的优点是不破坏 LES 的弹性特性,疗程短,患者多乐于接受。无论哪一种扩张方法,一年随访临床成功率可达 90% 以上。

扩张术常见并发症有穿孔、出血、胃食管反流和疼痛等。为防止并发症发生,开始应严密进行监护,6小时后开始进流食,24小时后可进软食。必要时给予抗生素、输液。发生穿孔者,应进行外科监护或手术。

(三)放置食管贲门支架治疗

近年来开展内镜直视下或X线监视下放置食管贲门支架技术,应用于扩张治疗失败或扩张治疗后贲门失弛缓症症状无改善的患者。但应选择可回收的带膜的金属支架,并且应注意支架滑行的问题。

(四)外科治疗

经内科保守治疗无效,或合并有严重并发症,怀疑癌肿,多次扩张术失败或穿孔者,应进行手术治疗。手术的方法包括缩窄扩大的食管腔,缩短屈曲延长的食管,扩张LES区,食管-胃部分切除吻合或转流手术,贲门成形术及食管肌切开术等。术式较多,改良的Heller术应用最广泛,80%～90%患者症状明显改善,术后并发症最常见的有胃食管反流,发生率为10%～50%,同时行胃底折叠术抗反流可减少GER的并发。手术总的评价为长期有效率占85%～90%;并发症为3%;消化道狭窄发生率为5%。理想的手术疗效应是有良好的食管排空而不发生反流,可长期维持在症状缓解状态,无死亡率和较少的并发症。

(五)微创肌切开术

近年来迅速发展的胸腔镜或腹腔镜下改良Heller肌切开术,具有传统开放手术的有效性,手术操作得以简化,减少了创伤,缩短了术后住院日和康复时间,降低了术后死亡率。经腹腔镜或胸腔镜手术患者,随访1年的有效率为78%～100%,最近两个研究提示,在2年随访中,所有患者($n=8,n=10$)均获显著或良好疗效。所有病例术后内镜检查均正常,术后食管测压($n=7$)从4.67kPa显著下降至1.13kPa。

目前,多数采用经腹腔镜手术,认为其具有下列优点:①术中手术器械与食管纵轴平行;②LES更易直视;③扩张食管常偏向右胸,经胸手术暴露困难,而经腹手术通过牵拉胃可顺利完成肌层切开;④简化麻醉操作;⑤减少术后疼痛,缩短住院时间;⑥手术失败时开腹手术比开胸手术更易于被患者接受。

(六)主要的内镜下治疗方法

1.内镜下扩张治疗

它是通过机械方法使部分LES属纤维断裂,降低LESP,以缓解其梗阻症状,以气囊扩张术应用最为广泛。

2.POEM手术

POEM手术全称为经口内镜下肌切开术,是最近几年发展起来的新技术。是在食管表层(黏膜)"开窗"后,沿食管夹层(黏膜下层)直视下切开食管下端及贲门周围肌肉,再用金属夹缝合表层裂口。手术时间短,创伤小,恢复特别快,疗效可靠。

3.其他

如内镜下肉毒杆菌毒素注射治疗、记忆合金支架置入治疗、硬化剂治疗、微波治疗等,相对应用较少。

第二节　胃食管反流病

胃食管反流病(GERD)是指胃内容物反复反流入食管,引起不适症状和(或)并发症的一种疾病。最常见的有反流性食管炎(RE),也有部分胃食管反流病患者存在反流症状而无内镜下食管黏膜损害,称为内镜阴性的胃食管反流病或非糜烂性反流病(NERD)。胃食管反流病是常见疾病,全球不同地区患病率亦不相同。欧美国家胃食管反流病的患病率为$10\%\sim20\%$。亚洲国家的患病率通常较低,为$3.5\%\sim10.5\%$。内镜检查资料显示反流性食管炎的患病率为$3.0\%\sim5.2\%$。而我国流行病学调查资料显示胃食管反流病的患病率为$5.77\%\sim7.28\%$。经内镜检查反流性食管炎检出率为$2.95\%\sim4.1\%$。多数资料显示胃食管反流病的发生率呈上升趋势。

一、病因和发病机制

国内外资料显示胃食管反流病的病因和危险因素包括原发性LES功能低下,食管裂孔疝,胃排空障碍性疾病,贲门和食管手术后,肥胖,过度饮酒,吸烟,服用药物,心身疾病,便秘和家族史等。根据我们的胃食管反流病的危险因素流行病学调查资料显示,性别不同胃食管反流病的患病率不同,男性是女性的1.163倍,并且患病率随年龄增长而上升,每增加1岁,患病的危险性增加1.014倍;上夜班者胃食管反流病的危险性是不上夜班者的1.313倍,重体力劳动者与轻体力劳动者相比,患者危险性增加2.120倍,尚不能认定经济状况是胃食管反流病的危险因素。

(一)抗反流机制

1.胃泌素可使食管下段括约肌(LES)作用增强,而胰泌素、胆囊收缩素(CCK)、肠抑胃肽(GIP)、血管活性肽(VIP)等可使LES作用降低。蛋白餐后胃泌素分泌增加,因而,LES作用增强,脂肪餐后CCK大量释放,使LES作用降低。有些药物也可对LES产生影响。

2.横膈膜脚的"弹簧夹"作用,食管穿过右横膈膜脚进入腹腔后与胃连接,膈肌收缩可起"弹簧夹"作用而防止胃液反流。

3.黏膜活瓣作用:食管胃连接处与胃底形成的 His 角为锐角,使胃黏膜在食管下口外侧形成一活瓣,当胃内压升高时,胃囊向上、向右抬高,可压迫和关闭食管下端。另外,食管入胃口处黏膜推向上并堵住食管下口,从而阻止胃液反流。当食管手术、食管裂孔疝时,上述解剖结构发生变化,"弹簧夹"作用和黏膜活瓣作用因此而消失。

(二)食管对反流物的清除力

食管以反流物的清除力包括反流物重力、食管蠕动和唾液分泌等。反流物进入食管下段常可引起继发性蠕动收缩,从而将反流物重新排入胃内。食管酸清除作用分为两个步骤,第一步是容量清除,由 1～2 个蠕动性收缩而完成,容量清除使食管排空,但黏膜的 pH 仍为酸性;第二步通过唾液缓冲作用而中和残留酸。当食管蠕动力减弱时,不能将反流物及时清除,易发生食管炎。吸烟可降低唾液腺功能,使食管酸清除时间延长。

(三)食管上皮的抗酸作用

食管黏膜上皮具有一定的抗酸能力,黏膜表面有一层包括中性及酸性黏液质的细胞外层,这种表面黏液蛋白被认为可保护食管而不被胃反流物化学性消化。食管黏膜下腺有分泌碳酸氢盐的能力,是清除食管腔内酸的有效手段。近年来,一般认为,在黏膜上皮与反流物接触时提供保护作用的"组织抵抗力"包括:①上皮前防御,有表面黏液、不移动水和 HCO_3^-;②上皮防御,食管上皮为有分泌能力的复层鳞状上皮,在结构上提供保护作用的是表面的细胞角质层,此角质层借腔面细胞膜的双层脂质及其细胞间的连接结构组成一个防止 H^+ 及其他分子自由穿透组织的渗透性屏障。但仅仅角质层的结构式屏障功能本身并不能完全防止 H^+ 的逆扩散,尚有其他一些功能因素,如食管黏膜上皮细胞的缓冲作用,主要是细胞内蛋白、磷酸盐及 HCO_3^-。此外,通过 Na^+/H^+ 交换和 Na^+ 依赖 Cl^-/HCO_3^- 交换将细胞内 H^+ 排出,直至上皮细胞 pH 值恢复正常;③上皮后防御主要作用是血液供应,血液能调节组织的酸碱平衡,为正常细胞功能提供营养及氧,排除有毒的代谢产物,包括 CO_2 及酸,给细胞间质提供 HCO_3^-。食管的血供不是固定的,如在应答酸应激时,血流量可增加。

(四)胃排空功能障碍

胃排空功能障碍时可发生胃内压升高,当超过屏障压时,就可导致胃食管反流。

当胃内容物流入食管后,胃酸和胃蛋白酶损害食管黏膜,在反流性食管炎的发生中起主要作用。胆汁可增加食管黏膜对 H^+ 的通透性,胆汁中卵磷脂,被胰液中的卵磷脂 A 转变为溶血卵磷脂,也可损伤食管黏膜引起食管炎。但也有人认为单纯十二指肠液不会引起食管炎,只有同时存在酸才起协同损伤作用。

在反流物引起食管炎症的发生中,反流液在食管内的停留时间起重要作用,少数几次长时间的接触,比反复多次短时间接触的损伤大。食管的清酸功能减退,比反复多次短时间接触的损伤大。食管的清酸功能减退,使内容物接触食管黏膜时间延长,容易引起食管炎症。

二、病理

反流性食管炎多发生于食管下段,肉眼所见为食管下段充血、水肿、糜烂和溃疡,但也有肉眼无异常所见,而组织学证实有炎症者。

组织学所见,在正常情况下,食管黏膜下部为基底细胞,并形成乳腺头,基底细胞层占黏膜层的 $10\%\sim15\%$,乳头高度不超过黏膜层总高度的 50%。在炎症时黏膜和黏膜下层有多形核白细胞等炎症细胞浸润,且基底细胞增多,上皮乳头延长。甚至基底细胞层增厚,而乳头几乎接近黏膜层的最表面,此时若炎症细胞浸润不显著,仍可诊断为食管炎。乳头富于血管和神经,对酸很灵敏,可能是反流性食管炎时烧灼痛的发病机制。

病理组织学标准为:

(一)必须条件

1.急性炎症所见有中性粒细胞浸润。

2.糜烂性炎症所见有上皮缺损。

3.慢性炎症所见有间质纤维化。

(二)参考条件

①毛细血管增生扩张;②肉芽形成;③乳头延长;④上皮再生;⑤基底细胞增殖;⑥黏膜肌层肥厚消失;⑦中性以外炎性细胞浸润;⑧水肿。

随着病变进展,反流性食管炎可形成纤维组织增生,致使食管壁增厚,甚至引起狭窄。此外,少数食管炎患者食管下端可出现食管黏膜异位柱状上皮,称 Barrett 食管。

三、临床表现

胃食管反流病在临床上一般表现较轻,除有反流的症状外,还可引起食管炎,其症状不能预示食管炎的严重程度。胃食管反流病患者亦可呈现其他症状,如胸痛、嗳气、恶心、吞咽困难、早饱和上腹痛,伴或不伴有典型反流症状。在一些患者中,反流症状、肠易激综合征(IBS)和功能性消化不良之间存在重叠。

(一)食管症状

餐后发生烧心和反胃,反酸(或两者)是胃食管反流病的高度特异性症状。

1.反酸、反胃

胃内容物可反流至食管任何部位,远的可达环咽括约肌。食管上括约肌在静止状态保持主动性收缩状态,使食管上端关闭,可防止胃内容物反流入咽部,以提供保护性屏障,使气管、支气管免受来自食管内容物的侵袭。反流性食管炎患者食管上括约肌静止压比正常人高,可能系对 LES 功能异常的代偿性反应。但是胃食管反流严重时仍可有反酸、反胃症状,反入口腔中的胃内容物可被吐出或咽下,在咽部及口腔内留着一种酸或苦味,造成口臭、口水增多及味觉损害。对咽部的刺激可引起咽痛、声嘶等症状。

2.烧心和胸痛

烧心是指剑突下或胸骨后烧灼感,常由胸骨下段向上延伸。严重时表现为剑突下或胸骨后烧灼痛、刺痛或酷似心绞痛,可能系反流物化学性刺激食管上皮下的感觉神经末梢造成。虽然尚未明了解剖学上确切的感觉通道,但已知疼痛涉及到胸段第1~6节交感神经所分布的区域内。有些患者可用食管滴酸试验诱发类似疼痛。国内有报告在 52 例心绞痛样胸痛中(排除冠心病)由胃食管反流引起者达82.7%,酸诱发胸痛试验阳性率为 42.9%。食管炎所致胸痛可发生在任何造成反流动作,如下蹲、嗳气及餐后。饮水或以牛奶冲洗食管,服制酸剂中和胃酸,刺激唾液及引起食管原发蠕动等任何办法,均可缓解疼痛。

3.吞咽困难

它常为间歇性、非进行性加重,不仅进固体食物,进流食也有吞咽困难,系食管运动功能异常所致。当食管发生炎性狭窄时,往往伴有较固定的吞咽困难,尤其是进固体食物时,有时因肉块或果核卡住,甚至可引起完全梗阻。吞咽时可伴疼痛,源于食管扩张或第三收缩。实验发现正常食管用气囊扩张至 3~4cm 直径时有疼痛,而有食管黏膜炎症及食管黏膜感受器敏感性增强时,只要少许扩张就能引起疼痛。

(二)其他症状

因食管炎黏膜充血、糜烂或溃疡可导致急性或慢性出血,出血量多少不等。少量、慢性出血可导致缺铁性贫血,大量出血表现为呕血和黑便。连续做吞咽动作可以消除食管内积食但会造成胃肠胀气,出现嗳气、打嗝等症状。呼吸道并发症和哮喘、慢性支气管炎、肺间质纤维化、吸入性肺炎等也见于部分患者,此因反流物进入呼吸道,刺激支气管黏膜引起炎症和痉挛,或因反流物刺激食管黏膜感受器,通过迷走神经反射性引起支气管痉挛所致。

四、辅助检查

（一）内镜及活检

它有助于确定有无反流性食管炎及有无合并症和并发症,如食管裂孔疝、食管炎性狭窄以及食管癌等。

1994 年洛杉矶会议提出明确的分级标准,根据内镜下食管病变严重程度分为A～D 级。

A 级:食管可见一个或一个以上黏膜破损,长度<5mm(局限于一个黏膜皱襞内)。

B 级:食管可见一个或一个以上黏膜破损,长度>5mm(局限于一个黏膜皱襞内),且病变没有融合。

C 级:食管黏膜破损病变有融合,但是小于食管管周的 75%。

D 级:食管黏膜破损病变有融合,且大于食管管周的 75%。

（二）食管 X 线钡透

它有助于鉴别相关疾病,观察食管和胃的解剖以及食管裂孔疝的大小和位置,还可在一定程度上掌握食管的推进情况。

（三）24 小时食管 pH 监测

24 小时食管 pH 监测的意义在于证实反流的存在与否。24 小时食管 pH 监测能详细显示酸反流、昼夜酸反流规律、酸反流和症状的关系及对治疗的反应,使治疗个体化。对碱反流可用 24 小时胆汁监测仪。

（四）食管测压

食管压力测定可提供病理生理方面的指标,为诊断该病的参考指标。可测定LES 压力、位置和长度,食管体部蠕动类型等。正常人食管静息压为 15～30mmHg(2.0～4.0kPa),如 LES 压力小于 10mmHg(1.33kPa)则提示 LES 功能不全。

（五）食管酸灌注试验

向食管内灌注 0.1mmol/L 的盐酸,如出现胸骨后灼痛则为阳性。

（六）质子泵抑制剂（PPI）试验

如奥美拉唑 20mg,每日 2 次,治疗 7 天若患者的症状消失或显著好转,提示为明显的酸相关疾病,在除外消化性溃疡等疾病后,可考虑 GERD 诊断。

（七）其他

食管黏膜超微结构研究可以了解反流存在的病理生理学基础；无线食管 pH 测定可以提供更长时间的酸反流检测；腔内阻抗技术应用可监测出所有的反流事件，明确反流物的性质（气体、液体或气体液体混合物），与食管 pH 监测联合应用可以明确反流物为酸性或非酸性，明确反流物与反流症状的关系。

五、诊断和鉴别诊断

胃食管反流病的诊断主要有两个方面，一是根据有典型的烧心和反流症状做出初步诊断，二是根据胃食管反流的检查证据或 PPI 试验结果做出比较可靠的诊断和鉴别诊断。

（一）根据胃食管反流症状做出诊断

1.典型的烧心和反流症状，且无上消化道梗阻的证据，临床上可诊断为胃食管反流病。

2.食管外症状，又有反流的症状，可考虑胃食管反流有关或可能相关的食管外症状，如胃食管反流及咳嗽、哮喘，但需注意功能性消化不良，肠易激综合征与胃食管反流病的重叠症状。

（二）根据质子泵抑制剂（PPI）试验结果做出诊断

它现已证实是一种行之有效的方法。服用标准剂量 PPI，一日两次，坚持 1～2 周。服药后如症状明显改善，支持酸相关胃食管反流病的诊断；如症状改善不明显，则可能有酸以外的因素或不支持胃食管反流病的诊断。PPI 试验具有方便、无创和敏感性高的优点，缺点是特异性较低。因此，在我们国家食管癌、胃癌高发地区，还需结合上消化道内镜检查，以免食管癌、胃癌和消化性溃疡的漏诊。

（三）根据胃食管反流和特殊检查证据进行诊断

食管钡餐造影检查可显示有无黏膜病变，狭窄，食管裂孔疝等，并显示有无钡剂和胃食管反流，对胃食管反流病的诊断有重要的作用；上消化道内镜检查有助于确定有无反流性食管炎、Barrett 食管、食管裂孔疝，食管炎性狭窄和食管癌等；也有助于非糜烂性反流病食管炎（NERD）的诊断；24 小时食管 pH 值监测是证实有无胃食管酸反流的可靠方法，能详细显示酸反流、昼夜酸反流规律、酸反流与症状的关系，对糜烂性食管炎（EE）的阳性率超过 80%，对 NERD 的阳性率为 50%～70%；食管测压能帮助评价食管功能；食管胆汁反流测定能反映胃食管反流患者是否存在胆汁反流及其程度。

（四）Barrett 食管的诊断

Barrett 食管的诊断主要根据内镜检查和食管黏膜活检结果。可按二种分类方法分型:①按柱状上皮化生长度分类:长节段 Barrett 食管(LSBE)指化生的柱状上皮累及食管全周,长度≥3cm;短节段 Barrett 食管(SSBE)指化生柱状上皮未累及食管全周,或虽累及全周,但长度<3cm;②按内镜下形态分类:分为全圈型,舌型和岛状。

目前国际上对 Barrett 食管的诊断存在两种见解:①食管远端鳞状上皮被柱状上皮取代即可诊断为 Barrett 食管;②食管远端鳞状上皮被柱状上皮取代的同时存在肠上皮化生才能诊断。

六、治疗

胃食管反流病的治疗目标是:缓解症状、治愈食管炎、预防复发和并发症。治疗原则是改变生活方式,规范药物治疗,慎重选用内镜治疗。

(一)改变生活方式

改变生活方式是胃食管反流病的基础治疗方法,抬高床头、睡前 3 小时不再进食、避免高脂肪饮食、戒烟酒、减少摄入可降低 LES 的压力的食物(如巧克力、咖啡、浓茶等)、肥胖者应减轻体重。

(二)药物治疗

1.制酸药物

它可中和胃酸,降低胃蛋白酶的活性,减少酸性胃内容物对食管黏膜的损伤,改善胃食管反流病患者的烧心与反流症状。氢氧化铝凝胶 10~30mL 或氧化镁 0.3g,每日 3~4 次。但长期服用会出现便秘、腹泻等不良反应,目前多用复合制剂,可减轻不良反应。

2.抑酸药物

抑制胃酸分泌是目前治疗胃食管反流病的主要措施,包括初始治疗和维持治疗两个阶段。

(1)初始治疗的目的是尽快缓解症状,治愈食管炎。①H_2 受体阻断剂(H_2RA):适用于轻中度胃食管反流病的治疗。H_2RA(西咪替丁、雷尼替丁、法莫替丁等)治疗反流性食管炎治愈率为 50%~60%,烧心症状缓解率为 50%。但症状缓解时间短,服药 4~6 周后大部分患者出现药物耐受,而导致疗效不佳。②质子泵抑制剂(PPI):是治疗胃食管反流病和反流性食管炎最有效的药物。对反流性食管炎黏膜愈合和缓解胃食管反流病的症状疗效优于 H_2RA。多项临床研究结果表明,PPI 治疗糜烂性食管炎的愈合率为 80%~90%。服药采用标准剂量,疗程 8 周。目前国内共有五种 PPI(奥美拉唑、兰索拉唑、泮托拉唑、雷贝拉唑和埃索美拉唑)可供选用。对非糜烂性反流病缓解症状疗效不如糜烂性食管炎。治疗的疗程尚未明确,一般主张不少于 8 周,对疗效不满意者应进一步寻找影响疗效的原因。

(2)维持治疗是巩固疗效、预防复发,用最小的剂量达到长期治愈的目的。临床资料显示停用 PPI 后半年,食管炎与症状复发率分别为 80% 和 90%,故经初始治疗 8 周后,通常需采取维持治疗。目前维持治疗的方法有减量维持、间歇维持、按需治疗三种。采取哪一种维持治疗方法,主要由医师根据患者的症状及食管炎分级来选择药物及剂量:

①减量维持:减量使用 PPI,每日 1 次,以持久缓解症状,预防食管炎复发。

②间歇治疗:PPI 剂量不变,通常隔日服药,3 日一次或周末疗法,因间隔时间太长,抑酸效果较差,不提倡使用。

③按需治疗:仅在出现症状时用药症状消失后及停药。

建议在医师指导下由患者自己控制用药。在维持治疗过程中,若症状出现反复,应增至足量 PPI 维持。个别患者若存在夜间酸突破(指在每日早、晚餐前服用 PPI 治疗的情况下,夜间胃内 pH<4,持续时间大约 1 小时,治疗方法包括调整 PPI 剂量,睡前加用 H_2RA,应用半衰期更长的 PPI 等。

(3)促胃肠动力药物:在治疗胃食管反流病的过程中,促胃肠动力药可作为抑酸药物治疗辅助用药。尤其适用于抑酸药物治疗效果不佳,或伴胃排空延迟的患者。可选用的药物有甲氧氯普胺、多潘立酮、莫沙必利、伊托必利等。

(三)外科手术治疗与内镜治疗

对于严重反流性食管炎,内科治疗无效,可考虑抗反流手术,以增强 LES 抗反流作用,缓解症状,减少抑酸药物的使用,提高患者的生存质量。术前应进行 24 小时食管 pH 值监测和食管测压,了解患者反流的严重程度和 LES 及食管替补的运动功能、指导选择手术方式。一般主张腹腔镜下抗反流手术。

内镜治疗创伤小、安全性较好,其治疗方法有内镜下贲门缝合、内镜下射频消融治疗和内镜下注射治疗等。长期疗效有待进一步观察,应慎重选择,严格掌握适应证。

对于有严重并发症如食管狭窄,可采用胃镜直视下气囊或探条扩张器的方法进行扩张治疗。伴有重度异型增生或黏膜内癌的 Barrett 食管,可考虑内镜下黏膜切除术如 ESD 或内镜下射频消融治疗。

第三节　食管裂孔疝

食管裂孔疝(HH)是指腹腔内脏器(主要是胃)通过膈食管裂孔进入胸腔所致

的疾病，是膈疝中最常见一种疝。膈肌食管裂孔的发育不良，先天性短食管，肥胖，腹内压长期增高是重要的发病因素。食管裂孔疝多发生于中老年，女性（尤其是肥胖的经产妇）多于男性。

一、病因和发病机制

正常人的横膈食管裂孔具有环肌束，右侧肌束（也称膈肌右脚）强大，将食管下端夹在其中，在深吸气时收缩，将食管拉向右侧，并压小其管腔。此外，食管下段为膈食管膜所包绕。膈食管膜起源于膈肌下面的食管裂孔周围，系由弹力纤维和结缔组织构成的完全密闭的韧膜，将腹腔与胸腔分开，并能抗腹内高压，防止食管前庭和贲门脱垂。在食管下段和食管胃连接部，分别由上、下膈食管韧带、胃膈韧带固定于食管裂孔处，以保持其正常位置，防止食管胃连接部和其他腹腔脏器疝入胸腔。

本病的病因主要有先天性和后天性两种，以后者多见。先天性者由于发育不全，如膈肌右侧肌束一部分或全部缺失，膈食管裂孔比正常的宽大松弛；后天性者则因膈食管膜、食管周围韧带的松弛和腹腔内压力增高，均能成为本病的发病因素。正常膈食管裂孔的直径约 2.5cm，随着年龄的增长，裂孔周围组织和膈食管膜弹力组织萎缩，使食管裂孔增宽；膈食管膜和食管周围韧带松弛，逐渐推动其固定食管下段及贲门于正常位置的作用。因此，随着年龄的增长，本病的发病率也增高。腹腔压力的增加，胸腹腔压力的不均衡也可导致发病，而妊娠后期、肥胖、腹水、巨大的腹内肿瘤、剧烈的咳嗽、频繁的呕吐和呃逆等均可诱发本病。此外，食管炎、食管溃疡引起食管瘢痕收缩、癌肿浸润所致的食管缩短、胸椎后凸、强烈的迷走神经刺激引起的食管纵肌收缩而使食管缩短等因素，均能导致胸腔内食管向上牵引而发病。严重的胸腹部损伤和手术所致的食管、胃与膈食管裂孔正常位置的改变，或由于手术牵引造成的膈食管膜和膈食管裂孔的松弛，也可致本病。饮食习惯对本病的发生也有一定影响，精细、少渣饮食容易发生便秘而增高腹腔内压力，故其发病率明显高于粗糙、多纤维素食者。

二、临床分型和病理

本病的分型方法颇多，按其形态可分为以下四型：

（一）滑动型裂孔疝

滑动型裂孔疝约占 85%～90%，常在平卧时出现而站立时消失。由于膈下食管段、贲门部经松弛的膈食管裂孔滑行入胸腔，使正常的食管胃交接锐角（His 角）变为钝角，同时食管下段正常的防反流机制常被破坏，故多并发不同程度的胃食管反流时出现症状。

（二）食管旁裂孔疝

膈食管裂孔的左前缘薄弱或缺损，而膈食管膜尚未破坏，通常表现为胃底大弯侧从食管的左前方疝入胸腔。腹膜和胃，结肠大网膜也可以被牵拉，通过扩大的食管裂孔而进入纵隔，形成完全性疝囊。但由于膈下食管段和食管-胃交接角仍保持正常的解剖位置和正常生理性括约肌作用，故此型极少发生胃食管反流。约 1/3 的巨大食管旁裂孔疝易发生嵌顿。

（三）混合型裂孔疝

它是指前两型裂孔疝同时并存，少见。此型常是膈食管裂孔过大的结果，食管-胃连接处移位膈上，胃的疝入部分较大，可达胃的 1/3 或整个胃，部分网膜，偶有部分结肠也随之疝入。

（四）裂孔疝伴短食管

不管卧位或站位，贲门固定在膈上，疝囊呈钟形。食管过短可以是慢性食管炎的后果，或由食管下段切除后把胃囊拉入胸腔作食管胃吻合术。

真正的先天性食管过短症极为少见，乃由于胚胎发育障碍，食管下段及部分胃底位于胸腔内，至出生后仍未降至膈下正常位置所致，不能称为食管裂孔疝。

本病患者多伴不同程度的胃食管反流，加上食管被疝挤压后，局部循环发生障碍，故反流性食管炎和食管溃疡常见。炎症反复发作及愈合，可致食管瘢痕性狭窄。如炎症蔓延至食管壁外，可致食管周围炎。疝入胸腔内的胃也可因嵌顿、扭转和疝的挤压引起局部循环障碍而导致胃黏膜水肿、充血、梗塞、糜烂、溃疡和出血。

本病所致的胃食管反流，可造成反流性食管炎、食管溃疡以及食管下端瘢痕收缩狭窄，而食管炎又可促使食管纵肌的收缩，从而导致牵引性食管裂孔疝。因此反流性食管炎与食管裂孔疝是互为因果和互相促进的。

三、临床表现

本病的临床表现主要由胃内容物反流至食管，引起反流性食管炎所致。

（一）胸骨后烧灼感和反胃

胸骨后烧灼感和反胃为最常见的症状，尤其多见于滑动型食管裂孔疝。烧灼感从轻微的烧灼或饱胀不适至强烈的灼痛，多位于胸骨后（中或下 1/3）、剑突下或两季肋区。疼痛可扩散至背部、颈部、颌部、上胸、左肩及左臂。因为症状多在饱食后 1/2～1 小时发生，故颇似心绞痛。疼痛可伴嗳气或呃逆，平卧、弯腰、蹲下、咳嗽、饱食后用力憋气等可诱发或加重，而站立、半卧位、散步、呕吐食物或酸水后可减轻,多在1小时内自行缓解。临床上疝囊大小与症状可不成比例,疝囊小者往往疼痛较重,而疝囊大者则很少剧痛。孕妇在妊娠后期有明显的中上腹烧灼感,也可能与本病有关。

反胃亦常见,且经常伴有胃灼热或疼痛,有时可反出未完全消化的食物,或酸液突然涌满口腔。

(二)吞咽困难

患者常于进食后有食物停滞在胸骨下段的感觉。伴发食管炎症、糜烂及溃疡者,则可能出现明显的吞咽疼痛。吞咽困难则多见于食管炎伴食管痉挛者,或食管炎并发瘢痕狭窄者和巨大食管旁疝压迫食管者,在进粗糙、过热或过冷的食物后发作。瘢痕狭窄所致者,吞咽困难多呈持久性。

(三)上消化道出血

小量出血(粪便隐血阳性)及缺铁性贫血常见,多由食管炎、食管溃疡等并发症所致。疝嵌顿、扭转,以及合并胃、十二指肠溃疡者亦可发生大量出血。

(四)心脏症状

约有1/3的患者可有心前区痛、阵发性心律失常、胸闷及心前区紧束感等心脏症状,有时难与冠心病、心肌梗死鉴别。本病疼痛发生时可刺激迷走神经,反射性地引起冠状动脉供血不足,心电图出现心肌缺血性改变,心脏虽无器质性病变,而临床表现酷似冠心病,称之食管-冠状动脉综合征。同样,本病亦可诱发和加重心绞痛。

(五)其他症状

贲门部疝入食管裂孔可反射性地引起咽部异物感。巨大的裂孔疝可压迫心、肺和纵隔而产生气急、心悸、咳嗽、发绀、肩痛和颈侧痛等症状。

(六)体格检查

本病无并发症时通常无特殊表,但巨大食管裂孔疝者胸部可叩出不规则鼓音区与浊音区,饮水后或被震动时,胸部或许可听到肠鸣音及震水声。

四、并发症

并发症最常见者为食管炎。食管瘢痕狭窄或膈上胃嵌顿或绞窄时,可出现食管梗阻和急性胃扩张等严重情况。上消化道出血亦为常见。

此外,本病常可合并消化性溃疡(约占50%)、慢性胆囊炎(约占20%)、胆结石(约占10%~30%)以及肠憩室病等。膈疝、胆结石和结肠憩室称为Saint三联征;滑动型裂孔疝、胆囊疾病和食管溃疡或十二指肠溃疡称为Caston三联征。

五、诊断和鉴别诊断

(一)临床诊断

年龄较大,体型肥胖,并具有腹腔压力增高条件和上述症状者,应警惕本病,并进一步询问能诱发本病的有关因素。

(二)X线诊断

本病主要依靠X线检查确诊。巨大的或不可复性食管裂孔疝,在胸透或胸部平片中可在心脏的左后方见到含气的囊腔,站立位时囊腔内尚可见液平;如囊腔内不含气体时,则表现为左侧心膈角消失或模糊。吞钡检查时,疝囊内可见到胃黏膜影,可证实该囊腔为疝入胸腔的胃。

1.食管裂孔疝的X线征象

(1)膈上食管胃环:食管胃环是在疝囊壁上出现的深浅不一的对称性切迹,是本病的一个重要征象。

(2)膈上疝囊(即胸内胃):钡餐检查时左侧膈上可见疝囊影。疝囊由食管、胃两部分组成,中间呈环状分隔,上部分为扩张的食管胃区,下部分为疝入纵隔的部分胃。

(3)疝囊内胃黏膜皱襞影:膈上出现粗大的胃黏膜影,并经增宽的食管裂孔延续致膈下胃底部。

(4)食管下端括约肌(LES)升高和收缩:食管裂孔疝时,可能由于胃酸反流刺激食管下端,使之痉挛收缩,LES上移,并成为疝囊的上端。

2.食管裂孔疝的间接X线征象

(1)膈食管裂孔增宽($>2cm$)。

(2)钡剂反流入膈上囊($>4cm$ 宽)。

(3)食管胃角变钝。

(4)膈上 3cm 以上部位出现功能性收缩环。

由于膈上疝囊并非固定存在,一次检查阴性尚不能排除本病。如临床症状可疑,并发生上述间接征象,则应多次重复检查。

(三)内镜检查

内镜检查可发现:①齿状线上移,距膈裂孔压迹 3cm 以上;②贲门食管胃角(His 角)变钝,超过 120°以上;③胃底变浅或消失;④可见红色黏膜疝入食管腔内;⑤食管下段黏膜充血和糜烂;⑥有时可见贲门口松弛,附近的胃底黏膜充血;⑦倒镜时检查可见疝囊。

本病应与心绞痛、心肌梗死、胃炎、消化性溃疡、上消化道肿瘤、胆道疾患,以及胃肠或咽喉神经官能症等鉴别。出现咽下困难者,更应与食管癌鉴别。与后者不同的是,本病的咽下困难发生在吞咽之末,而不是在其始;呈长期间歇发作,而非进行性恶化;有时小口进食反比大口进食反易引起咽下困难;症状可突然出现,并持续几分钟、几小时或几天,也可突然消失或逐渐缓解。

六、治疗

(一)内科治疗

约有 1/4 的患者可无症状,亦不需特殊治疗。有临床症状者应避免诱因。肥胖者减轻体重。晚餐距睡眠时间宜长,可使卧床时胃已排空。其他内科治疗同反流性食管炎。

(二)外科治疗

手术治疗可纠正裂孔疝的解剖缺陷,但术后发生食管胃连接部功能障碍者达10%。手术后复发率最高可达50%,故大多数患者宜采用内科治疗。

1.手术指征

症状明显,经内科长期治疗无效;有严重食管炎、反复出血等并发症;疝囊较大,反复长期嵌顿而产生心肺压迫症状者;急性嵌顿或绞窄者。

2.手术目的

修复扩大的食管裂孔,处理疝囊,恢复食管胃角关系,加强 LES 张力和防止反流。

3.手术方法

主要有修复扩大的食管裂孔、食管贲门固定术、胃固定术加胃底折叠术、食管贲门角复原术。近年来开展的腹腔镜下食管裂孔修补术,也可取得比较好的疗效。

第四节　食管癌

食管癌即从下咽到食管胃结合部之间食管上皮来源的恶性肿瘤。食管癌包括鳞状细胞癌、食管和胃食管连接处的腺癌。食管鳞状细胞癌是食管鳞状细胞分化的恶性上皮性肿瘤。食管腺癌是主要起源于食管下 1/3 的 Barrett 黏膜的腺管状分化的恶性上皮性肿瘤,偶尔起源于上段食管的异位胃黏膜,或黏膜和黏膜下腺体。一般认为,肿瘤位于食管胃交界线上下 5cm 范围内并已侵犯食管下段或食管胃交界线,属于食管;但发生在食管胃交界线以下胃近端 5cm 内的腺癌,若未侵犯食管胃交界线,则属于胃癌范畴。

一、遗传因素

目前已知食管癌具有明显家族史,在食管癌高发区家族史的比例尤为突出。这种家族史可连续追寻到三代或三代以上。有食管癌家族史者迁移到食管癌低发区后,其后代的生活习惯与居住的地理环境已发生巨大变化,但仍保持相对高发食管癌的特点,说明遗传因素在食管癌的发病中作用重大。食管癌高发区高癌家族的染色体畸变率、染色体单体交换、脆性部位、DNA 修复和染色体上等位基因的丢失等多方面研究结果,均反映出高发区部分人群有食管癌的易感性。2010 年我国某学者应用全基因组关联分析(GWAS)方法,发现 2 个位于人类第 10 号和 20 号染色体上的食管癌易感基因——磷脂酶基因亚运型(PLCE1)和维生素 B_2 转运基因(C20orf54),进一步揭示了环境和遗传因素交互作用对食管癌发生的影响。

从基底细胞过度增生和不同程度的异型增生再到侵袭性鳞癌是一个漫长过程,恶变前的阶段可能持续 20 年或更长。从重度异型增生到中度再到无异型增生这种逆向转变也可能发生,但朝癌变的方向发展更为常见,这种转归的不同受到组织学类型、环境因素、遗传因素等的影响。同样,从特异性肠上皮化生到不同程度的异型增生,最终发展成腺癌的过程也各不相同。

食管鳞癌的发生与原癌基因和抑癌基因突变、DNA 错配修复有关。其中环境因素在基因突变过程中起一定的作用。目前认为与食管癌发病最密切相关的原癌基因之一是细胞周期调节蛋白——cyclin D1。在癌细胞尤其是鳞状上皮来源的癌组织中,cyclin D1 过度表达。食管鳞癌中 cyclin D1 表达量>正常的 50%,表达量越大其预后越差。

对一些家族性遗传性消化道疾病综合征的研究已使得对肠上皮化生与腺癌发生之间的关系有了初步了解。研究发现食管癌中抑癌基因 p53 基因的突变率高达 70%。E-黏附素也是一种抑癌基因,若 E-黏附素基因发生突变导致 E-黏附素表达缺失,可使肿瘤细胞更易于向远处转移,而且,E-黏附素表达减少可使其靶原癌基因如 COX-2 和 C-myc 活性增强,诱导细胞增殖。Bcl-2 在不典型增生的食管黏膜过表达,随癌变程度加深,其表达水平下降,同时伴有 p53 表达增强,提示在食管上皮化生到腺癌的发展过程中增殖与凋亡失平衡。

IL-1 基因的异常变化使贲门癌发生的危险性增加。有假说认为,检测 E-黏附素基因突变和 IL-1 基因的多态性,有助于判断哪些肠上皮化生的个体更易发展为癌,另外,若这种相关性确实存在,则抗炎药物如 COX 酶抑制剂可能成为一种预防药物。

二、临床表现

鳞癌多发生在食管中上 1/3,腺癌多发生在食管中下 1/3 和食管胃连接部。下段食管腺癌和食管胃连接部腺癌之间并无明确界限,许多病例很难或不可能分清是贲门癌向上侵犯至食管胃连接部还是下段食管癌向贲门侵犯。

吞咽困难是食管癌最常见的表现(90%),其次是吞咽疼痛(50%),超过 75% 的患者在首次就诊时已有厌食和消瘦,大多数患者为缓解症状而改变饮食习惯。吞咽痛是溃疡型肿瘤的表现,胸痛或放射至后背的疼痛常说明病变已侵犯至纵隔。鳞癌可侵犯喉返神经,表现为声嘶;肿瘤直接侵犯气管则造成气管食管瘘,引起咳嗽和反复发作的肺炎,气管食管瘘的发病率为 5%,这类患者预后极差,中位生存期为 1.5～4 个月。肿瘤还可转移至肺、肝、骨和脑;肿瘤破溃可发生呕血;主动脉食管瘘可引起致命性大出血。腺癌很少侵犯邻近器官,气管食管瘘较少发生,但可在早期转移至局部或远处淋巴结进而转移至肝。由于食管没有浆膜层且淋巴循环十分丰富,故肿瘤易于通过淋巴扩散至周围组织和向远处转移。近 3% 的患者在肿瘤本身还局限于食管壁黏膜层时已通过淋巴组织转移至远处,一旦肿瘤穿过浆膜肌层侵犯至黏膜下层,则有 30% 发生淋巴转移,进入固有层时有 60% 发生淋巴转移。食管胃连接部肿瘤患者行根治术时有近 90% 在肋骨中发现有骨髓的微转移,这有助于解释为何在手术时没有淋巴结转移者其术后复发率仍高。进展期患者常死于广泛转移和合并症引起的出血与呼吸道并发症。

三、病理

食管癌主要发生在食管中段(50%～60%),下段次之(30%),上段最少(10%～15%)。对于临床上部分胃底贲门癌延伸至食管下段,2017 年第 8 版食管癌 TNM 分期标准规定:食管胃交界区被重新定义,肿瘤中心距离贲门≤2cm 按照食管腺癌进行分期;超过 2cm 应按照胃癌进行分期。

(一)食管癌的大体分型

1.早期食管癌

早期食管癌是指病灶局限于黏膜层及黏膜下层,且无淋巴结转移的食管癌,包括原位癌、黏膜内癌和黏膜下癌,相当于 TNM 分期中的 $T_1N_0M_0$ 期。

2.进展期食管癌

进展期食管癌是指病灶突破黏膜下层侵及肌层或外膜,或者同时出现淋巴结转移与远处转移的食管癌,相当于 TNM 分期中除 $T_1N_0M_0$ 之外的分期。

3.食管癌前疾病和癌前病变

癌前疾病是指与食管癌相关并有一定癌变率的良性病变,包括慢性食管炎、

Barrett 食管、反流性食管炎、食管憩室、贲门失弛缓症、食管白斑症以及各种原因导致的食管良性狭窄等;癌前病变是指已证实的与食管癌发生密切相关的病理变化,食管鳞状上皮异型增生是食管鳞癌的癌前病变,Barrett 食管相关异型增生是食管腺癌的癌前病变。

(二)食管癌的病理形态分型

1.早期食管癌

早期食管癌按其形态可分为隐伏型、糜烂型、斑块型和乳头型。

2.进展期食管癌

进展期食管癌可分为髓质型、蕈伞型、溃疡型、缩窄型、腔内型和未定型。

(三)食管癌的病理组织学分型

我国常见的食管癌病理组织学类型为食管鳞状细胞癌是食管鳞状细胞分化的恶性上皮性肿瘤;食管腺癌是主要起源于食管下 1/3 的 Barrett 黏膜的腺管状分化的恶性上皮性肿瘤,偶尔起源于上段食管的异位胃黏膜或黏膜和黏膜下腺体。其中鳞癌包括基底细胞样鳞癌、疣状癌、梭形细胞鳞癌等;其他还有腺鳞癌、黏液表皮样癌、腺样囊性癌、小细胞癌、未分化癌以及非上皮性恶性肿瘤等。鳞癌和腺癌根据其分化程度分为高分化、中分化和低分化。

(四)食管癌的临床病理分期

2017 年美国癌症联合会(AJCC)与国际抗癌联盟(UICC)第 8 次更新了其联合制定了恶性肿瘤的 TNM 分期系统,该系统具有目前世界上应用最广泛的肿瘤分期标准,其对了解疾病所处病程,治疗方案的选择及制订,以及判断患者预后、评估疗效有重要意义。根据手术标本确定的病理分期 pTNM 是肿瘤分期的"金标准",而根据临床分期 cTNM 是在治疗前通过有创或无创的方法获取疾病的临床信息进行的分期。

现有的第 8 版 TNM 分期标准包含了 5 个关键指标:T 指原发肿瘤的大小,N 指区域淋巴结的受累情况,M 指远处转移情况,G 指癌细胞分化程度,L 指癌变位于食管的位置。第 8 版 TNM 分期分别对临床、病理及新辅助治疗后进行分期,不再使用共同的分期系统。

1.T 分期

(1)Tx:肿瘤无法评估。

(2)T_0:无原发肿瘤的证据。

(3)Tis:重度不典型增生,定义为局限于基底膜的恶性细胞。

(4)T_1:肿瘤侵犯黏膜固有层、黏膜肌层或黏膜下层(T_{1a}:侵犯黏膜固有层或黏膜肌层;T_{1b}:侵犯黏膜下层)。

(5)T_2:肿瘤侵犯食管肌层。

(6)T_3:肿瘤侵犯食管外膜(纤维膜)。

(7)T_4:肿瘤侵犯食管周围结构(T_{4a}:侵犯胸膜、心包、奇静脉、膈肌或覆膜;T_{4b}:侵犯其他结构如主动脉、椎体、气管)。

2.N 分期

(1)Nx:区域淋巴结无法评估

(2)N_0:无淋巴结转移。

(3)N_1:1~2 枚区域淋巴结转移。

(4)N_2:3~6 枚区域淋巴结转移。

(5)N_3:≥7 枚区域淋巴结转移。

3.M 分期

(1)M_0:无远处转移。

(2)M_1:远处转移。

4.G 分期

(1)食管鳞癌

①Gx:分化程度无法评估。

②G_1:高分化癌,>95%肿瘤为分化较好的腺体组织。

③G_2:中分化癌,50%~95%肿瘤为分化较好的腺体组织。

④G_3:低分化癌,肿瘤呈巢状或片状,<50%有腺体组织。

⑤G_3腺癌:未分化癌,癌组织进一步检测为腺体组织时。

(2)食管腺癌

①Gx:分化程度无法评估。

②G_1:高分化癌,伴角质化,及伴颗粒层形成和少量非角质化基底样细胞成分,肿瘤细胞排列成片状、有丝分裂数少。

③G_2:中分化癌,组织学特征多变,从角化不全低度角化,通常无颗粒形成。

④G_3:低分化癌,通常伴有中心坏死,形成大小不等的巢样结构,巢主要由肿瘤细胞片状或铺路样分布组成,偶可见角化不全或角质化细胞。

⑤G_3鳞癌:未分化癌,癌组织进一步检测为鳞状细胞组分或仍为未分化癌时。

5.L 分期(以肿瘤中心为参考)

(1)L_x:位置无法评估。

(2)U:颈段食管至奇静脉弓下缘。

(3)M:奇静脉弓下缘到肺下静脉下缘。

(4)L:肺下静脉下缘到胃,包括食管胃交界处。

（五）食管癌的转移方式

1.直接浸润

早、中期的食管癌主要为壁内扩散,晚期食管上段癌可侵入喉部、气管及颈部软组织,甚至侵入甲状腺;中段癌可侵入支气管,形成支气管-食管瘘,也可以侵入胸导管、奇静脉、肺门及肺组织,部分可侵入肺动脉,引起大出血而致死;下段癌可累及心包。受累频度最高者为肺和胸膜。食管壁因缺少浆膜层,因此食管癌的直接浸润方式很重要。

2.淋巴转移

淋巴转移是食管癌转移的最主要方式,淋巴转移是判断食管癌患者预后的重要因素,好发的淋巴结转移部位依次为纵隔、腹部、气管及气管旁、肺门及支气管等。

3.血行转移

血行转移多见于晚期患者,常见的转移部位依次为肝、肺、骨、肾、肾上腺、胸膜、网膜、胰腺、甲状腺和脑等。

四、临床表现

（一）早期症状

食管癌早期多无明显特异性症状,可因炎症刺激表现为吞咽时胸骨后不适感、烧灼感或针刺感,尤以进食粗糙食物时为著。食物通过缓慢或有滞留感。下段食管癌可表现为剑突下不适感。

（二）中晚期症状

1.吞咽困难

进行性吞咽困难是中晚期食管癌患者的典型症状,是由于瘤体突入管腔导致食管管腔狭窄,或者瘤体周围组织炎症水肿导致食管腔狭窄,随着疾病的进展而逐渐加重。但也有10%的患者进食时没有吞咽困难的表现。

2.反流或呕吐

晚期食管癌患者由于食管癌堵塞食管管腔,食管癌浸润及炎症反应进一步加重了食管腔狭窄,同时炎症诱导食管内腺体分泌增多,最终使得食管内黏液及食物团块积聚,导致食管的反流甚至呕吐。患者表现为频繁吐黏液,其内可混有食物血液等。

3.胸骨后疼痛

食管癌患者疼痛的部位及表现形式往往能反应瘤体的位置及进展。中上段食管侵及纵隔时表现为胸骨后的疼痛并可向背部肩胛区放射;下段食管癌或食管交界处肿瘤可引起剑突下及上腹部疼痛。

4.其他

消瘦是食管癌患者常见表现,由于食管癌本身进展导致的高消耗状态(恶病质)及食管癌进展导致进食困难,患者常常出现体重下降。另外,食管肿瘤压迫气管可引起刺激性干咳或呼吸困难;肿瘤侵入气管形成食管-气管瘘,可引起呛咳及误吸;压迫喉返神经引起声嘶;侵及膈神经导致呃逆;肿瘤破溃或侵犯大血管可导致大出血;肿瘤远处转移引起肝大、黄疸、腹块、腹腔积液、骨骼疼痛等。

五、辅助检查

(一)实验室检查

食管癌患者无特异实验室检查改变,疾病的隐匿发展可能导致贫血和低蛋白血症。贫血和低蛋白血症多由于营养不良及出血导致。肝功能检查异常多由于癌变转移至肝脏导致。血清肿瘤标志物包括:癌胚抗原(CEA)、鳞癌相关抗原(SCC)、组织多肽抗原(TPA)、细胞角质素片段 19 等,可用于食管癌的辅助诊断及疗效检测,但不能用于食管癌的早期诊断。

(二)影像学检查

1.上消化道造影

早期食管癌 X 线钡剂造影的征象有:①黏膜皱襞增粗、迂曲及中断;②食管边缘毛刺状;③小充盈缺损或小龛影;④局限性管壁僵硬及钡剂滞留。晚期食管癌患者可见病变处管腔不规则狭窄、病变以上食管扩张,不规则充盈缺损、管壁蠕动消失、食管黏膜紊乱、中断和破坏,有时伴有食管-气管瘘时可见造影剂外溢。

2.CT 扫描

CT 扫描有助于明确食管癌浸润程度,与周围邻近组织的关系,显示病灶大小、有无淋巴结转移及远处转移等,有助于术前评估以及手术方式、放疗靶区、放疗计划的选择。

(三)内镜检查

内镜检查是食管癌诊断的首选,可直接观察病灶的形态,通过活检获取组织进行病理学检查。进展期食管癌的内镜下表现为:①髓质型;②蕈伞型;③溃疡型;④缩窄型;⑤腔内型。对于早期食管癌的诊断及筛查,内镜检查有其独有的优势。

1.白光内镜

主要表现为:①红区:边界清楚的红色灶区,底部平坦;②糜烂灶:多为边界清楚的红色糜烂灶;③斑块:多为边界清楚的类白色稍隆起的斑块样病灶;④结节:直径在 1cm 以内结节样病灶,其隆起的表面黏膜粗糙或糜烂;⑤黏膜粗糙:指病变不规则,漫无边界;⑥局部黏膜下血管网紊乱,缺失或阻断。

2.色素内镜

利用染料使病灶与正常黏膜在颜色上形成鲜明对比,可清晰显示病灶范围,并指导指示性活检。最常用染料为碘液,可选染料还包括甲苯胺蓝等,也可以联合使用碘液与甲苯胺蓝,碘液与醋酸等组合。碘液通常选用卢戈碘液,其染色的原理是:早期食管癌及食管的不典型增生由于其内的高消耗状态导致糖原含量减少或消失,遇碘后染色较浅或消失,从而与正常食管黏膜染色后显示的棕色明显区分开。碘染色对筛查人群早期食管癌的检出率可达 1.6%～4.6%。

3.电子染色内镜

通过特殊的光学处理实现食管黏膜的电子染色,突出病变特征,可弥补色素内镜碘液过敏及耗时长等不足,同时联合放大内镜可对食管早期病变进行细微结构的观察及评估。不同波长的光对消化道黏膜或黏膜内成分、黏膜内结构的穿透能力不同是电子染色技术的基本原理,常用的电子染色技术包括:

(1)窄带成像技术(NBI),应用滤光器将内镜光源的宽带光谱过滤掉,留下绿光和蓝光的窄带光谱,将上皮乳头内毛细血管(IPCL)和黏膜的细微变化显现出来,NBI下病变黏膜呈褐色。

(2)蓝激光成像技术(BLI)可得到更大的景深并保证亮度。

(3)联动成像技术(LCI),LCI下病变黏膜发红。

(4)智能电子染色内镜技术(I-Scan)在表面增强、对比度、色调处理方面有了很大提升。

4.放大内镜(ME)

放大内镜(ME)可将食管黏膜放大几十倍甚至上百倍,进而观察黏膜的微结构和微血管形态的细微变化,与电子染色内镜结合可使病变细微结构显示得更清楚,便于早期食管癌分化及浸润深度的评价及诊断。2012 年日本食管学会公布了放大内镜与电子染色技术联合应用下早期食管癌的分类标准(简称 AB 分类,表 1-1)。

表 1-1　早期食管癌 ME＋NBI 下 AB 分类

分型	IPCL	浸润深度
Typle A	正常或轻微异常改变	正常鳞状上皮或炎症改变
Typle B	血管形态变化较明显	鳞状细胞癌
B1	全部血管扩张、迂曲、粗细不均、形态不一	侵犯 M_1/M_2
B2	有缺少血管祥的异常血管	侵犯 M_3/SM_1
B3	高度扩张的不规则血管	侵犯 $SM_2/$更深

分型	IPCL	浸润深度
AVA(乏血管区)		
小 AVA	AVA 直径≤0.5mm	侵犯 M_1/M_2
中 AVA	AVA 直径 0.5mm～3.0mm	侵犯 M_3/SM_1
大 AVA	AVA 直径≥3.0mm	侵犯 SM_2/更深

5.超声内镜

超声内镜能精确地测定病变在食管壁内浸润的深度,可以发现壁外异常肿大的淋巴结,能检测出病变位于食管壁内还是壁外。早期食管癌的超声内镜表现为管壁增厚、层次紊乱、中断及分界消失的低回声病灶。

6.共聚焦激光显微内镜

共聚焦激光显微内镜可将组织放大 1000 倍,从微观角度显示细胞及亚细胞结构,实时提供早期食管癌的组织学成像且精确度较高,实现"光学活检"的效果。

(四)早期食管癌及癌前病变的内镜下分型及病变层次

1.早期食管癌及癌前病变的内镜下分型

一般采用巴黎分型(表 1-2):0～Ⅰ型与 0～Ⅱ型的高度差界限,在鳞状上皮(食管)为 1.2mm;0～Ⅱ型与 0～Ⅲ型的高度差界限,在鳞状上皮(食管)为 0.5mm。

表 1-2 早期食管癌内镜下巴黎分型

隆起性病变	带蒂型	0～Ⅰp
	扁平型	0～Ⅰs
浅表性病变	浅表隆起型	0～Ⅱa
	浅表平坦型	0～Ⅱb
	浅表凹陷型	0～Ⅱc
	浅表隆起＋凹陷型	0～Ⅱa＋Ⅱc
	浅表凹陷＋隆起型	0～Ⅱc＋Ⅱa
凹陷型	溃疡型	0～Ⅲ
	溃疡＋浅表凹陷型	0～Ⅲ＋Ⅱc

2.病变层次分类

病变局限于上皮内,未突破基底膜,为 M_1(原位癌/重度异型增生)。黏膜内癌分为 M_2 和 M_3,M_2 指病变突破基底膜,浸润黏膜固有层;M_3 指病变浸润黏膜肌层。黏膜下癌根据其浸润深度可分为 SM_1、SM_2、SM_3,即病变分别浸润黏膜下层上 1/3、中 1/3 及下 1/3。对于内镜下切除的食管鳞癌标本,以 200μm 作为区分黏膜下浅层和深层浸润的临界值。

六、诊断与鉴别诊断

（一）诊断

依据临床表现和辅助检查,典型的食管癌诊断并不困难,但早期食管癌的诊断常因缺乏明显的症状而延误。对食管癌的高危人群进行筛查,是发现早期食管癌、降低食管癌病死率的关键。食管癌的筛查对象应符合:①年龄超过 40 岁;②来自食管癌高发区;③有上消化道症状;④有食管癌家族史;⑤患有食管癌前疾病或癌前病变者;⑥具有食管癌的其他高危因素(吸烟、重度饮酒、头颈部或呼吸道鳞癌等)。

（二）鉴别诊断

应与贲门失弛缓症、食管良性肿瘤、食管良性狭窄、胃食管反流病以及食管结核等感染性疾病导致的吞咽困难等相鉴别。一般来说,通过内镜检查、食管钡餐检查等手段可确诊。

七、治疗

（一）手术

经胸食管癌切除是常规的手术方法,可选择经右胸或经左胸切除术。手术包括原发灶切除、淋巴结清扫和消化道的重建;送检淋巴结不能<11 个,否则不足以进行准确的分期;食管切除后最常用胃代替食管完成消化道重建,吻合口在胸内主动脉弓下或弓上,也可做颈部吻合。随着手术技巧的提高,T_{4a}(侵犯心包、胸膜或膈肌)也可根治性切除,而二野和三野淋巴结清扫术的开展亦保证了淋巴结清扫的彻底性,因此 NCCN 指南建议除 T_{4b}(侵犯大血管、椎体、气管、心脏、肝、肺等器官)和 M_1 之外,其余患者皆可选择手术。就食管癌根治术而言,根据目前的检查手段,排除 T_{4b} 和 M_1 的患者并不困难,但从实际治疗效果来看,该适应证可能过于宽松,临床上常可遇见病灶较长、局部广泛侵犯或有区域淋巴结(颈段食管区域淋巴结包括颈部和锁骨上淋巴结;胸段食管区域淋巴结包括纵隔和胃旁淋巴结,不包括腹腔干淋巴结)多发转移的患者在术后很快就复发的情况,因此国内有学者提出进行食管癌手术指征:胸上段食管癌病变长度在 3cm 内,中下段病变在 5cm 内,病灶过长或临床检查有区域淋巴结多发转移者可采用术前放化疗与手术综合疗法;对于 T_4 患者建议非手术治疗。肿瘤大体分型对手术切除成功率也有影响,蕈伞型和腔内型病灶有时长度超过 5cm 仍可切除,但缩窄型和溃疡型有时在 5cm 以下仍外侵严重而不能切除。如肿瘤侵犯食管外膜,则 X 线钡餐上多可表现为食管扭曲、成

角,这对于判断肿瘤能否切除也有一定价值。

术前要全面评估患者的一般状况:①肺功能:不能很好地进行检查的患者,观察其能否顺利地从一楼独立步行到三楼,可作为大致判断其肺功能是否能经受手术的参考。②心功能:单纯高血压不是手术禁忌证,冠心病伴有频繁心绞痛发作应暂缓手术,有心肌梗死病史应在病情稳定后3~6个月手术,频发室性、室上性心律失常需要纠正。③营养状态:近期体重下降>15%~20%,术前应给予相应支持。④年龄:应重视患者的生理年龄而非实际年龄,但高龄尤其>70岁的患者应当慎重。

EMR 可在有条件的单位选择合适的患者施行,适应证为:Tis 或 T_{1a}、病灶长度<2cm、直径<1/2 食管周径、无淋巴结转移者;相对适应证为病灶长度 2~3cm、侵犯黏膜肌层或黏膜下层的下 1/3、中高分化鳞癌、无淋巴结转移。与常规食管根治术相比,EMR 并发症少,住院时间缩短,生活质量较高。文献报道的复发率为10%~20%,对复发后仍属早期的患者可再次内镜下治疗。

(二)放疗

1.非手术患者的放疗

颈段及紧邻颈段的胸段食管癌首选放疗;其余部位的食管癌及 AEG,如肿瘤局部侵犯较广不能手术或患者不能耐受、不愿手术也可放疗。身体状况较好、胸段食管病灶长度<7cm、食管病变处狭窄不明显(能进半流质或顺利进流质饮食)、无食管穿孔或出血征象、无远处淋巴结或远处脏器转移者皆可考虑根治性放疗。其余患者可给予旨在缓解食管梗阻、减轻疼痛、延长生存期的姑息性放疗。但缩窄型食管癌放疗效果较差,应尽可能选择手术。只要患者身体可耐受,一般都联合以顺铂及 5-氟尿嘧啶类药物为基础的化疗,放化疗结束后可继续化疗 2~4 个周期。

AEG 中的贲门癌原则上首选手术,文献中报道的术后 5 年生存率(25%~35%)优于放化疗(约 20%),但以我们的经验来看放化疗的近期疗效至少不逊于手术,而且患者所承受的痛楚更小、生活质量更好,因此根治性放化疗亦不失为一种合理的选择。

建议使用 CT 模拟定位和三维适形治疗计划,根治性放疗的照射范围包括可见病灶及相应的淋巴引流区域(表 1-3),NCCN 推荐的放疗剂量为 50~50.4Gy,但国内多数学者考虑到食管癌的地域、种族性差异以及国外资料包含有相当部分的腺癌等影响因素,认为此剂量不适合国人,建议食管鳞癌单纯放疗的根治剂量为60~70Gy/30~35f,同步放化疗时放疗剂量一般为 60Gy/30f,姑息性放疗的剂量为 50Gy/25f。放疗期间需使用定制的挡块来减少正常组织受照射的剂量,包括:脊髓(<45Gy)、心脏(V40≤50%)和肺(平均剂量≤13Gy,两肺 V20≤30%,同步

放化疗时两肺 V20≤28％）。食管癌单纯放疗的 5 年生存率为 26％～32％,中晚期食管癌仅为 20％左右,放化疗的生存率要优于单纯放疗,可达到 40％,与手术效果相近。治疗失败的主要原因为原发部位肿瘤残存(75％～96％)、区域淋巴结转移(49％～74％)及远处转移(25％～57％)。

表 1-3 不同部位食管癌放疗的淋巴引流区域

原发灶部位	需照射的淋巴引流区域
颈段	下颈部及锁骨上淋巴引流区、食管旁、2 区、4 区、5 区、7 区
上胸段	锁骨上淋巴引流区、食管旁、2 区、4 区、5 区、7 区
中胸段	食管旁、2 区、4 区、5 区、7 区
下胸段	食管旁、4 区、5 区、7 区、胃左和贲门周围的淋巴引流区

注:2 区为上气管旁,4 区为下气管旁,5 区为主动脉下,7 区为隆突下。

2.术前放疗及放化疗

对于食管腺癌及 AEG,研究已证实术前放疗或放化疗可提高生存率。对于鳞癌患者,国内研究显示术前放疗可提高手术切除率,降低术后病理的淋巴结转移阳性率,5 年生存率为 42.8％。联合化疗可提高疗效,虽加重了不良反应的发生率(主要是骨髓抑制),但尚属安全可行,并未明显增加围手术期死亡率和术后吻合口瘘的发生率。目前多数研究结果倾向于术前放化疗能提高生存率,尤其是对于放化疗后能取得 pCR 者,其 5 年生存期可显著延长,但在治疗前如何筛选出这部分患者尚无标准。NCCN 指南建议对于临床分期 T_{1b} 以上或 N^+ 的食管癌(尤其是对于腺癌)患者可考虑术前放化疗,放疗剂量 41.4～50.4Gy。国内学者推荐 $T_{3\sim4}$ 或 N^+ 的食管鳞癌患者可采用术前放疗或含铂类药物的同步放化疗,但在多数医院对于可行根治术的食管癌尚未作为常规开展,术前放化疗更多用于肿瘤明显外侵或区域淋巴结多发转移预计手术难以根治者。放疗剂量 40～50Gy/20～25f,照射靶区同根治性放疗者,放疗后 2 周左右即可手术。

3.术后放疗

食管癌术后原发灶复发和(或)区域淋巴结转移率可高达 40％～60％,单纯手术治疗 5 年生存率为 20％～40％,因此 NCCN 指南建议对于非 R_0 切除的鳞癌或腺癌、淋巴结阳性的腺癌、淋巴结阴性的 T_2(伴高危因素)及 $T_{3\sim4}$ 的腺癌患者需行术后放疗,联合以 5-氟尿嘧啶类药物为基础的化疗可提高疗效。国外研究未能证实食管鳞癌的辅助放疗会对治疗有帮助,且发现其会增加术后吻合口狭窄的发生率。国内某学者研究中,275 例食管癌患者行单纯手术,274 例接受术后 50～60Gy 常规分割放疗,照射野包括全食管床及淋巴引流区。结果手术组与术后放疗组的 5 年生存率分别为 37.1％和 41.3％;两组中术后病理检查淋巴结转移阳性者的 5 年生存率分别为 14.7％和 29.2％；TNM 分期为 Ⅲ 期（$T_{3\sim4}N_1M_0$）者的 5 年生存率分别为 13.1％和 35.1％；两组局部复发率分别为 25％和 16.2％。说明术后放疗对转移淋巴结阳性者和 Ⅲ 期患者有益。陈俊强报道了 pN_0 期食管鳞癌患者术后放疗的效果，对于 pT_4 期患者，单纯手术组和术后放疗组的 5 年生存率分别为 34.6％和 67.1％，但 $pT_{1\sim2}$ 期患者反而会使其生存率有下降趋势；病变长度 ＞5cm 的患者行术后放疗也可提高 5 年生存率。因此目前国内总体上仍推荐 $T_{3\sim4}$ 或 N^+ 的食管癌患者接受术后放疗，总剂量 50～60Gy/25～30f，照射靶区除相应的淋巴引流区外，还应包括瘤床区和吻合口；由于国内关于根治术后放化疗的大规模研究尚少，但借鉴于术前放化疗的经验也建议同步以顺铂及 5-氟尿嘧啶类药物为基础的化疗。

4.再程放疗

一般认为，放疗结束后半年内在原病变部位又出现病灶为局部未控，间隔时间在半年以上则为局部复发。局部复发需胃镜活检病理证实，尤其是放射性溃疡，有时仅凭 X 线钡餐难以与复发鉴别。局部复发可再程放疗，有研究显示再程放疗者的中位生存期为 10 个月，1 年生存率为 30％～50％；但也有报道再程放疗者 1 年死亡率可达到 90％，而且放射性肺炎、纵隔炎及食管气管瘘发生率高达 48％，这可能与病例选择、放疗间隔时间、放疗方式及剂量有关。出于安全考虑一般选择复发时间距第一次放疗超过 1 年者进行再程放疗，可以联合化疗；预期生存期较短者，如肿瘤引起的局部症状较重，即便间隔时间不足 1 年也可考虑给予再程放疗，此时无须顾虑放疗的远期反应，但急性反应如穿孔、出血仍有引起患者死亡的风险，需取得患者家属的充分理解。照射剂量一般为 50～60Gy，过低则难以控制肿瘤，过高则严重并发症的发生率明显增高。随着两次放疗间隔时间的延长，可酌情提高剂量，肿瘤部位、梗阻程度对再程放疗的效果没有明显影响。

5.腔内放疗

它的特点是表面剂量高，随着程度增加，剂量急剧下降。食管腔外剂量很低，对周围组织损伤小是其优点，主要用于：早期食管癌，病变表浅者；作为外照射的补量；外照射后局部复发，不能再做外照射者。食管瘘，颈段食管癌、无法通过的食管阻塞是腔内放疗的禁忌证。食管癌常为偏心性生长，影响剂量分布，食管吞咽运动、摆位重复性差等因素均影响疗效，加上操作麻烦，目前腔内放疗已经少用。

6.放疗并发症的防治

与食管癌放疗直接相关的并发症有放射性食管炎、食管穿孔及食管气管瘘、食管狭窄和放射性肺炎。

（1）放射性食管炎：多发生在放疗 1～2 周、食管受量 10～20Gy 时。由于食管黏膜放射性水肿，进食梗阻症状可能进一步加重；放疗 3～4 周、食管受量 30～40Gy 时，可出现不同程度的点状或线状小溃疡，临床表现为下咽疼痛和胸骨后隐痛。应给患者及家属解释,解除其不必要的恐惧。可予庆大霉素 40 万 U+20% 甘露醇 250mL+地塞米松 25mg 混匀,每次 10 毫升,3 次/天,口服,服药后 30 分钟不饮水。疼痛影响进食者可予餐前口服丁卡因。不能口服者可给予抗生素及地塞米松静滴,一般 3~5 天后均有好转。

(2)食管穿孔:患者多有食管癌外侵,放疗前钡餐显示有明显的尖刺样突出或大龛影者发生穿孔的风险较大,此类患者在放疗期间应注意复查钡餐了解病灶变化情况。发热、白细胞升高、胸背部持续性剧痛通常为食管癌穿孔的征兆。如有饮水或流质饮食呛咳,排除会厌麻痹后,则穿孔后食管气管瘘基本成立,应及时口服碘油透视摄片,一旦证实穿孔立即停止放疗,给予鼻饲或胃造瘘,必要时置入支架封瘘口。食管穿孔破入主动脉弓可引起大出血,除对症处理外,动脉栓塞是最好的治疗。

(3)食管狭窄:放疗相关者系由于食管黏膜和肌肉发生放射性纤维化和(或)放射性溃疡愈合后形成瘢痕收缩,X 线钡餐造影示食管环形狭窄,黏膜多光滑。其主要表现为吞咽困难,程度由重到轻依次分为 5 级:不能吞食唾液、能进流质、能进半流质、能够进食切成<18mm 的碎片的固体食物、能进食固体食物但有间断的吞咽困难。轻微的吞咽困难无须处理,较重的可能要定期或不定期将食管扩张,必要时置入食管支架。食管狭窄应与食管癌局部复发相鉴别(表 1-4)。

表 1-4　放射性食管狭窄与肿瘤复发的鉴别要点

鉴别点	放射性食管狭窄	肿瘤复发
发生时间	放疗后 3~18 个月	放疗后 6~12 个月
黏膜改变	黏膜光滑,呈对称性狭窄	黏膜破坏,不对称性狭窄
病变与正常组织分界	无明显分界	分界清晰
外侵症状	无外侵症状	伴有背、胸刺痛等
病灶活检	无癌细胞	可见癌细胞
抗癌治疗	无效	有效
发展与预后	发展慢,预后好	发展快,预后差

(4)放射性肺炎:三维适形放疗及调强放疗在食管癌有越来越多的应用,理论上它们在保护正常组织方面较常规放疗有优势,但我们观察到少数患者,尤其是在老年人和有慢性肺部疾患者,会发生严重的呼吸系统并发症,而且比普通放疗导致的肺炎更难处理。

(三)化疗及新靶点药物

1.术前化疗

国内外关于食管癌术前化疗能否改善长期生存的研究虽多,但多数提示仅对腺癌患者有益。有报道 Meta 分析收集 10 个比较新辅助化疗并手术与单纯手术疗效的研究，其中 7 个研究入组鳞癌患者，结果表明术前化疗可降低腺癌患者的死亡风险，但未能降低鳞癌患者的死亡风险。因此目前对于食管鳞癌患者，术前单纯化疗尚不作为常规。NCCN 指南推荐阿霉素＋顺铂＋5-氟尿嘧啶作为食管腺癌及 AEG 患者的术前化疗方案，同步放化疗效果更好。

2.术后化疗

食管腺癌及 AEG 术后化疗的适应证如前所述，目前国内外争议仍集中在鳞癌的处理上。除辅助放疗外，多数学者认为食管鳞癌根治术后进行辅助化疗有助于延缓复发及转移，可延长患者的无瘤生存期，有改善总生存期的趋势。某医院报道胸段食管鳞癌术后接受顺铂＋5-氟尿嘧啶方案辅助化疗，单纯手术组和化疗组的 3 年生存率分别为 39.8％和 59.3％，其中肿瘤侵犯至外膜和有淋巴结转移者更能从化疗中获益。日本研究共入组 242 例食管鳞癌患者，122 例单纯手术，122 例行术后辅助化疗，在淋巴结阳性的患者中，5 年无进展生存率分别为 38％和 52％，5 年总生存率分别为 52％和 61％。因此对于 $T_{3\sim4}$ 或 N^+ 的鳞癌患者，术后除同步放化疗外，也可以考虑辅助化疗。NCCN 指南推荐的阿霉素＋顺铂＋5-氟尿嘧啶主要针对食管腺癌及 AEG 患者，国内对鳞癌最常用的方案仍是顺铂＋5-氟尿嘧啶。

3.姑息性化疗

KPS≥60 分、复发转移的食管癌患者可行姑息性化疗。食管鳞癌单药化疗的有效率：博梅来霉素耳 30％、丝裂霉素 26％、顺铂 31％、奈达铂 35％、洛铂 28％、5-氟尿嘧啶 38％、紫杉醇 33％、多西紫杉醇 36％、长春瑞滨 25％、伊立替康 22％，一般均高于腺癌，但多数缓解时间较短；两药联合方案有效率更高（50％～60％），如顺铂＋5-氟尿嘧啶、顺铂＋紫杉醇、顺铂＋伊立替康、奈达铂＋紫杉醇、奈达铂＋伊立替康、奥沙利铂＋5-氟尿嘧啶等。目前尚无公认的标准化疗方案，多以顺铂及5-氟尿嘧啶为基础。对于顺铂＋5-氟尿嘧啶治疗失败的鳞癌患者换用紫杉醇、多西紫杉醇、伊立替康及奈达铂等药联合方案仍可获得 15％～50％的有效率。

4.新靶点药物

NCCN 指南推荐曲妥珠单抗联合顺铂及 5-氟尿嘧啶类药物作为一线方案用于HER-2 过表达的转移性食管腺癌及 AEG 患者，西妥昔单抗联合化疗治疗头颈部鳞癌有效，或可外推至食管鳞癌的治疗，有报道其联合化疗治疗转移性食管鳞癌的中位无进展生存期和总生存期分别为 5.9 个月和 9.5 个月。对于其他治疗失败的鳞癌患者，NCCN 指南建议也可尝试厄洛替尼治疗。

食管癌的化疗方案总体上以顺铂＋5-氟尿嘧啶为主，其他常用药物包括紫杉醇、多西紫杉醇、奈达铂、奥沙利铂、卡培他滨等药，基本都可以用于术前化疗、术后化疗、同步放化疗及姑息性化疗。常用的治疗方案如下：

（1）DF（顺铂＋5-氟尿嘧啶）：顺铂，75～100mg/m²，静脉注射，d1；5-氟尿嘧啶，750～1000mg/m²，持续静滴 24 小时，d1～4。每 4 周重复，可于第 8 日开始同步放疗。

（2）DLF（顺铂＋亚叶酸钙＋5-氟尿嘧啶）：顺铂，50mg/m²，静脉注射，d1；亚叶酸钙，200mg/m²，静滴，d1；5-氟尿嘧啶，1000mg/m²，持续静滴 24 小时，d1～2。每 2 周重复。

（3）ECF（表柔比星＋顺铂＋5-氟尿嘧啶，仅用于食管腺癌和 AEG 的术前及术后化疗）：表柔比星，50mg/m²，静滴，d1；顺铂，60mg/m²，静脉注射，d1；5-氟尿嘧啶，200mg/m²，持续静滴 24 小时，d1～21。每 3 周重复，术前术后各化疗 3 个周期。用奥沙利铂（130mg/m²，静滴，d1）或卡培他滨（625mg/m²，口服，Bid，d1～21）替换顺铂或 5-氟尿嘧啶即为 ECF 改良方案，有效率高于 ECF 方案。

（4）TC（紫杉醇＋卡铂）：紫杉醇，50mg/m²，静滴 1 小时，d1；卡铂，AUC＝2，静滴，d1。每周 1 次，连续 5 周，可同步放疗。

（5）TCF（多西紫杉醇＋5-氟尿嘧啶＋顺铂）：多西紫杉醇，75mg/m²，静滴，d1；顺铂，75mg/m²，静脉注射，d1；5-氟尿嘧啶，1000mg/m²，持续静滴 24 小时，d1～5。每 4 周重复。或者多西紫杉醇，40mg/m²，静滴，d1；亚叶酸钙，400mg/m²，静滴，d1；或 5-氟尿嘧啶，400mg/m²，静脉注射，d1；5-氟尿嘧啶，1000mg/m²，持续静滴 24 小时，d1～2；顺铂，40mg/m²，静脉注射，d3。每 2 周重复。

（6）TP（多西紫杉醇＋顺铂）：多西紫杉醇，20～30mg/m²，静滴，d1；顺铂，20～30mg/m²，静脉注射，d1。每周 1 次，连续 5 周，同步放疗。或者多西紫杉醇，70～85mg/m²，静滴，d1；顺铂，70～75mg/m²，静脉注射，d1。每 3 周重复。

（7）TP（紫杉醇＋顺铂）：紫杉醇，60mg/m²，静滴，d1、8、15、22；顺铂，75mg/m²，静脉注射，d1。每 4 周重复，同步放疗。或者紫杉醇，135～200mg/m²，静滴，d1；顺铂，75mg/m²，静脉注射，d2。每 3 周重复。

（8）奥沙利铂＋5-氟尿嘧啶：奥沙利铂，85mg/m²，静滴，d1、15、29；5-氟尿嘧啶，180mg/m²，持续静滴 24 小时，d1～35。同步放疗。或者奥沙利铂，85mg/m²，静滴，d1；亚叶酸钙，400mg/m²，静滴，d1；或 5-氟尿嘧啶，400mg/m²，静脉注射，d1；5-氟尿嘧啶，1200mg/m²，持续静滴 24 小时，d1～2。每 2 周重复。

（9）多西紫杉醇：多西紫杉醇，75～100mg/m²，静滴，d1。每 3 周重复。

（10）多西紫杉醇＋5-氟尿嘧啶＋奥沙利铂：多西紫杉醇，50mg/m²，静滴，d1；奥沙利铂，85mg/m²，静滴，d1；亚叶酸钙，200mg/m²，静滴，d1；5-氟尿嘧啶，2600mg/m²，持续静滴 24 小时，d1。每 2 周重复。或者多西紫杉醇，50mg/m²，静滴，d1；奥沙利铂，85mg/m²，静滴，d1；5-氟尿嘧啶，1200mg/m²，持续静滴 24 小时，

d1～2。每2周重复。

（11）多西紫杉醇＋伊立替康：多西紫杉醇,35mg/m²,静滴,d1、8；伊立替康,50mg/m²,静滴,d1、8。每3周重复。

（12）奈达铂＋5-氟尿嘧啶：奈达铂,80～100mg/m²,静滴2小时,d1；5-氟尿嘧啶,350～500mg/m²,持续静滴24小时,d1～5。每3周重复。

（13）顺铂＋卡培他滨：顺铂,30mg/m²,静脉注射,d1；卡培他滨,800mg/m²,口服,Bid,d1～5。每周1次,连续5周,可同步放疗。或者顺铂,80mg/m²,静脉注射,d1；卡培他滨,1000mg/m²,口服,Bid,d1～21。每3周重复。

（14）伊立替康＋顺铂：伊立替康,65mg/m²,静滴,d1、8；顺铂,30mg/m²,静脉注射,d1、8；每3周重复。化疗2周期后同步放化疗,化疗维持上述剂量,放疗后5～8周手术。

（15）伊立替康＋亚叶酸钙＋5-氟尿嘧啶：伊立替康,180mg/m²,静滴,d1；亚叶酸钙,400mg/m²,静滴,d1；5-氟尿嘧啶,400mg/m²,静脉注射,d1；5-氟尿嘧啶,1200mg/m²,持续静滴24小时,d1～2。每2周重复。或者伊立替康,80mg/m²,静滴,d1；亚叶酸钙,500mg/m²,静滴,d1；5-氟尿嘧啶,2000mg/m²,持续静滴24小时,d1,每周1次,共6周。

（16）紫杉醇：紫杉醇,135～250mg/m²,静滴,d1。每3周重复。

（17）紫杉醇＋5-氟尿嘧啶：紫杉醇,45mg/m²,静滴,d1；5-氟尿嘧啶,300mg/m²,持续静滴24小时,d1～5。每周1次,连续5周；同步放疗。

（18）紫杉醇＋卡培他滨：紫杉醇,45～50mg/m²,静滴,d1；卡培他滨,625～825mg/m²,口服,Bid,d1～5。每周1次,连续5周,同步放疗。

上述方案中,表柔比星可用吡柔比星替代,5-氟尿嘧啶和卡培他滨可用替吉奥替代。

第二章

胃疾病

第一节　急性胃炎

急性胃炎系指由不同原因所致的胃黏膜急性炎症和损伤。临床上按病因及病理变化的不同，分为急性单纯性胃炎、急性糜烂性胃炎、急性腐蚀性胃炎、急性化脓性胃炎，其中临床上以急性单纯性胃炎最为常见。常见的病因有乙醇、药物、应激、感染、十二指肠液反流、胃黏膜缺血、缺氧、食物变质和不良的饮食习惯、腐蚀性化学物质以及放射损伤或机械损伤等。

一、急性糜烂性胃炎

急性糜烂性胃炎又称急性糜烂出血性胃炎、急性胃黏膜病变（AGML），是指由各种病因引起的，以胃黏膜糜烂、出血为特征的急性胃黏膜病变，是上消化道出血的重要病因之一，约占上消化道出血的 20%。

（一）病因与发病机制

引起急性糜烂性胃炎的常见病因有：

1.药物

常见的药物有非甾体类抗炎药（NSAID）如阿司匹林、吲哚美辛、保泰松，肾上腺皮质激素，一些抗肿瘤化疗药物等。可能的机制有：非甾体类抗炎药呈弱酸性，可直接损伤胃黏膜。同时，NASID 类药物还可通过抑制环氧合酶-1（COX-1）的合成，阻断花生四烯酸代谢为内源性前列腺素的产生，而前列腺素在维持胃黏膜血流和黏膜屏障完整性方面有重要作用，从而削弱胃黏膜的屏障功能。国内外动物研究发现，NASID 药物能够抑制氧自由基清除，氧自由基增加使膜脂质过氧化，造成胃黏膜的应激性损害。肾上腺皮质激素可使盐酸和胃蛋白酶分泌增加，胃黏液分泌减少、胃黏膜上皮细胞的更新速度减慢而导致本病。某些抗肿瘤药如氟尿嘧啶对快速分裂的细胞如胃肠道黏膜细胞会产生明显的细胞毒作用。还有一些铁剂、抗肿瘤化疗药物及某些抗生素等均有可能造成黏膜刺激性损伤。

2.乙醇

乙醇能在胃内被很快吸收,对胃黏膜的损伤作用较强,其致病机制主要有以下几个方面:①对胃黏膜上皮细胞的直接损伤:乙醇有亲脂性和溶脂性能,能够破坏胃黏膜屏障功能及上皮细胞的完整性,导致上皮细胞损害脱落;②对黏膜下血管损伤:主要引起血管内皮细胞损伤、血管扩张、血浆外渗、小血管破裂、黏膜下出血等改变,造成胃黏膜屏障功能破坏,引起胃黏膜损伤;③黏膜上皮及血管内皮损伤引起局部大量炎症介质产生,中性粒细胞浸润,局部细胞损伤进一步加重;④部分患者由于黏膜下血管扩张,出现一过性胃酸分泌升高,加重局部损伤。

3.应激

引起应激的主要因素有:严重感染、严重创伤、大手术、大面积烧伤、休克、颅内病变、败血症和其他严重脏器病变或多器官功能衰竭等。由上述应激源引起的急性胃黏膜损害被称为应激性溃疡,其中由烧伤引起的称 Curling 溃疡,中枢神经系统病变引起的称 Cushing 溃疡。引起的机制可能有:严重应激可使交感神经兴奋性增强,外周及内脏血管收缩,胃黏膜血流减少,引起胃黏膜缺血、缺氧,对各种有害物质的敏感性增加;胃黏膜缺血时,不能清除逆向弥散的氢离子,氢离子损害胃黏膜并刺激肥大细胞释放组胺,使血管扩张,通透性增加;应激状态下可使 HCO_3^- 分泌减少,黏液分泌不足,前列腺素合成减少,削弱胃黏膜屏障功能。同时,儿茶酚胺分泌增加,胃酸分泌增加,导致胃黏膜损伤、糜烂、出血,严重者可发生急性溃疡。

4.胆汁反流

幽门关闭不全、胃切除(主要是 Billroth Ⅱ 式)术后可引起十二指肠-胃反流,反流液中的胆汁和胰液等组成的碱性肠液中的胆盐、溶血卵磷脂、磷脂酶 A 和其他胰酶可破坏胃黏膜屏障,导致 H^+ 弥散,损伤胃黏膜。同时胰酶能催化卵磷脂形成溶血卵磷脂,从而加强胆盐的损害,引起急性炎症。

(二)病理

本病典型表现为广泛的糜烂、浅表性溃疡和出血,常有簇状出血病灶,病变多见于胃底及胃体部,有时也累及胃窦。组织学检查见胃黏膜上皮失去正常柱状形态而呈立方形或四方形,并有脱落,黏膜层出血伴急性炎性细胞浸润。

(三)临床表现

急性糜烂性胃炎是上消化道出血的常见病因之一,呕血和黑便是本病的主要表现。出血常为间歇性,大量出血可引起晕厥或休克。不同病因所致的临床表现不一,轻重不一,可无症状或为原发病症状掩盖。

患者发病前多有服用 NSAID、酗酒、烧伤、大手术、颅脑外伤、重要器官功能衰竭等应激状态病史。短期内服用 NSAID 药造成的急性糜烂性胃炎大多数症状不明显,少数出现上腹部疼痛、腹胀等消化不良的表现,上消化道出血较常见,但一般出血量较少,以黑便为主,呈间歇性,可自行停止。乙醇引起的急性糜烂性胃炎常在饮酒后 0.5～8.0 小时突发上腹部疼痛,恶心、呕吐,剧烈呕吐可导致食管贲门黏膜撕裂综合征,可出现呕血、黑便。应激性溃疡主要临床表现为上消化道出血(呕血或黑便),严重者可出现失血性休克,多发生在原发疾病的 2～5 天内,少数可延长至 2 周。原发病越重应激性溃疡发生率越高,病死率病死率越高。应激性溃疡穿孔时可出现急腹症症状及体征。胆汁反流易引起上腹饱胀,食欲减退,严重者可呕吐黄绿色胆汁,伴烧心感。

(四)辅助检查

1.血液检查

血常规一般正常。若短时间内大量出血可出现血红蛋白、红细胞计数及红细胞比容降低。

2.大便常规及潜血试验

上消化道出血量大于 5～10mL 时大便潜血试验阳性。

3.胃镜检查

尤其是 24～48 小时内行急诊胃镜检查可见胃黏膜糜烂、出血或浅表溃疡,多为弥散性,也可局限性。应激所致病变多位于胃体和胃底,而 NSAID 或酒精所致病变以胃窦为主。超过 48 小时病变可能已不复存在。

(五)诊断与鉴别诊断

有近期服药史、严重疾病、大量饮酒史等,短期内出现上腹部疼痛不适,甚至呕血黑便者需考虑本病,结合急诊胃镜检查有助于诊断。必须指出的是急诊胃镜检查须在 24～48 小时内进行。消化性溃疡可以上消化道出血为首发症状,需与本病鉴别,急诊胃镜检查有助于鉴别诊断。对于有肝炎病史,并有肝功能减退和门静脉高压表现如低蛋白血症、腹水、侧支循环建立等,结合胃镜检查可与本病鉴别。

(六)治疗

1.防治原则

注意高危人群,消除病因,积极治疗原发病,缓解症状,促进胃黏膜再生修复,防止发病及复发,避免并发症。

2.一般治疗

去除病因,治疗原发病。患者应卧床休息,禁食或流质饮食,保持安静,烦躁不安时给予适量的镇静剂,如地西泮。出血明显者应保持呼吸道通畅防止误吸,必要时吸氧。密切观察生命体征等。

3.黏膜保护剂

可应用黏膜保护剂硫糖铝,铝碳酸镁,替普瑞酮或米索前列醇等药物。

4.抑酸治疗

轻症者可口服 H_2RA 及 PPI,较重者建议使用 PPI,如奥美拉唑,兰索拉唑,泮托拉唑,雷贝拉唑,埃索美拉唑等。

二、急性腐蚀性胃炎

急性腐蚀性胃炎是由于自服或误服强酸(如硫酸、盐酸、硝酸、醋酸、来苏)或强碱(如氢氧化钠、氢氧化钾)等腐蚀剂后引起胃黏膜发生变性、糜烂、溃疡或坏死性病变。早期临床表现为口腔、咽喉、胸骨后及上腹部的剧痛、烧灼感,恶心、呕吐血性胃内容物,吞咽困难及呼吸困难,重者可因食管、胃广泛的腐蚀性坏死而导致穿孔、休克,晚期可导致食管狭窄。

(一)病因与发病机制

本病是由于误服或有意吞服腐蚀剂(强碱或强酸)而引起的急性胃壁损伤。损伤的范围和深度与腐蚀剂的性质、浓度和数量剂量,腐蚀剂与胃肠道接触的时间及胃内所含食物量有关。强酸可使与其接触的蛋白质和角质溶解、凝固,引起口腔、食管至胃所有与强酸接触部位的组织呈界限明显的灼伤或凝固性坏死伴有焦痂,坏死组织脱落可造成继发性胃穿孔、腹膜炎。强碱与组织接触后,迅速吸收组织内的水分,并与组织蛋白质结合成胶冻样的碱性蛋白质,与脂肪酸结合成皂盐,造成严重的组织坏死,常产生食管壁和胃壁全层灼伤,甚至引起出血或穿孔,强碱所致的病变范围多大于与其接触的面积。两者后期都可引起瘢痕形成和狭窄。

(二)病理

本病累及部位主要为食管和胃窦。主要的病理变化为黏膜充血、水肿和黏液增多。严重者可发生糜烂、溃疡、坏死,甚至穿孔,晚期病变愈合后可能出现消化道狭窄。

(三)临床表现

急性腐蚀性胃炎病变程度及临床表现与腐蚀剂种类、浓度、吞服量、胃内有无食物贮存、与黏膜接触时间长短等因素有关。吞服腐蚀剂后,最早出现的症状为口腔、咽喉、胸骨后及中上腹部剧烈疼痛,常伴有吞咽疼痛、咽下困难、频繁的恶心呕吐。严重者可呕血、呼吸困难、发热、血压下降。食管穿孔可引起食管气管瘘及纵隔炎,胃穿孔可引起腹膜炎。与腐蚀剂接触后的消化道可出现灼痂。在急性期过后,后期的主要症状为梗阻,患者可逐渐形成食管、贲门或幽门瘢痕性狭窄,也可形成萎缩性胃炎。

（四）诊断与鉴别诊断

本病根据病史和临床表现来诊断并不困难。由于各种腐蚀剂中毒的处理不同，因此在诊断上重要的是一定要明确腐蚀剂的种类、吞服量与吞服时间；检查唇与口腔黏膜痂的色泽（如黑色痂提示硫酸、灰棕色痂提示盐酸、深黄色痂提示硝酸、醋酸呈白色痂，而强碱可使黏膜呈透明水肿）；同时要注意呕吐物的色、味及酸碱反应；必要时收集剩余的腐蚀剂作化学分析，对于鉴定其性质最为可靠。在急性期内，避免 X 线钡餐及胃镜检查，以防出现食管或胃穿孔。急性期过后，钡剂造影检查可以了解食管、胃窦狭窄或幽门梗阻情况，如患者只能吞咽流质时，可吞服碘水造影检查。晚期如患者可进流质或半流质，则可谨慎考虑胃镜检查，以了解食管、胃窦及幽门有无狭窄或梗阻。

（五）治疗

腐蚀性胃炎是一种严重的急性中毒，必须积极抢救。治疗的主要目的：①抢救生命（治疗呼吸困难、休克、纵隔炎和腹膜炎等）；②控制后期的食管狭窄和幽门梗阻。

1.一般处理

（1）保持镇静，避免诱导患者呕吐，因为呕吐会引起食管、器官和口咽部黏膜再次接触腐蚀剂加重损伤，因而禁用催吐剂。

（2）保持呼吸道通畅，误吞服腐蚀剂后几秒至 24 小时内可发生危及生命的气道损伤，此时不宜气管插管，需行气管切开。

（3）抗休克治疗，如有低血压则需积极补液等抗休克治疗。

（4）适当使用抗生素，对有继发感染者需使用抗生素。

（5）手术治疗，如证实有食管穿孔、胃穿孔、纵隔炎和腹膜炎，则需行手术治疗。

2.减轻腐蚀剂继发的损害及对症治疗

服毒后除解毒剂外不进其他食物，严禁洗胃，以避免穿孔。为减少毒物的吸收，减轻黏膜灼伤的程度，对误服强酸者可给予牛奶、蛋清或植物油 100～200mL 口服，但不宜用碳酸氢钠中和强酸，以产生二氧化碳导致腹胀，甚至胃穿孔。若服用强碱，可给食醋 300～500mL 加温水 300～500mL，一般不宜服用浓食醋，避免产生热量加重损害。剧痛者给予止痛剂如吗啡 10mg 肌内注射。呼吸困难者给予氧气吸入，已有喉头水肿、呼吸严重阻塞者及早气管切开，同时常给予抗菌药物以防感染。抑酸药物应该静脉足量给予，维持到口服治疗，以减少胃酸对胃黏膜病灶的损伤。发生食管狭窄时可用探条扩张或内镜下球囊扩张。

三、急性化脓性胃炎

急性化脓性胃炎是由化脓性细菌感染所致的以胃黏膜下层为主的胃壁急性化

脓性炎症,又称急性蜂窝织炎性胃炎,是一种少见的重症胃炎,病死率高,男性多见,发病年龄多在 30～60 岁,免疫力低下、高龄、酗酒为高危因素,行内镜下黏膜切除和胃息肉切除术为医源性高危因素。

(一)病因与发病机制

急性化脓性胃炎是由化脓性细菌感染侵犯胃壁所致,常见的致病菌为溶血性链球菌,约占 70%,其次为金黄色葡萄球菌、肺炎球菌及大肠埃希菌等。细菌主要通过血液循环或淋巴播散侵入胃壁,常继发于其他部位的感染病灶,如败血症、感染性心内膜炎、骨髓炎等疾病;细菌也可通过受损害的胃黏膜直接侵入胃壁,常见于胃溃疡、胃内异物创伤或手术、慢性胃炎、胃憩室、胃癌等可致胃黏膜损伤,吞下的致病菌可通过受损的黏膜侵犯胃壁。胃酸分泌低下致胃内杀菌能力减弱和胃黏膜防御再生能力下降是本病的诱因。

(二)病理

化脓性细菌侵入胃壁后,经黏膜下层扩散,引起急性化脓性炎症,可遍及全胃,但很少超过贲门或幽门,最常见于胃远端的 1/2。病变在黏膜下层,胃黏膜表面发红,可有溃疡、坏死、糜烂及出血,胃壁由于炎症肿胀而增厚变硬。胃壁可呈弥漫脓性蜂窝织炎或形成局限的胃壁脓肿,切开胃壁可见有脓液流出。严重化脓性炎症时,可穿透固有肌层波及浆膜层,发展至穿孔。显微镜下可见黏膜下层大量中性粒细胞浸润、有出血、坏死及血栓形成。

(三)临床表现

本病常以急腹症形式发病,突然出现上腹部疼痛,可进行性加重,前倾坐位时有所缓解,卧位时加重。伴寒战、高热、恶心、呕吐、上腹部肌紧张和明显压痛。严重者早期即可出现周围循环衰竭。随着病情的发展,可见呕吐脓性物和坏死的胃黏膜组织,出现呕血、黑便、腹膜炎体征和休克,可并发胃穿孔、弥散性腹膜炎、血栓性门静脉炎及肝脓肿。

(四)辅助检查

1.实验室检查

外周血白细胞计数升高,多在 $10 \times 10^9 / L$ 以上,以中性粒细胞为主,并出现核左移现象,白细胞内可出现中毒颗粒。胃内容物涂片或培养多可找到致病菌。呕吐物检查有坏死黏膜混合脓性呕吐物。腹水、血液细菌培养可发现致病菌。分析胃液可见胃酸减少或消失。

2.X 线检查

部分患者腹部 X 线片可显示胃扩张或局限性肠胀气,胃壁内有气泡存在。由于 X 线钡餐检查可导致患者胃穿孔,一般应列为禁忌。

3.胃镜检查

胃镜可明确胃黏膜病变范围及程度。胃镜下见胃黏膜糜烂,充血及溃疡性病变,由于黏膜明显肿胀,可形成肿瘤样外观,但超声胃镜检查无明显胃黏膜物影像。

4.B 超检查

B 超检查显示胃壁明显增厚。

(五)诊断与鉴别诊断

本病缺乏特异性的症状和体征,早期诊断较困难,重要的是提高对本病的警惕性。患者出现上腹部剧痛、发热、恶心、呕吐、存在其他部位感染灶且并发急性腹膜炎,有血白细胞升高、腹部 X 线片见胃腔大量积气、B 超或 CT 检查见胃壁增厚等表现,应怀疑本病。如呕吐物有脓性物或坏死的胃黏膜组织、胃液培养见致病菌,在排除胰胆疾病后,可诊断本病,有转移性右下腹痛者需注意是否为急性阑尾炎。上腹压痛明显经腹部立位 X 线片排除胃肠道穿孔后,可慎重考虑进行胃镜检查,明确为胃黏膜病变者可考虑本病的存在,病理组织学上以中性粒细胞浸润为主,显微镜下可见中性粒细胞聚集并可形成小脓肿,尤其以黏膜下层及固有肌层白细胞浸润为甚,故大块深取活检组织有助于发现这些特征性病变。本病需与消化性溃疡穿孔、急性胰腺炎、急性胆囊炎等鉴别。

消化性溃疡并穿孔多有消化性溃疡病史,起病急,突发上腹部痛很快波及全腹,早期体温不高,腹肌紧张及全腹压痛,反跳痛显著,腹部立位 X 线片多可发现膈下游离气体。

急性胆囊炎亦有发热、上腹部痛,但腹肌紧张及压痛多局限于右上腹部,常放射到右肩部,Murphy 征阳性,并且常伴有黄疸,B 超及 X 线胆道造影可明确诊断,而与本病有别。

急性胰腺炎患者有突然发作的上腹部剧烈疼痛,放射至背部及腰部,早期呕吐物为胃内容物,以后为胆汁,血尿淀粉酶增高,结合腹部 B 超及 CT 等检查可确诊。

(六)治疗

急性化脓性胃炎治疗成功的关键在于早期诊断,及早给予积极治疗,静脉使用大剂量抗生素控制感染,预防休克,行全胃肠外营养和维持水电解质酸碱平衡,可选用胃黏膜保护剂。如经抗生素等药物治疗无效或并发胃穿孔、腹膜炎者应及时行手术治疗。

四、急性感染性胃炎

急性感染性胃炎是由细菌、病毒及其毒素引起的急性胃黏膜非特异性炎症。

（一）病因与发病机制

它是由细菌及其毒素引起的急性胃黏膜非特异性炎症。常见致病菌为沙门菌、嗜盐菌、致病性大肠埃希菌等，常见毒素为金黄色葡萄球菌或毒素杆菌毒素，尤其是前者较为常见。进食污染细菌或毒素的食物数小时后即可发生胃炎或同时包含肠炎此即急性胃肠炎。葡萄球菌及其毒素摄入后亦可合并肠炎，且发病更快。近年因病毒感染而引起本病者渐多。急性病毒性胃肠炎大多由轮状病毒及诺沃克病毒引起。轮状病毒在外界环境中比较稳定，在室温中可存活 7 个月，耐酸，粪-口传播为主要传播途径，诺沃克病毒对各种理化因子有较强抵抗力，感染者的吐泻物有传染性，污染食物常引起暴发流行，吐泻物污染环境则可形成气溶胶，经空气传播。

（二）病理

病变多为弥散性，也可为局限性，仅限于胃窦部黏膜。显微镜下表现为黏膜固有层炎性细胞浸润，以中性粒细胞为主，也有淋巴细胞、浆细胞浸润。黏膜水肿、充血以及局限性出血点、小糜烂坏死灶在显微镜下清晰可见。

（三）临床表现

临床上以感染或进食细菌毒素污染食物后所致的急性单纯性胃炎为多见。一般起病较急，在进食污染食物后数小时至 24 小时发病，症状轻重不一，表现为中上腹不适、疼痛，甚至剧烈的腹部绞痛，畏食、恶心、呕吐，因常伴有肠炎而有腹泻，大便呈水样，严重者可有发热、呕血和（或）便血、脱水、休克和酸中毒等症状。伴肠炎者可出现发热、中下腹绞痛、腹泻等症状。体检有上腹部或脐周压痛，肠鸣音亢进。实验室检查可见外周血白细胞总数增加，中性粒细胞比例增多。伴有肠炎者大便常规可见黏液及红、白细胞，部分患者大便培养可检出病原菌。内镜检查可见胃黏膜明显充血、水肿，有时见糜烂及出血点，黏膜表面覆盖黏稠的炎性渗出物和黏液。但内镜不必作为常规检查。轮状病毒引起的胃肠炎多见于 5 岁以下儿童，冬季为发病高峰，有水样腹泻、呕吐、腹痛、发热等症状，并常伴脱水，病程约 1 周。诺沃克毒性胃肠炎症状较轻，潜伏期为 1～2 天，病程平均 2 天，无季节性，症状有腹痛、恶性、呕吐、腹泻、发热、咽痛等。

（四）诊断与鉴别诊断

根据病史、临床表现，诊断并不困难。需注意与早期急性阑尾炎、急性胆囊炎、急性胰腺炎等鉴别。

（五）治疗

1.一般治疗

应去除病因，卧床休息，停止食用一切对胃有刺激的食物或药物，给予清淡饮食,必要时禁食,多饮水,腹泻较重时可饮糖盐水。

2.对症治疗

(1)腹痛者可行局部热敷,疼痛剧烈者给予解痉止痛药,如阿托品、复方颠茄片、山莨菪碱等。

(2)剧烈呕吐时可注射甲氧氯普胺(甲氧氯普胺)。

(3)必要时给予口服 PPI,如奥美拉唑、泮托拉唑、兰索拉唑等,减少胃酸分泌,以减轻黏膜炎症;也可应用铝碳酸镁或硫糖铝等抗酸药或黏膜保护药。

3.抗感染治疗

一般不需要抗感染治疗,严重或伴有腹泻时可选用小檗碱(黄连素)、呋喃唑酮(痢特灵)、磺胺类制剂、诺氟沙星(氟哌酸)等喹诺酮制剂、庆大霉素等抗菌药物,但需注意药物的不良反应。

4.维持水、电解质及酸碱平衡

因呕吐、腹泻导致水、电解质紊乱时,轻者可给予口服补液,重者应予静脉补液,可选用平衡盐液或 5% 葡萄糖盐水,并注意补钾;对于有酸中毒者可用 5% 碳酸氢钠注射液予以纠正。

第二节　慢性胃炎

慢性胃炎系指不同病因引起的胃黏膜的慢性炎症或萎缩性病变。一般分为慢性浅表性胃炎和慢性萎缩性胃炎,或二者兼有。临床非常多见。

一、病因

(一)生物因素

细菌尤其是幽门螺杆菌(Hp)感染,是慢性胃炎的重要病因。在慢性活动性胃炎,Hp 检出率可达 90%。

(二)物理因素

长期饮酒、浓茶、浓咖啡、过热、过冷、过于粗糙的食物,可导致胃黏膜的损伤。

(三)化学因素

某些药物(非甾体抗炎药、洋地黄等)、长期吸烟、胆汁反流等均可破坏胃黏膜屏障。

(四)免疫因素

慢性萎缩性胃炎患者的血清中能检出壁细胞抗体,伴有贫血者还能检出内因子抗体。

（五）其他

尿毒症、慢性心衰、肝硬化合并门静脉高压、营养不良均可引起慢性胃炎。

二、病理

（一）慢性浅表性胃炎

它是以胃小凹之间的固有膜内有炎性细胞浸润为特征，胃腺体则完整。炎性细胞浸润仅限于胃黏膜的上 1/3 者为轻度，炎性细胞浸润胃黏膜超过 1/3～2/3 者为中度，浸润达全层者为重度。

（二）慢性萎缩性胃炎

本病可见腺体萎缩，数目减少，胃黏膜变薄，黏膜肌层增厚。有些可见幽门腺化生和肠腺化生。其萎缩程度分为轻、中、重度。轻度：胃黏膜厚度正常，腺体减少不超过原有的 1/3；中度：胃黏膜变薄，腺体排列紊乱，其数目减少半数左右，黏膜肌层增厚；重度：胃黏膜明显变薄，腺体减少超过半数，黏膜肌层明显增厚。

三、临床表现

慢性胃炎的症状无特异性，且症状的轻重与黏膜的病理变化往往不一致。最常见的临床表现是上腹痛与饱胀。疼痛无明显节律性，通常进食后较重，空腹时较轻，可能与胃容受性舒张功能障碍有关。此外，嗳气、反酸、恶心、早饱、上腹部不适或烧灼感亦较常见。进食硬、冷、辛辣或其他刺激性食物时可引发症状，或使原有症状加重。部分患者可出现食欲缺乏、乏力、消瘦及头晕症状。慢性胃炎合并胃黏膜糜烂者可出现少量或大量上消化道出血，以黑粪表现为主，持续 3～4 天后自动停止，长期少量出血可引发缺铁性贫血。上消化道出血患者的急诊内镜检查结果表明有 30%～40% 的出血由慢性胃炎引发。慢性胃炎合并胃萎缩者可出现贫血、全身疲软衰弱、神情淡漠等症状。但有相当一部分慢性胃炎患者可无任何临床症状。慢性胃炎的体征多不明显，少数患者可出现上腹轻压痛。此外无特殊体征。

四、实验室检查

（一）胃酸的测定

浅表性胃炎胃酸分泌可正常或轻度降低，而萎缩性胃炎胃酸明显降低，其泌酸功能随胃腺体的萎缩、肠腺化生程度的加重而降低。

1.五肽促胃液素胃酸分泌试验

皮下或肌内注射五肽促胃液素（6μg/kg 体重）可引起胃的最大泌酸反应，从而对胃黏膜内的壁细胞数做出大致估计。五肽促胃液素刺激后连续 1 小时的酸量为最大酸量（MAO），2 个连续 15 分钟最高酸量之和乘 2 为高峰酸量（PAO）。据国内文献报道我国正常人 MAO、PAO 值为 $16\sim21$mmol/h，推算壁细胞数为 $7\sim8$ 亿，较西方人略少。慢性胃炎时 MAO 与 PAO 值均可降低，尤以萎缩性胃炎明显。五肽促胃液素刺激后，如胃液 pH>7.0 称无胃酸，pH>3.5 者称低胃酸。前者提示胃萎缩的诊断。

2.24 小时胃内 pH 连续监测

通过胃腔内微电极连续测定胃内 pH，可了解胃内 24 小时的 pH 变化。正常人 24 小时胃内 pH 很少>2.0，餐后 pH 升高，夜间 pH 最低，而在清晨又开始升高。慢性胃炎患者 pH>3.0 时间较长，尤以夜间为甚，部分患者进餐后 pH 升高持续时间长，提示慢性胃炎患者胃酸分泌功能减低。由于 pH 代表 H^+ 的活性而非浓度，故 pH 测定不能反映酸量，不能代替 MAO 与 PAO 的测定。

（二）胃蛋白酶原测定

胃蛋白酶原系一种由胃底腺分泌的消化酶前体，据其电泳迁移率不同可分为胃蛋白酶原Ⅰ及胃蛋白酶原Ⅱ，前者由主细胞和颈黏液细胞分泌，后者除由前述细胞分泌外还来源于胃窦及十二指肠的 Brunner 腺。胃蛋白酶原在胃液、血液及尿中均可测出，且其活性高低基本与胃酸平行，抑制胃酸的药物亦能抑制胃蛋白酶原活性。萎缩性胃炎血清胃蛋白酶原Ⅰ及Ⅰ/Ⅱ比值明显降低，且降低程度与胃底腺萎缩范围及程度呈正相关，与活组织病理检查结果常常吻合。因此，胃蛋白酶原活性检测对萎缩性胃炎的诊断及随访有一定意义。

（三）促胃液素测定

促胃液素由胃窦 G 细胞及胰腺 D 细胞分泌，是一种重要的旁分泌激素，能最大限度刺激壁细胞分泌盐酸，改善胃黏膜血液循环，营养胃黏膜，并能保持贲门张力，防止胃内容物向食管反流，具有多种生理功能。正常人空腹血清促胃液素含量为 $30\sim120$pg/mL。萎缩性胃炎患者的血清促胃液素水平可在一定程度上反映胃窦部炎症程度。胃窦部黏膜炎症严重者促胃液素常降低，而胃窦部黏膜基本正常者，其空腹血清促胃液素水平常增高。胃萎缩伴恶性贫血者，空腹血清胃泌素可高达 $500\sim1000$pg/mL。

（四）内因子的测定

内因子由壁细胞分泌，壁细胞数的减少亦可导致内因子分泌减少，由于正常人壁细胞分泌的内因子量大大超过了促进维生素 B_{12} 吸收所需含量，因此，慢性胃炎患者胃黏膜受损导致胃酸分泌减少时，内因子的分泌量一般仍能维持机体需要。由于胃萎缩伴恶性贫血患者血清中出现抗内因子抗体，它与内因子或内因子维生

素 B_{12} 复合物结合导致维生素 B_{12} 的吸收障碍,因此内因子的测定有助于恶性贫血的诊断。内因子的检测可采用维生素 B_{12} 吸收双放射性核素试验,其方法为在肌内注射维生素 B_{12} 的同时口服[57]钴,维生素 B_{12} 内因子和[58]钴维生素 B_{12},然后分别测定 24 小时尿中[57]钴及[58]钴的放射活性,如果[58]钴放射活性低而[57]钴放射活性正常,表明存在内因子缺乏。

(五)自身抗体检测

胃体萎缩性胃炎患者血清 PCA 及 IFA 可呈阳性,对诊断有一定帮助。血清 IFA 阳性率较 PCA 为低。两者的检测对慢性胃炎的分型与治疗有一定帮助。此外,胃窦萎缩性胃炎患者血清中 GCA 可出现阳性,而恶性贫血患者常为阴性。

(六)Hp 检测

目前已有多种 Hp 检测方法,包括胃黏膜直接涂片染色、胃黏膜组织切片染色、胃黏膜培养、尿素酶检测、血清 Hp 抗体检测及尿素呼吸试验,其中以尿素酶法简便快速,而尿素呼吸试验为一结果准确的非侵入性诊断方法。慢性胃炎患者胃黏膜中 Hp 阳性率的高低与胃炎活动与否有关,且不同部位的胃黏膜其 Hp 的检出率亦不相同。Hp 的检测对慢性胃炎患者的临床治疗有指导意义。

(七)胃运动功能检测

慢性胃炎患者常出现餐后上腹不适、饱胀、嗳气等胃肠运动功能障碍的表现,其机制可能系胃容受性舒张功能障碍、胃窦运动功能失调、胃与十二指肠运动缺乏协调性或胃远端对食物的研磨能力降低。胃运动功能检测能反映胃容纳食物的能力、胃对不同类型食物排空的速度、胃窦在消化期与消化间期的运动状况及是否存在逆向运动。目前常以胃排空率检查测定反映胃运动功能,排空率检查可通过进食标记食物,在餐后不同时间测定胃内标志物量从而进行推算。具体方法可用放射性核素标记液体或固体食物,用 γ 照相机在连续扫描中确定胃的轮廓,对胃内放射性核素进行计数,画出胃排空曲线;亦可用不透 X 线的标记食物进餐,然后定时观察胃内存留的标志物量,测算出胃排空率。目前认为,核素法测定胃排空方法较简便、受射线量甚小,结果较其他胃排空检测方法更可靠。

五、X 线钡剂造影检查

上消化道 X 线钡剂造影检查对慢性浅表性胃炎的诊断帮助不大。对临床上怀疑有慢性胃炎的患者不应将 X 线检查作为主要的筛选方法。对经内镜检查诊断为慢性胃炎的患者,X 线钡剂造影检查可用于定期随访以了解治疗的效果。X 线钡剂造影检查有以下几种方法:

（一）双重对比法

它是利用钡剂和胃内空气造成双重对比,能较精细地观察胃黏膜和胃的细微变化。钡剂量为 70～100mL,同时服用发泡剂或经导管注气以产生气体。因双重对比较其他钡剂检查更为准确,故对怀疑慢性胃炎者应尽量采用双重对比法进行检查。

（二）充盈法

充盈法即口服 250～300mL 硫酸钡,使全胃充盈后进行观察。

（三）黏膜法

黏膜法即口服 70～100mL 的少量钡剂,使其充盈涂抹黏膜并进行观察。

气钡双重对比法检查时,慢性萎缩性胃炎主要表现为窦部黏膜异常皱褶、锯齿状边缘或切迹,以及胃小区异常等改变。约70%的胃底部萎缩性胃炎患者可见直径为 1～1.5mm 不规则的胃小区,或可见呈粗糙不规则,直径为 3mm 或以上的胃小区。若用充盈法检查,萎缩性胃炎主要表现为黏膜纹变细,尤其是胃体部大弯侧的锯齿状黏膜纹变细或消失,胃底部光滑而无黏膜纹。对于慢性胃炎合并黏膜糜烂者,钡剂检查可见病灶中心有扁平、线状的钡斑,呈"靶"样或"公牛眼"样改变,周围有透亮圈。钡斑代表糜烂,透亮圈是水肿的堤。

六、内镜检查

（一）浅表性胃炎的内镜表现

1.充血

黏膜色泽较红,常为局限的斑片状或线状,有时呈弥散性,充血的边缘模糊,渐与邻近黏膜融合。

2.水肿

黏膜水肿,反光强,有肿胀感。潮红的充血区与苍白的水肿区相互交叉存在,显示出红白相间,以充血的红相为主,或呈花斑状。

3.黏液斑

因黏液分泌增多,附着在黏膜上呈白色或灰白色黏液斑,且不易剥脱。黏液斑一旦脱落可见黏膜表面充血发红,或伴有糜烂改变。

4.出血点

黏膜易出血,可有出血点或出血斑存在。

5.糜烂

可见黏膜浅小缺损的糜烂区,边缘轻度充血,底部覆盖灰黄色薄苔。糜烂区域可大可小,形态常不规则。

(二)萎缩性胃炎的内镜表现

萎缩性胃炎可由浅表性炎症长期迁延不愈转变而来,因而在内镜检查中可见两者同时并存。萎缩性胃炎的镜下表现为:

1.黏膜色泽改变

它多呈灰色、灰黄色或灰绿色,严重者呈灰白色。可呈弥散性或局限性斑块分布,如果黏膜颜色改变不均匀,残留有一些橘红色黏膜,则表现出红白相间,但以灰白色为主。

2.血管显露

黏膜皱襞变细变薄,黏膜下可见有红色或蓝色血管显露,轻者见血管网,重者可见树枝状血管分支。当胃内充气时黏膜变薄及血管显露更加明显。

3.增生颗粒

在萎缩的黏膜上有时可见上皮细胞增生或严重肠上皮化生形成的细小增生颗粒,偶尔可形成较大的结节。

4.出血及糜烂

内镜触碰萎缩性黏膜也易出血,亦可出现黏膜糜烂。

(三)新型内镜对慢性胃炎的诊断价值

1.放大染色内镜

放大内镜可以观察胃窦黏膜小凹开口形态变化,分辨胃体黏膜毛细血管网及集合小静脉的改变,更直观地发现早期及微小病变。尤其是胃小凹形态改变与病理组织学存在明显相关性,在放大内镜结合黏膜染色下识别胃小凹的形态将有助于对胃黏膜病变性质的判断。

2.内镜电子染色系统的诊断价值

具有电子染色系统的内镜其外形和常规操作与普通内镜基本一致,在操作中可随时切换至电子染色系统模式观察病灶。常见的染色系统有以下两种:

(1)富士能智能色素增强(FICE)系统:又称最佳谱带成像系统,是胃肠疾病诊断领域中的一项新技术。它可根据特殊波长,组合不同颜色、不同波长范围的内镜图像,从浅到深设定组织反射程度,并根据想要的波长进行图像重建,从而在胃肠疾病诊断领域中发挥独特的作用。该系统有两个优势:①与常规影像相比,FICE系统在不采用放大功能的情况下,有高强度的光源,故可很容易地获得整个胃黏膜的清晰影像。②可以根据病变的不同,从FICE系统的10种设置中选择3种波长,从而获得最佳成像。

(2)奥林巴斯的窄带成像内镜(NBI):胃黏膜微形态特征与组织学检查结果有

较好的 NBI 功能,对于附带 NBI 功能的变焦放大内镜而言,在对病灶近距离放大观察后再开启 NBI 模式,能更清晰地了解病灶表面的黏膜凹窝形态及血管等,方便对病灶进行定性与靶向活检。目前,NBI 在临床工作中的应用包括:①微小病灶的早期发现与诊断。②联合放大内镜观察其细微结构,进一步评价其特性并预测组织病理学结果。③作为病灶靶向活检及内镜下治疗的定位手段。

3.共聚焦激光显微内镜(CLE)

该内镜由共聚焦激光显微镜安装于传统电子内镜远端头端与之组合而成,除做标准电子内镜检查外,还能进行共聚焦显微镜检查。最大的优点是在进行内镜检查的同时进行虚拟活检和实时组织学观察,实现 1000 倍的放大倍数和自黏膜表面至黏膜下层深达 $250\mu m$ 的扫描深度,获得病体的胃肠道黏膜、黏膜下层细胞和亚细胞结构的高清晰的荧光图像,图像具有的高分辨率可以与活检病理媲美,为体内组织学研究提供了快速而可靠的诊断工具。

在内镜下对黏膜层进行体内模拟组织学诊断,直接观察细胞结构,慢性胃炎的诊断中,需要与消化道早期肿瘤及癌前期病变鉴别,部分病例需要定期监测。相对于传统的活检组织学检查,CLE 有以下优势:快速、非侵入性、多点活检,检查所需时间远少于传统活检,没有传统活检切片的繁琐过程;指导靶向活检,提高临床诊断率;在进行内镜检查时对新生物做出最快速、优化和诊断,判断是否需要内镜下切除,避免重复内镜检查;没有活检相关的出血、组织损伤并发症。

最近活检显示 CLE 及其靶向活检病理诊断对慢性胃炎及肠化均有较高的敏感性及特异性,临床上有望部分替代活检诊断。

(四)胃黏膜活检

诊断慢性萎缩性胃炎的最可靠方法是在内镜检查中做病变部位黏膜的活组织检查。由于萎缩性病变常呈局灶性,故应在不同部位或同一区域做多块活检,以提高内镜诊断与病理检查结果的符合率,但内镜所见与病理结果尚难完全一致。因内镜操作上的一些技术因素,如胃内充气量、胃腔压力、物镜与黏膜的距离等亦可引起诊断上的差别,故多点黏膜活检对诊断甚为重要。萎缩性胃炎根据黏膜萎缩的程度可分为轻、中及重三级,其诊断应从胃黏膜受累的广泛程度、功能腺影响的多少及血管的显露程度等加以综合分析,不应单纯依靠局部活组织检查结果做出分级诊断。放大内镜、电子染色和共聚焦内镜等新型内镜靶向活检有助于提高活检的准确性。

七、治疗

慢性胃炎目前尚无特效疗法,通常认为无症状者无需进行治疗,有症状慢性胃炎患者的治疗一般包括饮食治疗、去除病因及药物治疗三方面。

（一）饮食治疗

应避免过硬、过酸、过辣、过热、过分粗糙或刺激性的食物和饮料,包括烈性白酒、浓茶与咖啡。饮食应节制,少量多餐,食物应营养丰富、易消化。但亦应考虑患者个人的饮食习惯及个人爱好,制订出一套合情合理的食谱。

（二）去除病因

避免服用能损伤胃黏膜的药物,如阿司匹林、保泰松、吲哚美辛及吡罗昔康（炎痛喜康）等。应治疗慢性牙龈炎、扁桃体炎、鼻窦炎等慢性感染灶。对有慢性肝胆疾病、糖尿病或尿毒症等全身性疾病患者,应针对原发病进行治疗。

（三）药物治疗

目前治疗慢性胃炎的药物甚多,应根据患者具体情况,选择以下 1～2 类药物。

1.清除 Hp 感染

由于 Hp 感染与慢性胃炎的活动性密切相关,因此对有 Hp 感染的慢性胃炎患者应采用清除 Hp 治疗。枸橼酸铋钾在酸性环境中能形成铋盐和黏液组成的凝结物涂布于黏膜表面,除保护胃黏膜外还能直接杀灭 Hp;此外,Hp 对多种抗生素敏感,其中包括甲硝唑（灭滴灵）、阿莫西林、四环素、链霉素、庆大霉素、呋喃唑酮及头孢菌素等。单一药物治疗 Hp 感染的清除率低,且易引起 Hp 产生耐药。目前国际上推崇三联疗法:①以 PPI 为基础的三联疗法,即以一种 PPI 加甲硝唑、克拉霉素、阿莫西林三种抗生素中的两种组成。疗程为 1 周,其 HP 清除率为 95%～100%。②以铋剂为基础的三联疗法,即枸橼酸铋钾、阿莫西林和甲硝唑三联治疗,其 Hp 清除率可高达 90%,治疗以 2 周为一个疗程。Hp 治疗中两突出的问题是耐药与复发,有些治疗方案停药后 Hp 很快复发,因此目前以治疗一疗程后复查 Hp 阴性的百分率为清除率,停药 4 周后再复查,仍无 Hp 感染的为根除。由于我国人群无症状者 Hp 的感染率亦较高,但通常认为此时无需进行清除 Hp 的治疗。

2.胃动力药物

胃动力药物通过促进胃排空及增加胃近端张力而提高胃肠运动功能,可减少胆汁反流,缓解恶心、嗳气、腹胀等症状。这类药物包括甲氧氯普胺、多潘立酮、西沙必利及依托必利。由于甲氧氯普胺可引起锥体外系症状,现临床已少用。多潘立酮为外周多巴胺受体拮抗剂,极少有中枢作用,系目前广泛应用的胃动力药,约50%患者的胃排空弛缓症状能得到缓解。西沙必利为 5-HT$_4$ 受体激动剂,主要功能是促进肠肌间神经丛中乙酰胆碱的生理学释放,协调并加强胃排空。临床应用显示西沙必利能明显提高慢性胃炎患者的胃肠运动功能,且停药后症状缓解能维持较长时间。依托必利是阻断多巴胺 D$_2$ 受体活性和抑制乙酰胆碱酯酶活性的促胃动力药,在中枢神经系统的分布少,无严重药物不良反应,是治疗胃动力障碍的有效药物之一。

3.黏膜保护剂

黏膜保护剂可增强胃黏膜屏障,促进上皮生长。此类药物包括硫糖铝、前列腺素 E、麦滋林-S、甘珀酸钠(生胃酮)、双八面体蒙脱石及胃膜素等,对缓解上腹不适症状有一定作用,但单用效果欠佳。

4.抑酸剂

慢性胃炎患者多数胃酸偏低,因此,传统上有学者应用稀盐酸和消化酶类对萎缩性胃炎患者进行补偿治疗。但实际上我国的萎缩性胃炎多数是胃窦受累,幽门腺数量减少而胃底腺受影响较少,低酸主要原因是胃黏膜功能减退而引起 H^+ 向胃壁弥散,因此部分患者服用稀盐酸后反而觉上腹不适症状加剧。目前认为对于上腹疼痛症状明显,或伴有黏膜糜烂或出血的患者,应采用抑酸剂进行治疗,通常能使腹痛症状明显缓解。目前常用的抑酸剂包括 H_2RA(包括西咪替丁、雷尼替丁及法莫替丁)及 PPI(包括奥美拉唑与兰索拉唑),兰索拉唑除能迅速缓解上腹疼痛不适外,对 Hp 亦有一定的杀灭作用。抑酸剂在减轻 H^+ 反弥散的同时,亦促进促胃液素的释放,对胃黏膜的炎症修复起一定作用。

5.手术治疗

胆汁反流性胃炎症状重内科治疗无效的患者可采用手术治疗,常用的术式有胆总管空肠鲁氏 Y 形吻合术或胆道分流术。慢性萎缩性胃炎伴有重度不典型增生或重度肠化时,应考虑手术治疗,但如果为轻度不典型增生属于可逆性,可不手术。

6.其他

目前国内应用中医中药方剂制成的治疗慢性胃炎的药物繁多,对缓解症状具有一定效果。此外,对合并缺铁性贫血者应补充铁剂,对合并大细胞贫血者应根据维生素 B_{12} 或叶酸的缺乏而分别给予补充。目前认为慢性浅表性胃炎经治疗症状可完全消失,部分患者的胃黏膜慢性炎症病理改变亦可完全恢复。但对于慢性萎缩性胃炎,目前的治疗方法主要是对症治疗,通常难以使萎缩性病变逆转。

第三节　消化性溃疡

消化性溃疡(PU)指胃肠道黏膜被胃酸和胃蛋白酶消化而发生的溃疡,好发于胃和十二指肠,也可发生在食管下段、小肠、胃肠吻合口,以及异位的胃黏膜,如位于肠道的 Meckel 憩室。胃溃疡(GU)和十二指肠溃疡(DU)是最常见的 PU,而

DU 又多于 GU,DU 与 GU 发生率之比约为 3：1。溃疡的黏膜缺损超过黏膜肌层,不同于糜烂。溃疡一般为单个,胃或十二指肠同时有两个或两个以上溃疡称多发性溃疡;胃和十二指肠均有溃疡称复合性溃疡;溃疡直径大于 2.0cm 者称巨大溃疡;溃疡深达浆膜层与周围组织粘连,或穿入邻近组织形成包裹性穿孔者称穿透性溃疡。本病多见于男性,发病年龄 DU 平均为 30 岁,GU 平均为 40 岁。临床主要表现为慢性、周期性发作的节律性上腹疼痛,可并发出血、穿孔或幽门梗阻,约 1% 的 GU 发生癌变。幽门螺杆菌(Hp)感染和使用非甾体抗炎药(NSAID)是引起 PU 发病的两个独立因素。

一、病因与发病机制

PU 的病因与发病机制尚未完全阐明。1910 年首先提出"无酸,无溃疡"的概念,这是 PU 病因认识的起点。1983 年从人体胃黏膜活检标本中找到幽门螺杆菌,随后众多研究认为 Hp 与 PU 有密切关系。胃肠黏膜防御作用的削弱以及药物、神经精神等因素与 PU 发病也有密切关系。目前认为,PU 的发生是一种或多种有害因素对黏膜破坏超过黏膜抵御损伤和自身修复的能力所引起的综合结果,而 Hp 和 NSAID 是损害胃肠黏膜屏障从而导致 PU 发病的最常见病因。

(一)幽门螺杆菌

PU 患者 Hp 感染率高,DU 患者中的检出率高达 95%～100%,GU 为 80%～90%。前瞻性调查显示 Hp 感染者溃疡发生率约 13%～23%,显著高于不伴 Hp 感染者。根除 Hp 可有效促进溃疡愈合,缩短溃疡愈合时间和减少溃疡复发。至于为何在感染 Hp 的人群中仅有小部分人发生 PU,一般认为这是 Hp、宿主和环境因素三者相互作用的不同结果。

Hp 感染导致 PU 发病的确切机制尚未阐明。Hp 感染导致 DU 发病主要有 Hp-胃泌素,胃酸学说和十二指肠胃上皮化生学说,该两种学说认为,胆酸对 Hp 生长具有强烈的抑制作用,正常情况下 Hp 无法在十二指肠生存,十二指肠球部酸负荷增加是 DU 发病的重要环节,因为酸可使结合胆酸沉淀,从而有利于 Hp 在十二指肠球部生长。Hp 只能在胃上皮组织定植,因此在十二指肠球部存活的 Hp 只有当十二指肠球部发生胃上皮化生才能定植下来,而十二指肠球部的胃上皮化生是十二指肠对酸负荷的一种代偿反应。而十二指肠球部酸负荷增加的原因,一方面与 Hp 感染引起慢性胃窦炎有关,Hp 感染直接或间接作用于胃窦 D、G 细胞,削弱了胃酸分泌的负反馈调节,从而导致餐后胃泌素-胃酸分泌增加:另一方面,吸烟、应激和遗传等因素均与胃酸分泌增加有关。定植在十二指肠球部的 Hp 引起十二指肠炎,炎症又削弱了十二指肠黏膜的防御和修复功能,在胃酸和胃蛋白酶的侵蚀下最终导致 DU 发生。同时,十二指肠炎症又导致十二指肠黏膜分泌碳酸氢盐减少,间接增加十二指肠的酸负荷,进一步促进 DU 的发展。Hp 感染导致 GU 发病,一般认为是 Hp 感染引起的胃黏膜炎症削弱了胃黏膜的屏障功能,GU 好发于非泌酸区与泌酸区交界处的非泌酸区侧,反映了胃酸对屏障受损的胃黏膜的侵蚀作用。

(二)非甾体抗炎药

研究表明,在长期服用 NSAID 患者中约 10%～25% 可发现胃或十二指肠溃疡,约有 1%～4% 患者发生出血、穿孔等溃疡并发症。NSAID 通过削弱黏膜的防御和修复功能而导致 PU 发病,损害作用包括局部作用和系统作用两方面:①系统作用是主要致溃疡机制,主要是通过抑制环氧合酶(COX)而起作用。COX 是花生四烯酸合成前列腺素的关键限速酶,COX 有两种异构体,即结构型 COX-1 和诱生型 COX-2。COX-1 在组织细胞中恒量表达,催化生理性前列腺素合成而参与机体生理功能调节,如胃肠黏膜生理性前列腺素 E 通过增加黏液和碳酸氢盐分泌、促进黏膜血流增加、细胞保护等作用在维持黏膜防御和修复功能中起重要作用。COX-2 主要在病理情况下由炎症刺激诱导产生,促进炎症部位前列腺素的合成。阿司匹林、吲哚美辛等特异性差的 NSAID,在抑制 COX-2 而减轻炎症反应的同时,也抑制了 COX-1,导致胃肠黏膜生理性前列腺素 E 合成不足,削弱了黏膜的防御和修复功能而导致 PU。②局部作用:尤其弱酸脂溶性药物,在胃酸环境中溶解成非离子状态,药物易通过黏膜进入细胞内,使上皮黏膜细胞通透性增加,增加氢离子反弥散,破坏黏液-碳酸氢盐屏障稳定性,干扰上皮细胞的修复与重建。NSAID 引起的溃疡以 GU 较 DU 多见。

(三)胃酸和胃蛋白酶

PU 的最终形成是由于胃酸/胃蛋白酶对黏膜自身消化所致。胃酸在溃疡形成过程中起决定性作用,是溃疡形成的直接原因。但胃酸的这一损害现象一般只有在正常黏膜防御和修复功能遭受破坏时才能发生。

(四)其他因素

包括:①遗传易感性:部分 PU 患者有该病的家族史,提示可能的遗传易感性。②胃排空障碍:十二指肠,胃反流致胃黏膜损伤;胃排空延迟及食糜停留过久可持续刺激胃窦 G 细胞使其不断分泌促胃液素。③不良生活方式如饮烈酒、吸烟,应激因素等。

应激、吸烟、长期精神紧张、进食无规律等是 PU 发生的常见诱因。在发病机制上 GU 以黏膜屏障功能降低为主要机制,DC 则以高胃酸分泌起主导作用。

二、诊断

主要根据慢性、周期性发作和节律性上腹部痛和胃镜检查做出正确诊断。但值得注意的是,有些患者并无典型的上腹部痛,即使有也不一定都是溃疡病,如能把临床表现和胃镜相结合则确诊率高达 98％ 以上。NSAIDs 溃疡无症状率高达 85％。诊断依靠用药史和胃镜。

(一)病因诊断

测定胃内幽门螺杆菌和了解服药史等具有病因诊断价值,并可为治疗提供依据。

(二)临床表现

1.疼痛

有 85％～90％ 患者上腹部疼痛。典型病例有如下特点:

(1)疼痛部位:多位于上腹中部、偏右或偏左。胃体上部和贲门下部溃疡的疼痛可位于左上腹部或胸骨、剑突后。胃或十二指肠后壁溃疡,尤其是穿透性溃疡的疼痛可放射至背部。但有时疼痛不在上腹部而在中腹或下腹部。因此不能根据疼痛部位来确定溃疡所在的解剖位置。

(2)疼痛程度或性质:溃疡疼痛一般较轻,可为隐痛、钝痛、胀痛、烧灼样痛或饥饿样痛;也有较重者,如刀割样痛或绞痛使患者辗转不安、出冷汗,影响正常生活和工作等。

(3)节律性疼痛:是消化性溃疡的特征性之一。DU 疼痛常在两餐之间发作,进食或服用抗酸剂后可缓解。常有夜间疼痛,多出现在午夜或凌晨 1 点左右。GU 的疼痛多在餐后 1 小时出现,持续 1～2 小时后逐渐缓解,下次进食后复现,夜间疼痛者少见。DU 和 GU 的疼痛节律多有重叠,不可作为两者鉴别的依据。在病程中过去的疼痛节律改变或消失常提示并发症即将或已经发生,如溃疡穿通或已穿透,胃溃疡癌变等。部分患者无典型节律性疼痛,仅表现不规则上腹部不适或上腹部痛。但慢性胃炎、胃癌有时也有节律性疼痛,因此常无鉴别意义。

(4)疼痛的周期性和自然病程:周期性疼痛是消化性溃疡的另一特征,尤以 DU 较为突出。即初次上腹疼痛发生后可持续数天、数周或数月,约 40％ 可自行缓解或经治疗缓解,经较长时间的缓解后再复发。多数患者可多次复发,最初可 1～2 年复发一次,一年四季均可复发,但以秋末至春初较冷的季节更为常见。发作更为频繁,持续时间更长,缓解期更短。患者出现出血或穿孔等并发症。近年观察在溃疡确诊之前 1～10 年内,或溃疡停止复发后数年内存在溃疡样症状,但胃镜下未发现溃疡存在,可能与胃炎有关。

2.其他症状

消化性溃疡除上腹疼痛外,尚可有反酸、嗳气、胃灼热、上腹饱胀、恶心、呕吐、食欲减退等消化不良症状,但这些症状均缺乏特异性。部分症状可能与伴随的慢性胃炎有关。病程较长者可因疼痛或其他消化不良症状影响摄食而出现体重减轻;但亦有少数十二指肠溃疡患者因进食可使疼痛暂时减轻,频繁进食而致体重增加。

(三)内镜检查

内镜检查是确定消化性溃疡的最佳手段,已广泛应用于临床。内镜下溃疡可分为三个病期,其中每一病期又可分为两个阶段:

1.活动期(A)

溃疡基底部蒙有白色或黄白色厚苔。周边黏膜充血、水肿(A_1 期),或周边黏膜充血、水肿开始消退,四周出现再生上皮所形成的红晕(A_2)。

2.愈合期(H)

溃疡缩小变浅,苔变薄。四周再生上皮所形成的红晕向溃疡围拢,黏膜皱襞向溃疡集中(H_1),或溃疡面几乎为再生上皮所覆盖,黏膜皱襞更加向溃疡集中(H_2)。

3.瘢痕期(S)

溃疡基底部的白苔消失,呈现红色瘢痕(S_1),最后转变为白色瘢痕(S_2)。

(四)X 线钡餐检查

X 线钡餐造影是诊断消化性溃疡的另一种方法,但已很少应用,由胃镜直观代替,对病变还可作活检。近年采用的气钡双对比造影技术和低张造影技术使诊断准确性大为提高。消化性溃疡的 X 线征象有直接和间接两种,直接征象即龛影,是诊断溃疡的可靠依据之一。龛影于切线位观察时,突出于胃或十二指肠轮廓之外;正位观察时,呈圆形或椭圆形的密度增深影。龛影周围可出现透亮带,是溃疡周围组织炎症和水肿所致;因溃疡部位纤维组织增生和收缩,出现黏膜皱襞向溃疡集中的现象。间接征象是指局部痉挛、激惹现象、十二指肠球部畸形和局部压痛等。

(五)几种特殊类型的消化性溃疡

1.胃、十二指肠复合溃疡

它是指胃和十二指肠同时发生的溃疡,这两个解剖部位溃疡的病期可以相同,但亦可不同。DU 往往先于 GU 出现,本病约占消化性溃疡的 7%,多见于男性。复合性溃疡幽门梗阻发生率较单独胃溃疡或十二指肠溃疡为高。一般认为,胃溃疡如伴随十二指肠溃疡,则其恶变的机会较少,但这只是相对而言。

2.幽门管溃疡

幽门管位于胃远端,与十二指肠交界,长约 2cm。幽门管溃疡与 DU 相似,胃酸分泌一般较高,餐后可立即出现中上腹疼痛,其程度较为剧烈而无节律性,制酸治疗疗效不如十二指肠溃疡。由于幽门管易痉挛和形成瘢痕,易引起梗阻而呕吐,也可出现出血和穿孔等并发症。

3.十二指肠球后溃疡

DU 大多发生在十二指肠球部,发生在球部远段十二指肠的溃疡称球后溃疡。多发生在十二指肠乳头的近端,约占消化性溃疡的 5%。常为慢性,穿孔时易穿透至浆膜腔进入胰腺及周围脏器。其午夜痛及背部放射痛多见,对药物治疗反应较差,较易并发出血。

4.巨大溃疡

它是指直径大于 2cm 的溃疡,并非都属于恶性,但应与胃癌相鉴别。疼痛常不典型,可出现呕吐与体重减轻,并发致命性出血。对药物治疗反应较差、愈合时间较慢,易发生慢性穿透或穿孔。病程长的巨大溃疡往往需要外科手术治疗。

5.老年人消化性溃疡

近年有老年人发生消化性溃疡的报道增多。胃溃疡多见,也可发生十二指肠溃疡。临床表现多不典型,GU 多位于胃体上部甚至胃底部、溃疡常较大,易误诊为胃癌。

6.无症状性溃疡

它是指无明显症状的消化性溃疡者,因其他疾病做胃镜或 X 线钡餐检查时偶然被发现;或以出血、穿孔等并发症为首发症状,甚至于尸体解剖时始被发现。这类消化性溃疡可见于任何年龄,但以老年人尤为多见。NSAIDs 引起的溃疡近半数无症状。

7.食管溃疡

它与酸性胃液接触的结果。溃疡常发生于食管下段,多为单发,约为 10% 为多发,大小不一。本病多伴有反流性食管炎和滑动性食管裂孔疝的患者。也可发生于食管胃吻合术或食管空肠吻合术以后,由于胆汁和胰腺分泌物反流的结果。主要症状是胸骨下段后方或高位上腹部疼痛,常在进食或饮水后出现,卧位时加重。

8.难治性溃疡

难治性溃疡诊断尚无统一标准,通常指经正规治疗无效,仍有腹痛、呕吐和体重减轻等症状的消化性溃疡。因素可能有:①穿透性溃疡、有幽门梗阻等并发症;②特殊部位的溃疡,如球后、幽门管溃疡等;③病因未去除(如焦虑、紧张等精神因素)以及饮食不节、治疗不当等;④引起难治性溃疡的疾病,如胃泌素瘤、甲状腺功能亢进引起胃酸高分泌状态。随着质子泵抑制剂的问世及对消化性溃疡发病机制的不断认识,难治性溃疡已减少。

三、鉴别诊断

本病主要临床表现为上腹疼痛,所以需与其他有上腹疼痛症状的疾病鉴别。包括:

(一)胃癌

中老年患者近期中上腹痛、出血或贫血;胃溃疡患者的临床表现发生明显变化,如节律性疼痛消失,或抗溃疡药物治疗无效;胃溃疡活检病理有肠上皮化生或不典型增生者应怀疑有胃癌可能。内镜或 X 线检查见到胃的溃疡,必须进行良性溃疡(胃溃疡)与恶性溃疡(胃癌)的鉴别。Ⅲ型(溃疡型)早期胃癌单凭内镜所见与良性溃疡鉴别有困难,放大内镜和染色内镜对鉴别有帮助,但最终必须依靠直视下取活组织检查进行鉴别。活组织检查虽可确诊,但必须强调,对于怀疑胃癌而一次活检阴性者,必须在短期内复查胃镜进行再次活检;即使内镜下诊断为良性溃疡且活检阴性,仍有漏诊胃癌的可能,因此对初诊为胃溃疡者,必须在完成正规治疗的疗程后进行胃镜复查,胃镜复查溃疡缩小或愈合不是鉴别良、恶性溃疡的最终依据,必须重复活检加以证实,尽可能地做到不漏诊。

(二)胃泌素瘤

胃泌素瘤亦称 Zollinger-Ellison 综合征,是胰腺非 β 细胞瘤分泌大量胃泌素所致。肿瘤往往很小(<1cm),生长缓慢,半数为恶性。大量胃泌素可刺激壁细胞增生,分泌大量胃酸,使上消化道经常处于高酸环境,导致胃、十二指肠球部和不典型部位(十二指肠降段、横段、甚或空肠近端)发生多发性溃疡。胃泌素瘤与普通消化性溃疡的鉴别要点是该病溃疡发生于不典型部位,具难治性特点,有过高胃酸分泌(BAO 和 MAO 均明显升高,且 BAO/MAO>60%)及高空腹血清胃泌素(>200pg/mL,常>500pg/mL)。

(三)功能性消化不良

患者常表现为上腹疼痛、反酸、嗳气、胃灼热、上腹饱胀、恶心、呕吐、食欲减退等,部分患者症状可酷似消化性溃疡,易与消化性溃疡诊断相混淆。与消化溃疡病的鉴别有赖于 X 线和胃镜检查。内镜检查则示完全正常或仅有轻度胃炎。

(四)慢性胆囊炎和胆结石

对疼痛与进食油腻有关,位于右上腹,并放射至肩部,伴发热、黄疸的典型病例不难与消化性溃疡做出鉴别。进高脂肪饮食在消化性溃疡患者腹痛常可缓解,而胆道疾病时常可诱发腹痛或使腹痛,这是因为高脂肪饮食可刺激肠道黏膜分泌肠促胰泌素、胆囊收缩素等,使胆道内压力增高,从而使腹痛加重。对不典型的患者,鉴别需借助腹部超声或内镜下逆行胆管造影检查方能确诊。B超检查可发现胆结石,胆囊及胆管壁增厚欠光滑,有的患者可发现胆管狭窄或扩张。

(五)慢性胃炎

慢性胃炎患者可具有溃疡样症状,如空腹痛、夜间痛,但大多数患者的腹痛无规律性和节律性,有时进餐后加重,有时晨起腹痛,而溃疡病患者多在饭后痛,早餐前不痛,这是因为胃酸分泌在午夜时为高峰,凌晨时胃酸分泌已下降。慢性胃炎常与消化性溃疡并存。此时鉴别诊断主要靠胃镜检查。

(六)急性胰腺炎

急性胰腺炎腹痛常在进餐后,尤其进食高脂餐后易发生,常呈束腰状,或背部特别疼痛,仰卧位时加重,向前弯腰可减轻。可伴有发热、恶心、呕吐,吐后腹痛并不减轻,血、尿淀粉酶增高常在正常值3倍以上。

(七)其他

食管炎、肠易激综合征;乃至心绞痛、心肌梗死、心包炎、胸膜炎等有时都可能与溃疡病混淆,或相伴随,应仔细识别。

四、治疗

(一)治疗溃疡病的药物

H_2RA 的研制成功和临床应用,使得消化性溃疡的治疗产生了革命性的变化。它使十二指肠溃疡的治愈率达到 $80\%\sim95\%$,且安全、方便。与此同时,促进溃疡愈合的药物如硫糖铝和铋剂也相继问世,这类药物主要通过增强黏膜的防御机制治愈溃疡。尽管胃十二指肠黏膜前列腺素在黏膜防御中起重要作用,但前列腺素类似物治疗溃疡病并没有取得预期的效果,目前仅用于 NSAIDs 相关性溃疡的预防。更强抑酸药物 PPI 的问世使溃疡病的治愈率得到进一步提高,一些对 H_2RA 产生抵抗的所谓难治性溃疡均可被治愈。Hp 是消化性溃疡病致病因素的提出和确认,使溃疡病的治疗再一次步入新的旅程。

1.抗酸药

在 H_2RA 问世以前,抗酸药是治疗溃疡病主要的药物,如今很少作为抗溃疡病的首选用药。迄今认为,抗酸剂的药效主要与其中和胃酸有关。各种抗酸药均有一定程度的不良反应,肾功能正常者一般能够耐受。含钠的抗酸药可致明显钠潴留,高血压和水肿的患者应避免使用。大量碳酸钙能引起高血钙、代谢性碱中毒和肾功能不全。此外,碳酸钙还可以影响磷的吸收。镁离子能引起腹泻,而钙和铝离子则可导致便秘。许多抗酸药含镁铝化合物,肾衰竭患者服用时可致显著的高镁血症,故应避免。每天摄入氢氧化铝可引起慢性肾衰竭患者血和尿中的铝含量升高,铝可以与磷结合致使部分患者血磷降低。此外,铝还可能有肾毒性,因此慢性肾衰竭患者最后不用含铝的抗酸药。

2.H_2RA

目前有四种 H_2RA 投放临床使用,即西咪替丁、雷尼替丁、法莫替丁和尼扎替丁。

H_2RA 呈线性和剂量依赖地抑制基础、进餐、组胺和五肽促胃泌素刺激性酸分泌,它几乎完全抑制餐后和基础胃酸分泌。小剂量的 H_2RA(西咪替丁 800mg;雷尼替丁 150mg;法莫替丁 20mg)夜间一次口服也能有效地抑制夜间酸分泌,唯其作用弱于单日剂量。上午一次口服单日剂量的 H_2RA 对 24 小时胃酸的抑制作用逊于夜间一次口服法。每天 2 次口服 H_2RA(早晚各一次)对胃酸的抑制作用与晚上一次口服相当。所有的 H_2RA 均在小肠迅速吸收,它不受食物影响,但抗酸药或硫糖铝使其吸收减少 30%。血峰浓度在口服后 1~3 小时内出现。由于肝脏首次通过代谢,西咪替丁、雷尼替丁和法莫替丁的生物利用度为 40%~65%,而静脉注射剂型的生物利用度接近 100%。因尼扎替丁不经过肝脏首次代谢,故其生物利用度几近 100%。所有的 H_2RA 均全身分布,但不易通过血脑屏障,在脑脊液与血清的比例为 0.07∶0.2。所有的 H_2RA 均能通过胎盘屏障,尽管认为 H_2RA 对胎儿安全,仍建议妊娠三个月内不要应用。H_2RA 通过肝脏代谢和肾脏排泄而清除,静脉注射 H_2RA 后,60%~80%的药物以原型从肾脏清除,剩下的被肝脏代谢。60%~80%的西咪替丁、雷尼替丁和法莫替丁口服后经肝脏代谢,而尼扎替丁主要被肾脏排泄。西咪替丁、尼扎替丁和雷尼替丁的半衰期为 1.5~3 小时,法莫替丁的半衰期 2.5~4 小时。H_2RA 血浆的浓度受肾功能的影响,如肌酐清除率为 15~30mL/min,西咪替丁和法莫替丁的用量需减半,当肌酐清除率<50mL/min 时,雷尼替丁和尼扎替丁也应使用半量。由于 H_2RA 很少经透析清除,故当患者接受透析时无需额外剂量。肝功能对 H_2RA 的药代动力学影响很小,肝脏疾病患者如肾功能正常,不必调整药物剂量。老年人对 H_2RA 的代谢能力下降,年老体衰者药物剂量宜减半。总体而言,H_2RA 不良反应小,患者易耐受。西咪替丁和雷尼替丁(作用较弱)能与肝脏细胞色素 P450 混合功能氧化酶结合,呈剂量依赖性抑制底物第一阶段氧化和脱烷基作用,而对第二阶段葡萄糖醛酸化和硫酸化无影响。据报道西咪替丁可干扰一些药物如茶碱、苯妥英钠、利多卡因、奎尼丁和法华林的代谢,而这些药物的治疗剂量与中毒剂量接近,鉴于此,茶碱、苯妥英钠和法华林与西咪替丁同时应用时应监测其血液浓度,或改用其他 H_2RA,或建议西咪替丁夜间一次服用,以减少对其他药物代谢的干扰。H_2RA 也会干扰其他被 P450 代谢的药物,也包括一些重要的药物如 β 受体阻断剂、钙离子拮抗剂、三环类抗抑郁药和苯二氮

草代谢。所有的 H_2RA 与肌酐和一些药物竞争性从肾小管分泌,当肾功能正常时,可使血肌酐水平升高 15%,但其肾小球滤过并无改变。西咪替丁和雷尼替丁能抑制 44% 的普鲁卡因胺从肾脏分泌。西咪替丁、雷尼替丁和尼扎替丁能非竞争性地抑制胃乙醇脱氢酶活性,可致部分人中等量饮酒后血清乙醇浓度升高。

3. H^+, K^+-ATP 酶抑制剂

壁细胞 H^+, K^+-ATP 酶是胃酸生成的关键酶,其抑制剂通过干扰该酶的活性而抑制胃酸分泌。目前可供临床应用的 H^+, K^+-ATP 酶抑制剂(亦称 PPI)有奥美拉唑、兰索拉唑、泮托拉唑、雷贝拉唑和埃索美拉唑。下面以奥美拉唑为例说明 PPI 的抑酸过程。奥美拉唑在血液中(pH>7.4)具有亲脂性,能自由通过细胞膜。作为弱碱性物质在酸性间隙内如壁细胞管状囊泡和分泌小管被质子化,质子化后的奥美拉唑不能再通过分泌小管膜弥散出壁细胞,遂被壁细胞"捕获",以致在壁细胞内的浓度比细胞外高出数千倍。与此同时,质子化的奥美拉唑被转化为亚磺酰胺化合物,后者能与 H^+, K^+-ATP 酶 α 链上的半胱氨酸残基形成共价二硫键,使其不可逆失活。PPI 对基础和刺激后胃酸分泌均有强大抑制作用。一次口服奥美拉唑,其最大酸分泌抑制效应出现于 6 小时后,酸抑制程度与药物剂量和血浆浓度曲线的位置有关。口服奥美拉唑 6 小时,基础胃酸分泌量抑制 66%,五肽促胃液素刺激性酸分泌减少 71%。一天应用数次奥美拉唑,抑酸效果递增,并持续 3~5 天,其机制与药物生物利用度增加,以及更多的 H^+, K^+-ATP 酶分子被进行性抑制有关。奥美拉唑 30mg/d 持续 1 周,基础胃酸分泌抑制几近 100%,五肽促胃液素刺激性酸分泌抑制 98%(最后一次服药后 6 小时测定),胃内酸度抑制达到 97%。兰索拉唑、泮托拉唑的抑酸功效与奥美拉唑相近。雷贝拉唑是一种可逆性 PPI,能更快和更有效地抑制质子泵的活性。奥美拉唑和兰索拉唑遇酸不稳定,故制作工艺为肠溶颗粒,在小肠上段被吸收,口服 2~4 小时后出现血液浓度高峰。奥美拉唑的吸收和生物利用度呈剂量和时间依赖性,随着胃内 pH 升高,其前体化合物失活减少。兰索拉唑的吸收则不受胃内 pH 的影响。PPI 与具有泌酸活性的 H^+, K^+-ATP 酶结合后失活。禁食时只有 5% 的质子泵处在活跃的泌酸状态,进餐刺激后其比例升至 60%~70%,因而餐前服药可使 PPI 发挥最大抑酸效果,临床上常建议早餐前用药。长期禁食的患者服奥美拉唑药效减弱,需加大剂量才能取得满意的抑酸效果。有研究显示,奥美拉唑 160mg/24h 或 8mg/h 持续静脉注射可使禁食患者胃内 pH 维持在 4 以上。由于 H_2RA 的抑酸作用不受禁食影响,似乎更适于长期禁食的重症监护患者。所有的 PPI 经首关消除被肝脏细胞色素 P450 酶系统代谢,极少数以原型经肾脏和肠道排泄。奥美拉唑和兰索拉唑的半衰期分别为 1 小时和 1.5 小时,但抑酸效果可持续 24 小时。肝硬化时 PPI 的吸收减少,但生物利用度无改变。肾衰竭时 PPI 吸收也减少,但对排泄影响不大。奥美拉唑和兰索

拉唑耐受良好,最常见的不良反应包括头痛、恶心、腹泻。像 H_2RA 一样,PPI 干扰那些需要胃酸性环境吸收的药物如酮康唑、氨苄西林和地高辛的吸收。PPI 呈剂量依赖性抑制肝脏细胞色素 P450 酶系统的活性,有证据表明奥美拉唑可部分抑制经 P450 酶亚家族ⅡC 代谢的药物如苯妥英钠、苯二氮䓬和华法林的代谢,当与这些药物同时应用时,需注意用药剂量。兰索拉唑不影响上述药物代谢,但长期应用可使茶碱的清除轻度增加。PPI 对乙醇代谢无明显影响。

4.硫糖铝

硫糖铝为蔗糖盐化合物,其中 8 个羟基基团被硫酸盐和氢氧化铝替代。硫糖铝不溶于水,在胃和十二指肠内形成高强度的黏性糊状物。在胃内酸性环境里,氢氧化铝逐渐溶解,带有高度极性阴性离子与荷正电的组织蛋白和黏液结合,借此黏附于胃十二指肠黏膜上,因而硫糖铝宜空腹应用。硫糖铝因溶解度差,仅 3%～5% 被吸收,大部分从粪便排出,吸收的部分经肾脏排泄。铝离子占硫糖铝重量的 21%,其吸收少于 0.01%。多数研究认为硫糖铝不会引起血铝含量明显升高(与柠檬酸合用例外),应属安全。目前认为硫糖铝促进溃疡愈合的机制与下列因素有关:在溃疡面形成保护屏障;吸附胆盐和胃蛋白酶的损害因子;结合和稳定胃十二指肠黏液层;增加黏膜上皮、胃小凹和增生上皮区的厚度;硫糖铝能与 EGF 和纤维生长因子结合,促进血管和颗粒肉芽组织形成,并使溃疡表面上皮化;硫糖铝还能增加前列腺素合成,促进黏液和碳酸氢根分泌。硫糖铝由于很少吸收,少有全身不良反应,便秘见于 3% 的患者。硫糖铝可能引起慢性肾功能不全的患者铝含量在体内聚积,极少数透析患者发生急性铝肾毒性,因此,肾功能不全的患者应避免使用硫糖铝。铝可在胃肠道与磷结合,影响磷吸收。硫糖铝可与一些药物结合,影响其吸收,这些药物有苯妥英钠、喹诺酮类抗生素和华法林。

5.铋剂

铋盐用于治疗消化道不适症状如消化不良、腹泻、腹痛等已有百余年历史,20 世纪 70 年代就证实铋剂具有治愈溃疡的功效,近年还发现铋剂单用或与其他抗生素联合应用能根除 Hp 感染。目前广泛应用的铋剂主要为两种剂型,即枸橼酸铋钾(CBS;De-Nol)和次水杨酸铋(BSS)。CBS 和 BSS 均不溶于水,能在酸性环境(pH<3.5)下沉淀,形成不溶于水的氯氧化铋、氧化物和氢氧化物。CBS 常用剂型为片剂,而 BSS 的剂型有水溶液和片剂两种。99% 以上的铋剂经大便排泄,结肠里的细菌将铋盐转化为硫化物,使大便呈黑色。约有 0.2% 的 CBS 在上消化道吸收,口服 CBS 后 30 分钟内血清铋的水平迅速上升。服用铋剂 6 周,血中铋的水平升至 17g/L,需经 3 个月或以上的时间缓慢排出体外。H_2RA 促进 CBS 吸收。BSS 吸收量远较 CBS 为少,仅 0.003% 的铋被吸收,血中几乎难以检测到。铋剂的抗溃疡病机制尚未完全明了,研究认为与以下因素有关:铋剂可与黏液形成糖蛋

白,在溃疡面形成保护层,使其免受胃酸和胃蛋白酶损害;刺激前列腺素合成和碳酸氢根分泌;铋剂还能结合 EGF,促进黏膜的修复;近年认为铋剂能根除 Hp 感染,是治疗和预防溃疡复发的主要因素之一。短期应用铋剂无明显毒性,但大剂量或长期应用可能有神经毒性,应予以避免。

6.前列腺素类似物

目前获准用于临床只有人工合成的 PGE_1 的衍生物——米索前列醇,它易于从胃肠道吸收,30 分钟口服后出现血液浓度高峰,其平均半衰期为 1.5 小时。米索前列醇主要从肾脏排泄,但肾衰竭时无需减量。米索前列醇不影响肝脏细胞色素 P450 代谢酶的活性。前列腺素类可通过多种机制参与胃黏膜保护,人工合成的前列腺素类似物促进溃疡愈合的机制包括:刺激黏液和碳酸氢根分泌;增加黏膜血流;具有一定程度抑制胃酸分泌的作用等。应用前列腺素类似物有 10%～30% 的患者出现不良反应,用药早期更多见,随后有一定的自限性。米索前列醇可引起腹痛、腹泻,后者与其促进肠道分泌和蠕动有关。米索前列醇也能使子宫肌肉收缩,故早孕妇女禁用。米索前列醇还可引起绝经期妇女阴道出血。

(二)急性溃疡的治疗

1.十二指肠溃疡的治疗

有报道显示大剂量抗酸药(1008mmol/d)治疗 4 周,十二指肠溃疡的愈合率为 78%。以后许多研究比较了不同剂量抗酸药治疗十二指肠溃疡的效果,结果表明含铝镁的抗酸药 120～240mmol/d 与超过 400mmol/d 的疗效相当。由于抗酸药需要每天 4 次服用,患者顺应性较差,现已较少用于溃疡病的治疗,至少不列为治疗溃疡病的一线药物。

西咪替丁、雷尼替丁、尼扎替丁和法莫替丁治疗十二指肠溃疡的常用剂量为 800～1200mg/d、300mg/d、300mg/d 和 40mg/d。足量的 4 种 H_2RA 治疗溃疡病的疗效相当,用药 4 周和 8 周溃疡愈合率分别达到 70%～80% 和 85%～95%。更大剂量的 H_2RA 能进一步提高疗效,然由于 PPI 的问世,已无需使用更大剂量。目前认为十二指肠溃疡治疗效果与胃酸抑制的程度、持续时间和疗程有关。抑酸治疗将胃内 pH 提高到 3 以上能促进溃疡愈合,进一步提高胃内 pH 对愈合率影响不大。H_2RA 的用药方法为将 1 天的剂量分 2 次服用或晚上 1 次服用,后者主要是针对溃疡病夜间高胃酸分泌设计的。H_2RA 治疗十二指肠溃疡的疗程为 4～8 周,无并发症的溃疡只需治疗 6 周,巨大溃疡、复发性溃疡、有并发症的溃疡、吸烟患者和伴全身疾病的溃疡患者则需延长治疗期限。

PPI 奥美拉唑 20mg/d 和兰索拉唑 30mg/d 治疗 4 周,十二指肠溃疡的愈合率超过 90%,对于无并发症的十二指肠溃疡无需增加 PPI 的剂量。如疗程为两周,奥美拉唑用量与溃疡病的愈合呈线性剂量（$20\sim60mg$）依赖关系。PPI 治疗十二指肠巨大溃疡、有并发症的溃疡、伴全身疾病的溃疡和吸烟患者的疗效也优于 H_2RA，但奥美拉唑剂量可能需要增加至 $40mg/d$。此外，PPI 能更快缓解患者腹痛等症状。PPI 具有更好治疗效果与其更强的酸抑制作用有关，PPI 可使胃酸 pH＞3 的时间超过 16 小时/天，而 H_2RA 多在 $8\sim10h/d$。

服用硫糖铝 1g 4 次/天治疗 4 周和 8 周，十二指肠溃疡的愈合率分别为 $70\%\sim80\%$ 和 $85\%\sim99\%$。硫糖铝服用方法改为每天两次可能同样有效。对吸烟患者，硫糖铝的疗效可能会受到一定影响，换用 PPI 是合适的选择。总之，硫糖铝治疗十二指肠溃疡安全、有效，但每天需服药 $2\sim4$ 次是其不足之处。CBS 120mg 4 次/天治疗4 周和 6 周，十二指肠溃疡愈合率分别为 $75\%\sim85\%$ 和 $85\%\sim95\%$。CBS 减少溃疡病的复发是其优势，十二指肠溃疡治愈后 1 年复发率为 17%，远低于 H_2RA，其机制归因于它能根除 Hp 感染。CBS 是治疗 Hp 感染方案的组分之一。

2.胃溃疡的治疗

大剂量抗酸药治疗胃溃疡的疗效与 H_2RA 近似，但不良反应较大；小剂量抗酸药的治疗效果不肯定。目前不主张单用抗酸药治疗胃溃疡。

胃溃疡的愈合与胃酸抑制的程度和期限也有关，但其密切程度不如十二指肠溃疡，抑酸治疗的期限似乎更为重要。所有 H_2RA 治疗胃溃疡均有效，但溃疡愈合时间较十二指肠溃疡长，治疗 4 周、6 周和 8 周，胃溃疡的愈合率分别为 63%、75% 和 88%。H_2RA 夜间睡前一次服药治疗胃溃疡的疗效优于安慰剂组。

PPI 奥美拉唑 $20\sim40mg/d$ 和兰索拉唑 $30\sim60mg/d$ 治疗 8 周，胃溃疡的愈合率超过 90%。PPI 理想的治疗剂量尚不清楚，奥美拉唑 $40mg/d$ 溃疡愈合似较 $20mg/d$ 更快。

硫糖铝治疗胃溃疡是有效的。硫糖铝治疗胃溃疡 4 周和 8 周溃疡的愈合率分别为 57% 和 88%。硫糖铝（$2g$，2 次/天）治疗胃溃疡的疗效与 H_2RA 相当，如与 H_2RA 联合应用，能进一步提高疗效。CBS 治疗胃溃疡的疗效与 H_2RA 接近。前列腺素类似物治疗胃溃疡的效果也与 H_2RA 相近，因不良反应大，很少用于临床。

五、NSAIDs 相关性溃疡的预防与治疗

（一）活动性溃疡的治疗

治疗 NSAIDs 相关溃疡需考虑以下几个因素：如能停用 NSAIDs，则溃疡易于治愈；酌情减少 NSAIDs 用量，或换用低胃肠毒性的 NSAIDs 或 COX-2 抑制剂，同时治疗溃疡病；在不改变 NSAIDs 用药方案的情况下治疗溃疡病，则溃疡较难愈

合。PPI治疗 NSAIDs 相关溃疡的疗效优于 H_2RA,PPI 能明显提高继续服用 NSAIDs 者溃疡病的疗效,具有一定的临床意义,偶有 NSAIDs 相关溃疡病患者在接受 H_2RA 治疗时仍发生并发症的报道。硫糖铝等黏膜保护剂治疗 NSAIDs 相关性溃疡的研究较少,如患者继续服药,则疗效有限。总之,如患者仅表现为内镜下溃疡,如可能则建议患者停用 NSAIDs;有症状但溃疡较小(<5mm)的患者如能停用 NSAIDs,首选 H_2RA;如溃疡很大或继续使用 H_2RA 或出现溃疡并发症,则应使用奥美拉唑(20~40mg/d)或其他 PPI,以期有效治愈溃疡;如患者预先存在 Hp 感染,使用 NSAIDs 前应根除治疗,以减少 NSAIDs 相关性溃疡的发生率。

(二)NSAIDs 相关性溃疡的预防

由于 NSAIDs 与胃十二指肠溃疡发病关系确切,故 NSAIDs 相关性溃疡的预防应该受到重视。米索前列醇目前被认为是预防 NSAIDs 相关性溃疡最有效的药物。米索前列醇不仅能有效预防胃溃疡和十二指肠溃疡,还能有效防止 NSAIDs 相关溃疡并发症的发生。此外,米索前列醇对内镜下溃疡也有预防作用,其效果呈剂量依赖性。米索前列醇对 NSAIDs 相关性溃疡的预防作用优于 H_2RA 和硫糖铝。近1/3的患者摄入米索前列醇后出现腹泻,其中约 4% 的患者不能耐受而中断治疗,减少药物剂量腹泻的发生率则降低。因米索前列醇价格较高,另一个需要考虑的是药物价效问题。既往有溃疡病史是诱发 NSAIDs 相关性溃疡的高危因素,大剂量法莫替丁对这种患者的 NSAIDs 相关性胃十二指肠溃疡均有预防作用。既往有溃疡和溃疡并发症病史使患者出现 NSAIDs 相关胃肠道损害的危险性增加14倍,故应尽量避免使用;如属必要,建议服用低毒性的 NSAIDs 或对胃肠道基本无毒的 COX-2 抑制剂;如患者对米索前列醇耐受差,可减少其用量或改用强抑酸药物;有 NSAIDs 相关性溃疡及其并发症病史者如摄入 NSAIDs,首选米索前列醇作为预防用药;既往的溃疡病可能由 Hp 感染引起,如是,使用 NSAIDs 之前应根除 Hp 感染,这有助于减少 NSAIDs 相关溃疡的发生率;患严重心、肺和肾脏疾病者在使用 NSAIDs 的同时应采用预防措施;高龄(>60岁)患者是 NSAIDs 相关性溃疡高危人群,预防用药有其合理性。

六、溃疡复发和溃疡并发症的预防

影响溃疡病复发的主要因素是 Hp 根除与否,经根除后十二指肠溃疡和胃溃疡年复发率降至 10%,否则,年复发率高达 60%~100%。溃疡病经不同药物治愈后其复发率各异,溃疡病经 H_2RA 治愈后1年的复发率为 60%~80%,但铋剂组溃疡的复发率为 20% 左右,与 H_2RA 维持治疗的疗效相近。吸烟、摄入 NSAIDs 均为溃疡病复发的易患因素。H_2RA 维持治疗也能有效地减少胃溃疡的复发。此外,H_2RA 维持治疗还能降低溃疡并发症的发生率,这于那些原有溃疡并发症病史的患者有益。长期抑酸维持治疗的风险在于低胃酸和高促胃液素血症,前者可引起上消化道细菌生长,并增加肠道感染的危险性。胃内细菌生长还可使致癌物-亚硝胺产生增加。小剂量奥美拉唑预防溃疡病复发有效,但未广泛应用。抗酸药预防溃疡病复发的效果不肯定。

根除 Hp 改变了溃疡病的自然病程,对于 Hp 阳性的溃疡病患者,根除 Hp 感染预防溃疡病复发的疗效优于抑酸药维持治疗,部分削弱了维持治疗在预防溃疡病复发中的价值。对于已经根除 Hp 的患者,抑酸维持治疗适用于有出血等溃疡并发症的患者,或少数与 NSAIDs 无关但根除 Hp 仍复发的溃疡病患者。近端胃迷走神经切断术能减少溃疡病复发,适用于不耐受抑酸药维持治疗和根除 Hp 后溃疡仍复发的患者。总之,溃疡病患者如 Hp 阳性首选根除感染;已经复发的患者应再次检测 Hp 感染情况,如仍阳性应再次根除之;少数无 NSAIDs 服药史且 Hp 阴性者出现溃疡复发,则宜行抑酸维持治疗;空腹血清促胃液素高者需排除佐林格-埃利森综合征;无溃疡并发症和全身严重疾病的患者经抑酸维持治疗症状改善者,可停药密切观察,如溃疡复发,不管 Hp 感染阳性与否,应继续抑酸维持治疗;近端胃迷走神经切断术和其他胃手术适用于抑酸维持治疗过程中出现溃疡并发症的患者或不耐受药物治疗的患者。

第四节 急性胃扩张

急性胃扩张(AGD)是指由于胃壁的肌肉张力降低或者麻痹,短时间内胃内容物不能排出,导致大量的气体及液体潴留在胃内,进而产生胃及十二指肠上段极度扩张的一种临床综合征。最早在 1833 年首次报道。本病多在手术后发生,亦可因暴饮暴食所致。儿童和成人均可发病,男性患者多见。临床症状主要表现为上腹部胀满不适、频繁呕吐胃内容物、水电解质紊乱等,如扩张持续加重甚至还会导致胃壁缺血坏死、穿孔、破裂、休克和患者死亡。

一、病因与发病机制

器质性疾病和功能性因素均可引起急性胃扩张,常见原因可归纳为以下三类:

(一)外科手术

创伤、麻醉和外科手术,尤其是腹腔、盆腔手术及迷走神经切断术均可直接刺激躯体或内脏神经,引起胃的自主神经功能失调和胃壁的反射性抑制,造成胃平滑肌弛缓,进而形成扩张。部分患者麻醉时气管插管,术后给氧和胃管鼻饲,亦可导致大量气体进入胃内形成扩张。

(二)饮食过量或饮食不当(尤其是暴饮暴食)

暴饮暴食是急性胃扩张最常见的发病原因,短时间内大量进食使胃突然过度充盈、胃壁肌肉受到过度的牵拉而发生反射性麻痹,食物积聚于胃内,胃持续扩大。慢性消耗性疾病、饥饿和神经性畏食或因肥胖症而节食者突然大量进食后尤易发生。

(三)疾病状态

多种影响胃张力和胃排空能力的疾病均是导致急性胃扩张的病因。

1.胃扭转、嵌顿性食管裂孔疝以及各种原因所致的十二指肠壅积症、十二指肠肿瘤、异物等。

2.幽门附近的病变,如脊柱畸形、环状胰腺、胰癌等压迫胃的输出道。

3.石膏套固定胸背部1～2天后可因脊柱伸展过度,十二指肠受肠系膜上动脉压迫导致胃肠张力失调,引起的所谓"石膏套综合征"。

4.情绪紧张、精神抑郁、营养不良均可引起自主神经功能紊乱,使胃的张力降低和排空延迟。

5.糖尿病神经病变、抗胆碱能药物的应用、水电解质代谢失调、严重感染(如败血症)均可影响胃的张力和胃的排空。

本病主要的发病机制是胃肠壁神经性麻痹和机械性梗阻。急性胃扩张时胃内压的急剧上升导致胃壁血管功能受阻、胃张力下降、胃麻痹和胃顺应性下降,进而影响食管上括约肌的功能,使该处肌肉松弛,空气被大量吞入引起了胃内压的进一步的升高和胃黏膜的分泌增强,使得胃壁的静脉回流受阻,最终导致了胃部大量血液和血浆的渗出使得胃部急剧膨胀。

二、病理与病理生理

各种病因导致胃腔明显扩张后,与食管的角度发生改变,使胃内容物包括气体难以经食管排出,同时胃黏膜的表面积剧增,胃壁受压引起血液循环受阻。胃窦的扩张和胃内容物的刺激使胃窦分泌的胃泌素增多,刺激了胃液的分泌。另一方面,小肠因扩大胃的推移造成肠系膜受到牵拉,影响腹腔神经后加重了胃麻痹,同时十二指肠横部受到肠系膜上动脉的压迫而出现梗阻,加上幽门松弛等因素,使十二指肠液的反流增多。上述所有因素互为因果,形成恶性循环,终使胃腔急剧的、进行性的扩大,最终形成急性胃扩张。如果这种扩张呈持续状态还可能导致胃壁逐渐变薄或者是过度的伸展,造成黏膜炎性水肿,胃壁各层可见出血,胃黏膜充血并有小糜烂,血管可有血栓形成,胃壁可发生坏死而穿孔。

三、临床表现

手术后的急性胃扩张可发生于手术期间或术后任何时间段,最常见于术后第2~3天,它可以突然发生,但更常为渐进性。

(一)症状

1.上腹部或脐周胀痛

它的性质多为持续性胀痛,阵发性加重,但不剧烈,若并发胃穿孔则可出现剧烈的腹痛。

2.腹胀

腹胀多位于脐上,开始感觉上腹部饱胀伴有恶心,逐渐向下腹部蔓延,最后整个腹部均有显著膨胀,腹壁浅静脉扩张,无胃蠕动波。

3.恶心与呕吐

由于上腹部膨胀,患者不自主地频繁呕吐,为溢出性,非喷射状。最初每次仅吐1~2口,为胃内容物,量少,但逐渐加重,呕吐物开始为胃液和食物,以后混有胆汁,逐渐变为棕黑色、黑褐色或咖啡样酸性液体,潜血试验阳性。虽多次呕吐,腹痛腹胀并不减轻。

4.停止排便排气

病程后期因大量呕吐及肠麻痹,大多数患者肛门停止排便、排气。

5.其他症状

后期由于大量呕吐可出现脱水和低钾低氯性碱中毒。患者精神萎靡,感口渴,呼吸浅而短,头晕,手足麻木,面色苍白、出冷汗,脉搏快而弱。严重者出现嗜睡、浅昏迷状态。患者尿少,可发生休克及全身循环衰竭。胃壁若发生坏死、穿孔,则出现急性腹膜炎征象。

(二)体征

脱水貌,腹部高度膨胀,为不对称性膨胀(以左上腹和中腹较明显)。部分患者可出现典型的"巨胃窦症",即在患者脐右偏上处出现局限性包块,外观隆起,触之光滑而有弹性,轻压痛,其右下界边缘较清楚,这是急性胃扩张所特有的重要特征。腹壁一般尚柔软,全腹部可有轻度压痛,胃鼓音区扩大,胃区振水音阳性,肠鸣音多减弱甚至消失。膈肌高位,心脏可被推向上且有受压现象。

如在病程中出现剧烈腹痛,全身情况迅速恶化,全腹压痛及反跳痛明显,移动性浊音阳性,则表明已发生胃穿孔。

四、X 线检查

腹部立位透视或平片,可见一个大的胃泡,并有一宽大的气液平面,胃阴影明显扩大,严重者可占据腹腔大部分,胃大弯可达盆腔内。服小量钡剂或吞入碘水后,钡剂或碘水迅速降低至胃的最低处,而发现扩大的胃轮廓。胃排空迟缓甚至完全潴留。因胃扩大而使左横膈上升。部分患者同时有小肠麻痹。如果合并胃壁坏死或穿孔,则膈下有积气征。

五、腹部 B 超检查

B 超检查可见胃高度扩张,胃壁变薄。胃内若为大量的潴留液或食物残渣,超声很容易测出其量的多少和在体表的投影部位。严重时胃边界可达整个上腹部,下缘可超过脐下。若胃内为大量气体,其界限不易与肠胀气区分。

六、诊断

手术或饱餐后出现上述临床症状和体征,应考虑本病的可能性,如插入胃肠减压管吸出大量液体(3～4L),则不难做出诊断。

七、鉴别诊断

(一)急性胃炎

急性胃炎和急性胃扩张都可发生于饱餐之后,但急性胃炎出现频繁呕吐者较急性胃扩张少见,急性胃炎常无明显的腹胀,且呕吐后腹胀减轻,多并发急性肠炎而有腹泻。腹部平片有助于两者的鉴别。

(二)幽门梗阻

幽门梗阻患者常有慢性消化性溃疡病史,症状多呈渐进性加重,呕吐物常为隔日酸酵食物,可见胃蠕动波,X 线检查可发现溃疡征象,并见钡剂通过幽门受阻。胃镜检查也可发现溃疡,且内镜不能通过梗阻部位。

(三)高位机械性梗阻

高位机械性梗阻患者常有急性发作的腹部绞痛,伴高亢的肠鸣音,呕吐物为肠内容物,有臭味,X 线立位检查可发现多数扩大的肠管和阶梯状液平,而无扩大的胃轮廓。

(四)弥散性腹膜炎

弥散性腹膜炎常有原发病可寻,全腹部膨胀,伴压痛、反跳痛,肠鸣音消失,肝浊音界可消失。腹腔诊断性穿刺可吸出脓液,立位 X 线平片无巨大的胃泡,而见扩张的肠管。

(五)胃扭转

急性胃扭转患者上腹部呈球状膨胀,而脐下平坦,腹痛较剧烈,背部及下胸部有牵拉感,剧烈干呕而无呕吐物。X 线透视或腹部 B 超可见胃显著扩张,胃镜不能顺利插入胃窦,可见胃大弯、胃小弯的位置颠倒。

八、治疗

急性胃扩张属内科急症,在腹部大手术后,采用胃肠减压以防止胃扩张是预防的要点。此外,在长期疲劳及饥饿后,应避免暴饮暴食。

(一)内科治疗

急性胃扩张的患者,如未发生穿孔等严重并发症,应首选内科治疗。

1.胃肠减压术

放置鼻胃管,先吸出全部潴留的液体、气体及食物残渣,用温热等渗盐水洗胃,然后换胃肠减压管持续减压。应禁食、禁水,待症状缓解后即腹胀明显减轻、肠蠕动恢复后,开始进流质饮食,逐渐增加。应经常变换体位,以解除十二指肠水平处的压迫。

2.纠正水、电解质、酸碱平衡紊乱

静脉滴注生理盐水或 5%～10% 的葡萄糖溶液,补充水分和电解质的丢失,必要时输新鲜全血。有尿时注意补钾,根据血生化检查调整电解质与酸碱平衡,禁食期间应采取静脉高营养。

3.抗休克治疗

若并发休克,应同时进行抗休克治疗。

(二)外科治疗

1.手术指征

急性胃扩张的手术指征有:①饱餐后发生的急性胃扩张,胃内容物无法吸出;②内科治疗 8～12 小时效果不理想;③有十二指肠机械性梗阻因素存在者;④合并胃壁坏死、胃穿孔、大量胃出血者;⑤胃功能长期不能恢复,稍一进食即扩张潴留者。

2.手术方法

以简单有效为原则,手术后继续胃管吸引减压。

(1)胃壁切开术:在胃前壁做一纵形小切口,切开胃壁,将胃内容物清除,然后缝合胃壁切口。

（2）胃壁内翻缝合术：术中若发现胃壁片状坏死和穿孔，可在清除胃内容物后，将胃壁坏死或穿孔部做内翻缝合。

（3）胃部分切除术：如胃壁坏死范围广泛而病情允许时，可在彻底清除胃内容物、腹腔内食物残渣和渗出液后，施行胃部分切除术。

（4）十二指肠空肠吻合术：若为肠系膜上动脉压迫引起者，应在清除胃内容物后，同时做十二指肠空肠吻合术。术后处理与其他胃部手术相同，进食不宜过早，逐渐增加食量。若经胃肠减压，胃功能仍长期未能恢复而无法进食时，可做空肠造瘘术以维持营养均衡。

九、预后

急性胃扩张是内科急症，若治疗不及时，可伴发脱水、电解质紊乱、胃壁坏死等多种并发症。在腹部大手术后，采用胃肠减压以防止其发生是防治的要点。正因为近代外科术前准备和术后处理的进步，在腹部大手术后普遍采用胃肠减压、术后变换体位和维持水、电解质、酸碱平衡的预防措施，术后急性胃扩张的发生率和死亡率已大大降低。单纯性急性胃扩张若能及时诊断与治疗，大部分预后良好；伴有休克、胃穿孔等严重并发症者，预后较差，死亡率可高达 60％。

第五节　胃癌

胃癌是最常见的恶性肿瘤之一，居消化道肿瘤第一位。男女发病之比为 $(2.3\sim3.6)$∶1。任何年龄都可发生，大致 40～60 岁占 2/3，40 岁以下占 1/4，其余在 60 岁以上。

一、病因

胃癌的发生是多因素长期作用的结果。我国胃癌发病率存在明显地区差异，环境因素在胃癌的发生中居支配地位，而宿主因素则居从属地位。有研究显示，幽门螺杆菌感染、饮食、吸烟及宿主的遗传易感性是影响胃癌发生的重要因素。

二、病理

（一）Lauren 分类

1965 年有学者根据 1344 例外科手术标本的组织结构和组织化学的研究，提出把胃癌分为"肠型"和"弥漫型"两大类。肠型胃癌多见于老年人，男性更多，手术预后佳,常伴有广泛萎缩性胃炎,组织结构上表现为有纹状缘的柱状细胞,杯状细胞。弥漫型胃癌则多见于青壮年、女性,预后较差,多数无萎缩性胃炎,组织学上表现为黏附力差的小圆形细胞单个分散在胃壁内,如果含有黏液则呈印戒细胞样。胃癌高发区肠型胃癌高于弥漫型胃癌,而低发区两者则比例类似。近年来胃癌发病率下降的国家,主要是肠型胃癌发生率下降。

(二)WHO 分类

将胃癌的组织学分为腺癌、肠型、弥漫型、乳头状腺癌、管状腺癌、黏液腺癌、印戒细胞癌、腺鳞癌、鳞状细胞癌、小细胞癌、未分化癌。临床最常见的病理类型为腺癌,胃的腺癌可分为两种不同的类型,即肠型(分化良好)与弥漫型(未分化),两者在形态学表现、流行病学、发病机制及遗传学特征等方面均不同。形态学差异主要在于细胞间黏附的分子,在肠型胃癌中保留完好,而在弥漫型胃癌中存在缺陷。在肠型胃腺癌中,肿瘤细胞彼此黏附,往往排列成管状或腺体状,与发生于肠道其他部位的腺癌类似(因此被命名为"肠型")。相反,在弥漫型胃癌中缺乏黏附分子,因此相互分离的肿瘤细胞生长并侵犯邻近结构,而不形成小管或腺体。流行病学上,肠型胃癌主要与 Hpylori 感染有关,近年来随着 Hpylori 感染率的下降,尤其是在胃癌高发地区,肠型胃癌的发生率逐年下降,但在低危地区,肠型胃腺癌与弥漫型胃腺癌的发病率趋于一致。E-钙黏着蛋白是一种在建立细胞间连接及维持上皮组织细胞排列中的关键性细胞表面蛋白,其表达缺失是弥漫型胃癌中的主要致癌事件。编码 E-钙黏着蛋白的基因 CDH1 可因生殖系或体细胞突变、等位基因失衡事件或通过 CDH1 启动子甲基化异常导致在表观遗传学上基因转录沉默而发生双等位基因失活。基因表达研究已经确定了两种分子学表现不同的胃癌类型:肠型(G-INT)和弥漫型(G-DIF)。这两种亚型与根据 Lauren 组织病理学分型所划分的经典肠型和弥漫型之间存在部分相关性。然而,基因组分型与组织病理学分型之间的一致性只有 64%。基因组学变异型对治疗也有一定的指导意义。G-INT 型肿瘤细胞可能对氟尿嘧啶(5-FU)和奥沙利铂更敏感,而 G-DIF 型细胞似乎对顺铂更敏感。肠型胃癌的发病机制尚未很好明确。然而,肠型胃癌似乎遵循多步骤进展的模式,通常始于 Hpylori 感染。某些肿瘤同时存在肠型和弥漫型两种表型的区域。在这些病例中,CDH1 突变与 E-钙黏着蛋白表达缺失仅见于肿瘤的弥漫型成分,这提示 E-钙黏着蛋白缺失可能是使弥漫型克隆从肠型胃癌中分离出来的遗传学基础。

三、临床病理分期

2016 年 10 月美国癌症联合委员会(AJCC)和国际抗癌联盟(UICC)共同制定

了第 8 版胃癌 TNM 分期,第 8 版 TNM 分期较前更加精准,可更加精准地评判预后情况,变化最大的是在前版单一病理分期(pTNM)基础之上,更加精细地分支出 2 个新系统:临床分期(cTNM)和新辅助治疗后分期(ypTNM),而且对其适用范围、规范均进行了相应的初步界定,对胃癌个体化精准医疗和多学科诊疗协作组(MDT)在临床上的推广具有重大意义。

胃癌 TNM 分期 AJCC UICC 2017 见表 2-1～表 2-4。

表 2-1　TNM 分类及标准

原发肿瘤(T)	
T 分类	T 标准
Tx	原发肿瘤无法评估
T_0	没有原发肿瘤的证据
原位癌	原位癌:肿瘤局限于上皮内,没有浸润固有层,重度异型增生(Tis)
T_1	肿瘤侵入固有层,黏膜肌层或黏膜下层
T_{1a}	肿瘤侵入固有层或黏膜肌层
T_{1b}	肿瘤侵入黏膜下层
T_2	肿瘤侵犯固有肌层*
T_3	肿瘤穿透浆膜下结缔组织,无内脏腹膜或邻近结构的浸润※✧
T_4	肿瘤侵及浆膜(内脏腹膜)或邻近结构※✧
T_{4a}	肿瘤侵犯浆膜(内脏腹膜)
T_{4b}	肿瘤侵入邻近的结构/器官
区域淋巴结(N)	
N 分类	N 标准
Nx	区域淋巴结无法评估
N_0	无区域淋巴结转移
N_1	在 1 个或 2 个区域淋巴结转移
N_2	3～6 个区域淋巴结转移
N_3	在 7 个或更多区域淋巴结转移
N_{3a}	在 7～15 个区域淋巴结转移
N_{3b}	在 16 个或更多区域淋巴结转移
远处转移(M)	
M 分类	M 标准
M_0	没有远处转移
M_1	远处转移

＊肿瘤可穿透固有肌层,延伸至胃结肠或胃肠韧带,或进入大网膜或大网膜,而不会穿透覆盖这些结构的内脏腹膜。在这种情况下,肿瘤被分类为 T_3。如果内脏腹膜穿孔覆盖胃韧带或网膜,则肿瘤应归类为 T_4。＊胃的相邻结构包括脾、横结肠、肝、膈肌、胰腺、腹壁、肾上腺、肾、小肠和腹膜后。＊十二指肠或食管的壁内延伸不被认为是邻近结构的侵入,而是使用任何这些部位中最大侵入的深度进行分类

表 2-2　**胃癌的临床分期**(cTNM)

	cT	cN	M
0 期	Tis	N_0	M_0
Ⅰ 期	T_1	N_0	M_0
	T_2	N_0	M_0
Ⅱ A 期	T_1	N_1、N_2 或 N_3	M_0
	T_2	N_1、N_2 或 N_3	M_0
Ⅱ B 期	T_3	N_0	M_0
	T_{4a}	N_0	M_0
Ⅲ 期	T_3	N_1、N_2 或 N_3	M_0
	T_{4a}	N_1、N_2 或 N_3	M_0
Ⅳ A 期	T_{4b}	任何 N	M_0
Ⅳ B 期	任何 T	任何 N	M_1

注:根据胃癌的 TNM 分期(AJCC UICC 2017)编译。

表 2-3　**胃癌的病理分期**(pTNM)

	pT	pN	pM
0 期	Tis	N_0	M_0
Ⅰ A 期	T_1	N_0	M_0
Ⅰ B 期	T_1	N_1	M_0
	T_2	N_0	M_0
Ⅱ A 期	T_1	N_2	M_0
	T_2	N_1	M_0
	T_3	N_0	M_0
Ⅱ B 期	T_1	N_{3a}	M_0
	T_2	N_2	M_0
	T_3	N_1	M_0
	T_{4a}	N_0	M_0
Ⅲ A 期	T_2	N_{3a}	M_0

	pT	pN	pM
D	T_3	N_2	M_0
	T_{4a}	N_1 或 N_2	M_0
	T_{4b}	N_0	M_0
ⅢB 期	T_1	N_{3b}	M_0
	T_2	N_{3b}	M_0
	T_3	N_{3a}	M_0
	T_{4a}	N_{3a}	M_0
	T_{4b}	N_1 或 N_2	M_0
Ⅲc 期	T_3	N_{3b}	M_0
	T_{4a}	N_{3b}	M_0
	T_{4b}	N_{3a} 或 N_{3b}	M_0
Ⅳ期	任何 T	任何 N	M_1

注:根据胃癌的 TNM 分期(AJCC UICC 2017)编译。

表 2-4　胃癌的新辅助治疗后分期(ypTNM)

	ypT	ypN	M
Ⅰ 期	T_1	N_0	M_0
	T_2	N_0	M_0
	T_1	N_1	M_0
Ⅱ 期	T_3	N_0	M_0
	T_2	N_1	M_0
	T_1	N_2	M_0
	T_{4a}	N_0	M_0
	T_3	N_1	M_0
	T_2	N_2	M_0
	T_1	N_3	M_0
Ⅲ 期	T_{4a}	N_1	M_0
	T_3	N_2	M_0
	T_2	N_3	M_0
	T_{4b}	N_0	M_0
	T_{4b}	N_1	M_0

续表

ypT	ypN	M
T_{4a}	N_2	M_0
T_3	N_3	M_0
T_{4b}	N_2	M_0
T_{4b}	N_3	M_0
T_{4a}	N_3	M_0
Ⅳ期	任何 T	任何 N	M_1

注：根据胃癌的 TNM 分期（AJCC UICC 2017）编译。

2017 年版与 2010 年早期分类中最重要的变化之一是重新划分食管癌和胃癌之间的界限。涉及食管胃交界（EGJ）与肿瘤中心进入近端胃不超过 2cm 的肿瘤分为食管癌而不是胃癌。相比之下，EGJ 肿瘤的中心距离近端胃超过 2cm，被分为胃癌。尽管通过手术病理学确定分期是最准确的，但应用临床分期（表 2-2）可以指导初始治疗方法。术前检测后若仅有局部区域受累（Ⅰ～Ⅲ期）的胃癌患者可以治愈；所有原发性胃癌的患者，如果通过评估后认为已侵入黏膜下层（T_2 或更深）或者高度怀疑淋巴结受累，应进行多学科评估，以确定最佳治疗策略。Ⅳ期的患者通常根据其症状和身体状态进行姑息治疗。多项研究表明，全身治疗可延长生存期，提高生活质量。术前评估的目的是首先将患者分为两个临床组：局部区域可能可切除的（Ⅰ～Ⅲ期）疾病和全身（Ⅳ期）受累的患者。无法切除的指标：唯一被广泛接受的胃癌无法切除的标准是存在远处转移和主要血管结构的侵入，例如主动脉、肝动脉或腹腔轴/近端脾动脉的疾病包裹或闭塞。远端脾动脉受累不是不可切除的指标；可以整块切除血管，左上腹部切除，包括胃、脾和远端胰腺。胃周围的淋巴管很丰富，并且在解剖上远离肿瘤的局部淋巴结转移（例如，在胃的较大曲率上具有原发性肿瘤的腹腔淋巴结）不一定是不可切除的指标。在大约 5% 的原发性胃癌中，胃壁的广泛区域甚至整个胃被恶性肿瘤广泛浸润，导致胃硬化，称为皮革胃，皮革胃预后极差，许多外科医师认为皮革胃是很难达到治愈性切除。

四、临床表现

（一）症状及体征

早期胃癌的主诉症状多数是非特异性的。患者可能没有症状或表现为消化不良、轻微的上腹痛、恶心或畏食。患者一旦出现贫血、体重减轻等报警症状，则提示更可能为进展期胃癌，因此早期胃癌仅仅从临床症状上难以发现。日本开展早期胃癌筛查后，使得很多早期胃癌在无症状阶段即可被发现。我国近年来内镜技术的广泛普及和开展,以及放大内镜、色素内镜等高端内镜检查手段的开展,使得早期胃癌的发现有所增加,但由于我国人口基数庞大,对于 EGC 的发现仍任重而道远。目前早期胃癌的发现仍有赖于内镜的开展和对早期胃癌内镜表现认识的提高。早期胃癌患者常常无症状,或仅有轻微上腹不适,腹胀等非特异性症状。有些患者表现为持续性上腹痛、畏食、恶心、早饱,若肿瘤发生于贲门和幽门部,则可能会出现吞咽困难以及幽门梗阻的表现。腹痛的程度以自轻微隐匿至明显疼痛不等,因人而异。"皮革胃"则由于胃壁僵硬,胃腔扩张性变差,患者可出现恶心或早饱,进食量明显下降。也有患者无临床症状,仅表现为便潜血阳性伴或不伴有缺铁性贫血。明显的消化道出血(即黑便或呕血)见于不到 20% 的患者。

体格检查可发现贫血貌,上腹部轻压痛,晚期胃癌患者可触及腹部肿块。由于癌肿局部进展或者胃食管交界处附近的恶性梗阻累及局部神经丛则可出现假性贲门失弛缓(即临床症状和上消化道造影的表现类似于贲门失弛缓)。因此,对于出现贲门失弛缓表现的老年患者,首先应除外胃癌。上腹部肿块、脐部肿块、锁骨上淋巴结肿大等均是胃癌晚期出现转移灶的体征。

(二)胃癌的转移和扩散

胃癌发生时癌细胞仅局限于上皮层,未突破基底膜。当癌细胞突破基底膜后就可发生转移扩散。胃癌的扩散已直接浸润蔓延及淋巴转移为主,晚期也可发生血行和种植转移。

1.直接蔓延

癌细胞突破固有膜后,即可沿胃壁向纵深蔓延,待穿透黏膜肌层后,癌组织可在黏膜下层广泛浸润,当浸润胃壁全层并穿透浆膜后即可与邻近组织粘连,而直接蔓延至横结肠肠系膜、胰腺、腹膜、大网膜及肝,也可经圆韧带蔓延至肝。

2.淋巴转移

当癌组织侵入黏膜下层时,就可在黏膜下沿淋巴网扩散,浸润越深,发生淋巴转移的概率越大。淋巴结转移一般是先转移到肿瘤邻近的局部淋巴结,之后发生深组淋巴结转移。胃的淋巴结大致分为三组,第一组为邻近肿瘤的胃壁旁浅组淋巴结,如贲门旁、胃大小弯及幽门上下等;第二组是引流浅组淋巴结的深组淋巴结,如脾门、脾动脉、肝总动脉、胃左动脉及胰十二指肠后淋巴结;第三组包括腹腔动脉旁、腹主动脉、肠系膜根部和结肠中动脉周围的淋巴结。少数情况下也有跳跃式淋巴转移,如沿胸导管转移至左锁骨上淋巴结;通过肝圆韧带淋巴管转移至脐周。

3.血行转移

胃癌的晚期可发生血行转移,可转移至肝、肺、骨、肾及中枢神经系统。

4.种植转移

当肿瘤侵及浆膜面后,可脱落发生腹膜种植转移,形成多个转移的肿瘤结节。

另一具有意义的转移部位是直肠前陷窝的腹膜,可经直肠指诊触及。另当胃癌转移至卵巢时,临床上可以卵巢肿瘤为早期表现,甚至在临床上出现胃壁肿瘤尚小,无明显症状而出现盆腔转移癌的症状。

5.对于早期胃癌淋巴结转移风险的判断,有助于界定是否可以进行内镜下治疗

与淋巴结转移相关的因素包括肿瘤大小、有无溃疡形成、组织学表现呈弥漫型(未分化型)或混合型(肠型/未分化型)、浸润深度,以及黏膜下层或淋巴血管浸润。一项意大利的研究报告评估了652例切除EGC的病例,淋巴结转移的总体发生率是14%,并且黏膜下层癌的淋巴结转移发生率高于黏膜层癌(24% vs.5%)。较小的癌发生淋巴结转移的可能性明显更小(肿瘤长径<2cm、2~4cm、>4cm时,发生率分别为9%、20%和30%)。日本一项纳入5265例组织学上呈未分化型EGC患者的回顾性研究显示,在高分化的黏膜层肿瘤患者中,肿瘤长径<3cm(不管有无溃疡形成)的患者和非溃疡型肿瘤(不考虑肿瘤大小)患者均没有发生淋巴结转移。在黏膜下层肿瘤患者中,长径<3cm且没有淋巴血管浸润的高分化肿瘤(前提是肿瘤浸润黏膜下层的深度不足0.5mm)患者没有发生淋巴结转移。韩国的一项回顾性病例系列研究观察了1308例临床EGC患者,他们接受了胃切除术且至少进行了D2淋巴结清扫术(切除沿肝动脉、胃左动脉、腹腔动脉和脾动脉的淋巴结及脾门的淋巴结)。126例(10%)患者检出淋巴结转移。多变量分析显示,肿瘤较大、淋巴浸润、神经周围浸润和肿瘤浸润深度均与淋巴结转移有关。以上研究说明,最适合进行内镜切除的EGC患者是肿瘤小(长径<2cm)、非溃疡型、黏膜层癌患者,也可能包括肿瘤小(长径<3cm)、高分化型且无淋巴血管浸润的黏膜下层肿瘤患者。

五、辅助检查

(一)生化、免疫检查

目前胃癌的诊断尚无特异性的血清学标志物,胃癌患者血清癌胚抗原(CEA)、糖蛋白肿瘤相关抗原12-5(CA12-5)、CA19-9(糖蛋白肿瘤相关抗原19-9,也称为肿瘤抗原19-9)以及肿瘤抗原72-4(CA72-4)水平可能会升高。然而这些血清标志物的敏感性和特异性都较低,均不能作为胃癌的诊断性检查。对于少数患者,较高的CEA和(或)CA12-5水平降低可能与术前治疗反应对应,但临床决策几乎从来不会仅参考肿瘤标志物水平。NCCN针对胃癌的术前评估和分期推荐中不包括任何肿瘤标志物检测。胃蛋白酶原Ⅰ(PGⅠ)仅由胃底和胃体的泌酸腺分泌,而胃蛋白酶原Ⅱ(PGⅡ)可由所有胃腺(泌酸腺、贲门腺和幽门腺)及十二指肠腺分泌。因此,在与胃底胃炎相关的疾病(如恶性贫血)中,PGⅠ浓度相对于PGⅡ减少。血清PGⅡ升高或PGⅠ与PGⅡ之比降低已被用于人群筛检项目,以发现那些胃癌风险

增高的患者,但对个体患者确立诊断方面敏感性和特异性不足。在无症状人群或胃癌患者的一级亲属中,血清 PG 的测量值及其比值并不能准确地区分非萎缩性胃炎与限于胃窦/以胃窦为主的萎缩性胃炎。

(二)上消化道造影气钡双重对比造影检查

可以发现恶性胃溃疡及浸润性病变,有时亦可发现早期胃癌。然而,上消化道造影假阴性可高达 50%,且与技术人员的经验有很大关系。对于早期胃癌的敏感性仅为 14%。因此在大多数情况下对于疑似胃癌的患者,上消化道内镜是首选的初始诊断性检查。对于皮革胃,上消造影有其特异的影像表现,胃腔明显缩小,胃壁僵硬,蠕动消失,外形似"革囊烧瓶"。

(三)内镜

对于有上消化道症状的患者,或者有报警症状、胃癌家族史的患者及时进行胃镜检查,有助于发现早期和进展期胃癌。在内镜检查过程中,应做到充分的消泡和去除黏液,进行规范化的胃镜操作,要尽可能地看到全部的胃黏膜区域,不留有视野上的"盲区",方有可能发现可疑病灶,从而进一步对可疑病灶进行放大内镜、染色内镜的精查,并对可疑病灶进行针对性的活检。早期胃癌的内镜表现将在早期胃癌部分进行详述。

1.进展期胃癌的内镜形态

它常采用 Borrmann 分型,根据肿瘤在黏膜面的形态和胃壁内浸润方式进行分型。

(1)Borrmann Ⅰ型(结节蕈伞型):肿瘤呈结节、息肉状,表面可有溃疡,溃疡较浅,主要向腔内生长,切面界限较清楚。

(2)Borrmann Ⅱ型(局部溃疡型):溃疡较深,边缘隆起,肿瘤较局限,周围浸润不明显,切面界限较清楚。

(3)Borrmann Ⅲ型(浸润溃疡型):溃疡底盘较大,边缘不清楚,周围及深部浸润明显,切面界限不清。

(4)Borrmann Ⅳ型(弥漫浸润型):癌组织在胃壁内弥漫浸润性生长,浸润部胃壁增厚变硬,皱襞消失,黏膜变平,有时伴浅溃疡,若累及全胃,则形成所谓革袋样胃。

2.早期胃癌的分类

对于早期胃癌宏观分型多采用 2002 年的 Paris 分类。

内镜检查以及靶向活检仍是早期胃癌的主要检出手段。其敏感性和特异性均远远高于上消化道气钡双重对比造影。EGC 内镜下可能表现为轻微的息肉样隆起、浅表斑块、黏膜颜色改变、凹陷或小溃疡。对于微小病变的检出较为困难,即使是有经验的内镜医师也有可能漏诊。因此,仔细观察全部胃黏膜并对任何可疑病变进行活检。日本的经验强调进行仔细的上消化道内镜检查,检查时,需要充分吸引和消除黏液,并在充分注气的状态下仔细、系统性地观察胃黏膜,有些病变需要注气和吸气交替观察方可显示清楚。对于容易漏诊的部位如胃体部后壁侧、贲门后壁和小弯侧更应反复仔细观察。对于可疑萎缩性胃炎或复查的患者,建议多部位活检,最少包括窦小弯、窦大弯、角切迹、体小弯的活检。针对可疑病变处需进行靶向活检。近年来随着高清晰放大内镜、电子色素内镜的开展大大提高了早期胃癌的诊断率。

白光内镜下,早期胃癌仅表现为黏膜色泽的改变和形态的轻微改变,病灶表面黏膜色调的变化常比形态的改变更为显著,早期胃癌多数发红,少数呈发白或红白混杂。普通白光内镜下,早期胃癌最显著的特征是具有清晰的边界和不规则的表面。肿瘤与周围的非肿瘤组织之间界限清晰;表面不规则,表现为形态上的凹凸不平、结构不对称,以及黏膜色调的不均一。因此,胃镜检查时,见到具有这两种表现的病灶,特别是周边伴有萎缩和(或)肠上皮化生的背景时,要高度怀疑早期胃癌。随着内镜技术的不断进步,已由原先的色素喷洒内镜发展为电子染色内镜,同时加以放大观察,更有利于发现病变。染色内镜检查是一种能提高胃黏膜病变检出率的方法。根据不同染色剂的作用机制,可以分为吸收性染色剂(如亚甲基蓝)、对比性染色剂(如靛胭脂)和反应性染色剂(如醋酸)。亚甲基蓝可以被肠上皮细胞吸收,因此喷洒后的着色黏膜区域提示肠化生。靛胭脂染色常用来突出显示病灶的形态和边界,即当病灶的边界和表面结构在普通白光内镜下难以判断的时候,以靛胭脂染色来观察病灶是否具有清晰的边界和不规则的表面,如果染色后观察到这2种改变,则高度怀疑为早期胃癌。

窄带光成像(NBI)是最常使用的图像增强电子染色内镜技术。第一代的 NBI 内镜由于光线较暗,难以用于直接观察胃腔发现病灶,但是可以用于白光内镜发现可疑区域后的精细检查,特别是与放大内镜联合使用时。新一代的 NBI 内镜显著提高了亮度,因此,有可能用于直接观察胃腔。电子分光色彩增强技术(FICE)和蓝激光成像(BLI)是新近出现的一种图像增强内镜技术,前者通过后期电子处理来获取不同光谱下的内镜图像,后者则采用特殊波段的激光光源,对于黏膜浅层的微血管和微结构则显示更为清晰,达到了和新一代 NBI 相同的观察效果。相比于发现病灶,图像增强内镜技术在早期胃癌诊断领域研究更多的是在对病灶的鉴别诊断上,即通过内镜图像辨析,准确地分辨病灶性质是肿瘤、炎性反应还是正常黏膜。其中使用最广泛的是放大 NBI 内镜的"VS 分类系统",即根据放大 NBI 内镜下所见微小血管结构(V)和表面微细结构(S)进行诊断,如可见到不规则微小血管结构和(或)不规则表面微细结构并伴有明显界线,则可以诊断早期胃癌。蓝激光由于应用时间较短,对早期胃癌检出率尚待进一步的总结和研究。

(四)超声内镜(EUS)检查

它是目前应用于评估胃癌原发灶(特别是早期胃癌)侵犯程度的最可靠的非手术方法。超声内镜区分 T_1 期和 T_2 期胃癌的总体敏感性和特异性分别为 85% 和 90%。超声内镜区分 T_1、T_2 期和 T_3、T_4 期肿瘤的敏感性和特异性分别为 86% 和 90%。对于淋巴结转移的诊断,其总的敏感性和特异性分别为 83% 和 67%。此外,阳性和阴性似然比分析发现,超声内镜对排除或确定淋巴结阳性的诊断性能均没有优势。因此,超声内镜并非区分淋巴结阳性和阴性状态的最佳方法。对于术前分期,超声内镜对 T 分期的预测普遍比 CT 更准确,但目前新的 CT 技术(例如三维多排 CT)以及 MRI 对于 T 分期可以达到与超声内镜相似的准确性。对淋巴结分期判断的准确性略好于 CT。对可疑淋巴结或局部区域进行超声内镜引导下细针抽吸活检,可增加淋巴结分期的准确性。常规应用超声内镜分期有时能发现未诊断出的远处转移灶(例如肝左叶转移、腹水),从而改变治疗方案。然而,由于超声内镜视野有限以及术者经验的不同,使用超声内镜作为肿瘤转移的筛查手段目前尚存争议。准确评估肿瘤的 T 和 N 分期对于选择治疗方案至关重要,对于术前分级评估发现原发肿瘤侵犯固有肌层(T_2 期或更高)或是高度怀疑淋巴结转移的患者,推荐采用新辅助化疗或放化疗。对于早期胃癌,则选择在内镜下黏膜切除术前准确评估黏膜下层侵犯情况。

(五)腹盆腔增强 CT

CT 对于评估肿瘤广泛转移病变,特别是肝脏或者附件转移、腹水或远处淋巴结转移,具有优势。但对于较小的转移灶。如 <5mm 的腹膜及血行性转移病灶。在 CT 结果为阴性的患者中,20%~30% 其腹膜内播散将会在分期腹腔镜检查或开腹探查时被发现。CT 检查的另一个局限性在于无法精确评估原发肿瘤的侵犯深度(特别是体积较小的肿瘤)以及淋巴结受累情况。CT 判断原发肿瘤 T 分期准确性仅为 50%~70%。

(六)PET-CT 检查

氟-18-脱氧葡萄糖(^{18}F-FDG)正电子发射计算机断层扫描(PET)是近年来广泛开展的影像技术。全身 PET/CT 成像有助于确定 CT 发现的淋巴结肿大是否为恶性转移。但印戒细胞癌和肿瘤细胞代谢活跃性相对低时,则可出现假阴性。PET 的主要优点在于检测肿瘤远处转移时比 CT 更敏感。约有 10% 的局灶晚期胃癌患者($\geq T_3$ 或 $\geq N_1$ 期)经全身 PET/CT 检查,发现了其他放射学检查没有识别出的远处转移病灶。但 PET 扫描对胃癌腹膜转移的敏感性仅约 50%。

六、治疗

（一）早期胃癌的治疗

早期胃癌的治疗包括：内镜治疗、手术治疗以及 Hpylori 的根除治疗。内镜下切除术已成为无淋巴结转移风险的早期胃癌患者的首选治疗方式。早期胃癌内镜下切除主要包括内镜下黏膜切除术（EMR）和内镜黏膜下剥离术（ESD），并已在我国得到了广泛应用。

1.早期胃癌内镜治疗的适应证

根据日本胃癌学会最新制定的胃癌治疗指南 2018（第 5 版）以及日本临床肿瘤研究小组关于扩大内镜切除适应证的多中心前瞻性研究结果（JCOG0607），早期胃癌内镜治疗的适应证如下：

（1）绝对适应证：①无合并溃疡的分化型黏膜内癌（cT_{1a}）；②病灶大小≤3cm、有溃疡的分化型黏膜内癌（cT_{1a}）；③胃黏膜高级别上皮内瘤变（HGIN）。

（2）扩大适应证：病灶大小≤2cm、无溃疡的未分化型黏膜内癌（cT_{1a}）。

2.内镜下黏膜切除术（EMR）

EMR 的原理是胃肠道黏膜层发生于内胚层，而肌层发生于中胚层，中间以疏松结缔组织相连构成黏膜下层，两层之间容易被外力分开。黏膜下层注射生理盐水后，黏膜层和肌层分离，黏膜层向腔内隆起，这样病变容易定位、并利于用圈套器固定，且电凝时不容易累及肌层，避免穿孔和出血。注射时应注意使针斜面对着病灶方向，如果注射后病灶不隆起，则提示病变已侵及肌层，为 EMR 的禁忌证。EMR 的方法包括非吸引法和吸引法，前者包括内镜双圈套息肉切除术、局部注射高渗肾上腺素盐水切除术、剥离活检术，后者包括透明帽置内镜前端内镜下黏膜切除术、内镜下吸引黏膜切除术、内镜下圈套结扎法、套管吸引法等。根据 2018 年日本胃癌协会制定的胃癌治疗原则，EMR 的绝对适应证为隆起型病变长径＜20mm；平坦或凹陷型病变长径＜10mm；无溃疡或溃疡瘢痕；局限于黏膜内长径＜30mm 的肠型腺癌，无淋巴结转移。另外，年老体弱、有手术禁忌证或可疑有淋巴结转移的黏膜下癌拒绝手术者可作为相对禁忌证。内镜下病变表面合并糜烂或溃疡，则提示肿瘤浸润程度已超过黏膜下层，适宜手术切除。同时可以用超声内镜辅助诊断肿瘤浸润程度。EMR 并发症发生率为 2.24%，其中术中出血发生率为 1.3%～4.0%，穿孔率为 0.8%，术后出血主要发生于术后 5 天结痂脱落时。

EMR 治疗后的复发率：大病灶一次往往难以全部切除，但在 ESD 内镜技术飞速发展后，此类情况已较为少见，多数发生在仅能进行 EMR 治疗的单位。若一次难以切除时，分次切除最好在 1 周内完成，否则第 1 次切除后形成的溃疡瘢痕在下一次切除时不容易将病变与黏膜下层分离,从而造成切除不完全和残留切除。而是否能够一次性完整切除(en-bloc)也决定了内镜治疗后的复发率。长南明道对日本10所医疗机构进行的统计显示,EMR的残癌复发率为11.9%,其中一次性全部切除病例的残癌复发率为1.3%,分次切除残癌复发率为29.6%。由于分片切除后的残癌复发率较高,因此en-bloc切除非常重要。日本胃癌协会认为长径2cm是一次性完整切除的最大范围。由于EMR治疗方法和器械的局限性,无法对于长径>2cm的病变做到一次性完整切除,后续逐渐开发出ESD。

3.早期胃癌内镜治疗术后病理标本的评估

1992年日本教授提出病变切除标准的评估方法,内镜下切除标本应常规做组织病理学检查,每隔2mm做连续切片,以确定病变是否完全切除及病变浸润深度。内镜切下的标本边缘无癌细胞存在应该符合以下标准:每一切片边缘均未见癌细胞;各切片长度应该大于相邻切片中癌的长度;癌灶边缘距切除标本的断端在高分化管状腺癌应为1.4mm,中分化管状腺癌则2.0mm。

我国早期胃癌内镜下切除后的病理评估标准延续日本评估标准,具体如下:

(1)整块切除:病灶在内镜下整块切除,并获得单块标本。

(2)完全切除:水平和垂直切缘均为阴性的整块切除。

(3)治愈性切除:病灶整块切除,大小≤2cm、垂直切缘与水平切缘阴性、无合并溃疡且无脉管浸润的分化型黏膜内癌。

(4)相对治愈性切除:病灶整块切除、垂直切缘与水平切缘阴性且无脉管浸润的且满足以下条件的早期胃癌:

①长径>2cm,无溃疡的分化型黏膜内癌。

②长径≤3cm,可伴溃疡的分化型黏膜内癌。

③长径≤2cm,无溃疡的未分化型黏膜内癌。

④长径≤3cm,分化型浅层黏膜下癌。

(5)非治愈性切除:指除治愈性切除和相对治愈性切除以外的早期胃癌的内镜下切除。

4.ESD

ESD是在EMR基础上发展起来的技术,已成为内镜下治疗早期胃癌的标准治疗方式。ESD的优势在于不受病变大小限制,可以实现病变的整块切除,有利于术后的病理评估,其肿瘤治愈性切除率明显提高。Meta分析显示,ESD在整块切除率和完全切除率明显高于EMR(92.4% vs.51.7%,82.1% vs.42.2%),局部复发率也明显降低(0.6% vs.6%)。在治愈性切除率方面,ESD具有明显优势(79.5% vs.59.0%)。具体操作步骤为:

(1)环周标记:通过染色或放大内镜等,明确病变边界,距离病变边界3~5mm

处,使用电刀或 APC 等进行电凝标记,两个标记点间隔约 2mm。

(2)黏膜下注射:按先远侧后近侧的顺序,于病变周围分多点行黏膜下注射,使黏膜层与固有肌层分离,病变充分抬举。

(3)环形切开:病变充分抬举后,使用电刀沿标记点外约 3mm 处,环周切开病变黏膜。一般由远端开始切开,过程中一旦出现出血,冲洗以明确出血点,后使用电刀或电凝钳止血。

(4)黏膜下剥离:使用电刀于病变下方行黏膜下剥离,直至完全剥离病变。过程中,及时进行黏膜下注射以保证黏膜下抬举充分,同时电刀或电凝钳及时处理暴露的血管。此外,在剥离过程中,采用钛夹联合丝线等牵引技巧,可有助于改善黏膜下剥离视野,降低 ESD 操作难度,提高手术效率。

(5)创面处理:使用电凝钳或 APC 等对创面,尤其是切缘周围暴露血管进行充分电凝处理,必要时可喷洒生物蛋白胶、黏膜保护剂等保护创面。

5.内镜黏膜下隧道剥离术(ESTD)

ESTD 是消化内镜隧道技术(DETT)的分支之一,是通过建立黏膜下隧道,完整切除消化道早癌的新方法,主要适用于切除病变横径≥3cm 的大面积早期胃癌,贲门部、胃体小弯侧和胃窦大弯侧是比较合适的操作部位。ESTD 的标准操作步骤为:

(1)环周标记。

(2)黏膜下注射。

(3)黏膜切开:按照先肛侧后口侧的顺序,使用电刀沿着标记切开肛侧及口侧黏膜,开口大小 1.5～2.0cm。

(4)隧道建立:从口侧开口处行黏膜下剥离,边注射、边剥离,建立一条由口侧开口至肛侧开口的黏膜下隧道。建立隧道过程中注意观察两侧标记点,并保证隧道建立方向同病变形态及走行一致,避免黏膜的过多剥离。

(5)病变切除:电刀沿边界同步切开两侧黏膜,直至病变完整切除。

(6)创面处理。ESTD 相比 ESD 的优势在于,隧道内剥离可减少黏膜下注射次数、两边组织互相牵拉利于操作视野暴露,而且内镜前端透明帽具有一定的钝性分离作用,从而提高了剥离效率、降低并发症发生率。

6.内镜下治疗的并发症

内镜下治疗的并发症主要包括出血和穿孔。

(1)急性术中出血指术中活动性渗血或喷射性出血且内镜下止血困难,需中断手术和(或)需输血治疗。迟发性出血指内镜治疗术后出血且需要再次行内镜下止血的情况,一般具备以下至少 2 项者即可诊断:①有呕血、黑便、头晕等症状;②内镜治疗前后血红蛋白下降＞20g/L;③内镜下治疗前后血压下降＞20mmHg 或心率增加＞20 次/分钟；④胃镜检查提示 ESD 术后溃疡出血。出血整体发生率为 0.5％～13.8％。术中进行充分地创面止血是降低迟发性出血的有效方法。病变大小以及是否应用抗凝药是术后出血的高危因素。一旦出现迟发性出血,应尽快行急诊内镜止血处理。如内镜下止血困难或失败,需及时转向外科行手术或介入栓塞治疗。

（2）穿孔的发生率为 0.5％～4.1％。病灶长径超过 20mm、病变位于胃腔上 1/3 和术中过度电凝止血是发生穿孔的危险因素。术中穿孔首先推荐内镜下处置,多可成功封闭。术后迟发性穿孔可能是由于大范围肌肉层剥脱引起,若内镜下封闭失败或合并严重腹膜炎的患者,应及时进行外科干预。另外,对于贲门或幽门区病变,切除范围超过 3/4 环周以上时可能并发狭窄。主要治疗方法是内镜下球囊扩张治疗和激素治疗。

7.腹腔镜下楔形切除（LWR）

LWR 是治疗 EGC 的另一种方法。对胃镜下行 EMR 或 ESD 困难的病例,例如病变位于胃体小弯和体后壁处,或者应用 EMR 或 ESD 无法完整切除可以选择在腹腔镜下完成。LWR 不仅可以进行全腹探查,而且操作灵便,切除充分,病理组织检查全面,同时可对胃前哨淋巴结进行切除或活检,基本上可以保证手术的根治性。最近 Abe 等提出在 ESD 之后进行腹腔镜淋巴结清扫,均进行 ESD 联合腹腔镜淋巴结清扫,根据原发肿瘤的位置和胃的淋巴引流来决定腹腔镜所要切除的淋巴结群。通过术中胃镜在 ESD 后溃疡瘢痕周围黏膜下注射吲哚菁绿来确定淋巴引流,结果显示 ESD 能完整切除病灶,且无任何并发症,腹腔镜下淋巴结清扫平均切除淋巴结 15 枚（16～22 枚）,其中 4 例切除的淋巴结中未发现癌细胞,1 例发现癌细胞,但未进行手术治疗,随访发现肿瘤未再复发,因此,认为 ESD 联合腹腔淋巴结清扫能完整切除病灶,并从组织学上了解淋巴结状态。这种联合治疗是一种有潜力的微创方法,可避免不必要的胃切除术,治疗具有淋巴结转移危险的 EGC 患者;而且可以在腹腔镜下行保留幽门的胃切除术、胃分节切除、保存迷走神经的胃切除术等,明显改善患者术后的生活质量。因此,Rosch 等认为,腹腔镜下 LWR 手术既具创伤较小,又有较高的根治性,具有补充和替代胃镜下胃癌切除的潜力,将来有可能成为治疗早期胃癌的常规方法之一。迄今最大型的随机试验应用于韩国 1416 例临床Ⅰ期胃癌患者之中,结果显示,腹腔镜远端胃切除术与开腹远端胃切除术相比,切口并发症发生率更低（3.1％ vs.7.7％）、腹内并发症发生率更低（7.6％ vs.10.3％）,总体并发症发生率也更低（13％ vs.20％）。

8.内镜下治疗后的随访

我国早期胃癌治疗规范研究专家组结合日本的早期胃癌指南建议,治愈性切除的监测与随访:治愈性切除和相对治愈性切除患者,建议分别于术后第 3 个月、

6个月、12个月进行内镜随访,此后每年复查1次胃镜,并进行肿瘤标记物和CT等相关影像学检查。非治愈性切除的治疗策略:非治愈性切除,由于大多情况下存在较高的复发或淋巴结转移风险,建议追加外科手术治疗。然而,非治愈性切除的患者追加外科手术,仅5%~10%的患者发现淋巴结转移。我国专家组建议以下病变再次行内镜下切除或者密切观察随访:①水平切缘阳性且病变长径<6mm的分化型癌,但满足其他治愈性切除的标准;②分块切除的分化型癌,但满足其他治愈性切除的标准。

9.早期胃癌的预后

有报道的190例EGC行EMR其中,21例在平均术后2年左右发现新的癌灶,其中14例位于原发癌灶附近。因此,EMR术后的内镜复查非常重要,术后1个月复查胃镜应注意人工溃疡愈合及残留和复发情况,若无上述情况则在3个月后再次复查,若仍无复发可半年后再次复查,之后可1年复查1次,最少追踪5年,尤其要注意原发癌灶附近的区域。EGC内镜治疗的5年生存率与胃壁浸润深度、受累淋巴结范围有关。丸山雅一等报道249例EGC接受内镜治疗中,完全切除者无一例复发,5年生存率达88.1%。随着内镜技术的不断成熟。目前,EGC无淋巴结转移者内镜治疗后5年生存率可达95%,有1~3组淋巴结转移者5年生存率小于90%,3组以上淋巴结转移者5年生存率则小于80%,与手术切除效果相似。然而也存在长径>2cm但无淋巴结转移的EGC。肠型胃癌无论癌灶大小,如果不合并溃疡或不累及淋巴或静脉血管则淋巴结转移很少。

(二)外科治疗

目前有可能治愈进展期胃癌的方法就是进行根治性手术,因此,如果确诊为进展期胃癌,患者可耐受手术且病变周围解剖情况允许,均需行R0级根治性切除及一定范围的淋巴结清扫。胃癌手术彻底根除伴邻近淋巴结切除可使患者的长期生存机会最大。除非有明确的肿瘤播散及大血管受累证据、考虑进行新辅助治疗或有手术禁忌证,否则均应行治疗性腹部探查。唯一被广泛接受的不能切除胃癌的标准是存在远处转移、侵犯大血管结构(如主动脉),以及肿瘤包绕或阻塞肝动脉或腹腔干/近端脾动脉。远端脾动脉受累并不是不能切除的指征;可在行左上腹脏器清除术(胃、髀和远端胰腺)时将远端脾动脉全部切除。经典的外科治疗为开腹手术,后续腔镜技术飞跃发展,目前腹腔镜手术治疗进展期胃癌已成为大型医院的主要治疗手段。

1.开腹手术

全胃切除术常用于治疗胃近端(上1/3)的病灶,而胃部分切除术(远端胃切除术、胃大部切除术)伴邻近淋巴结切除用于治疗胃远端(下2/3)的病灶。前者的吻合方式主要为 Roux-en-Y 吻合,后者的吻合方式包括 Billroth Ⅰ、Billroth Ⅱ 和 Roux-en-Y 吻合。未侵犯胃食管交界的近端胃肿瘤可采用全胃切除术或近端胃大部切除术进行治疗。多数选择全胃切除术,一方面由于全胃切除术中行 Roux-en-Y 重建引起的反流性食管炎发生率极低(2%)。近端胃大部切除术后有 2/3 的患者会发生反流性食管炎。近端胃大部切除术可能会残留沿胃小弯的淋巴结,而该处是淋巴结转移最常见的部位。与全胃切除术相比,近端胃大部切除术的 5 年生存率与之相近(61% vs.64%),但癌症复发率更高(39% vs.24%)。近端胃切除术的并发症也更多,包括吻合口狭窄(27% vs.7%)和反流性食管炎(20% vs.2%)。因此,全胃切除术仍是近端胃癌的首选治疗方法。

2.腹腔镜治疗

20 世纪 90 年代初,日本有学者施行首例腹腔镜辅助远端胃大部切除术治疗胃癌,开始初步将腹腔镜应用于胃癌手术治疗领域。我国在 20 世纪 90 年代前期将腹腔镜应用于胃部良性肿瘤切除术,2000 年以后则逐步开始应用于进展期胃癌的治疗。腹腔镜进展期胃癌根治术的优势在于可视化、创伤小、视野广,但由于腹腔镜胃癌手术操作难度大、技术要求高、学习曲线长,临床上又缺乏成熟的质量控制体系等一系列问题,使得腹腔镜胃癌手术仍存在地区间技术上的差距,甚至在同一地区不同医师之间亦存在较大差异,导致我国腹腔镜胃癌外科发展不均衡,地区之间差距明显。胃癌的根治性原则包括:①整块切除,包括原发灶及罹患的周围组织器官;②广泛的胃切除范围,保证足够的切缘(肿块型>3cm,浸润性>5cm);③系统、彻底的胃周淋巴结清除;④肿瘤的隔离及腹腔内脱落癌细胞的完全消灭。

(1)腹腔镜治疗进展期胃癌的适应证和禁忌证:根据我国腹腔镜胃癌手术操作指南,已被认可并应用于临床实践的手术适应证:①胃癌探查及分期;②胃癌肿瘤浸润深度<T_{4a}期并可达到 D2 根治性切除术;③胃癌术前分期为Ⅰ~Ⅲ期;④晚期胃癌短路手术。

以下可作为临床探索性手术适应证:①胃癌术前评估肿瘤浸润深度为 T_{4a} 期并可达到 D2 根治性切除术;②晚期胃癌姑息性胃切除术。

但对于以下情况属于腹腔镜治疗胃癌的禁忌证:①肿瘤广泛浸润周围组织;②胃癌急诊手术(如上消化道大出血);③有严重心、肺、肝、肾疾病,不能耐受手术;④凝血功能障碍;⑤妊娠期患者;⑥不能耐受 CO_2 气腹。

(2)腹腔镜治疗进展期胃癌的手术方式

①全腹腔镜胃癌根治术:胃切除、淋巴结清扫、消化道重建均在腹腔镜下完成,技术要求较高。

②腹腔镜辅助胃癌根治术:又称小切口辅助手术,胃游离、淋巴结清扫在腹腔镜下完成,胃切除或吻合经腹壁小切口辅助完成,是目前应用最多的手术方式。

③手辅助腹腔镜胃癌根治术:在腹腔镜手术操作过程中,经腹壁小切口将手伸入腹腔,进行辅助操作,完成手术。切除范围包括切除>2/3胃和D2淋巴结清扫。

不同部位胃癌淋巴结清扫范围参考日本第14版胃癌治疗规约:a.全胃切除术:D0根治术淋巴结清扫范围小于D1根治术;D1根治术清扫第1～7组淋巴结;D1+根治术在D1根治术淋巴结清扫范围基础上,清扫第8a、9、11p组淋巴结;D2根治术在D1根治术淋巴结清扫范围基础上,清扫第8a、9、10、11P、11d、12a组淋巴结;侵犯食管的胃癌D1+根治术淋巴结清扫应增加第110组淋巴结,D2根治术应增加第19、20、110、111组淋巴结。b.远端胃大部切除术:D0根治术淋巴结清扫范围小于D1根治术;D1根治术清扫第1、3、4sb、4d、5、6、7组淋巴结;D1+根治术在D1根治术淋巴结清扫范围基础上,清扫第8a、9组淋巴结;D2根治术在D1根治术淋巴结清扫范围基础上,清扫第8a、9、11p、12a组淋巴结。c.保留幽门的胃大部切除术:D0根治术淋巴结清扫范围小于D1根治术;D1根治术清扫第1、3、4sb、4d、6、7组淋巴结;D1+根治术在D1根治术淋巴结清扫范围基础上,清扫第8a、9组淋巴结。d.近端胃大部切除术:D0根治术淋巴结清扫范围小于D1根治术;D1根治术清扫第1、2、3、4sa、4sb、7组淋巴结;D1+根治术在D1根治术淋巴结清扫范围基础上,清扫第8a、9、11P组淋巴结;侵犯食管的胃癌D1+根治术淋巴结清扫应增加第110组淋巴结。

(3)腹腔镜治疗进展期胃癌的并发症:腹腔镜治疗进展期胃癌的并发症包括两方面,一方面为腹腔镜特有的并发症,包括:①气腹相关并发症,可能出现高碳酸血症或心、肺功能异常。②穿刺相关并发症,建立气腹或Trocar穿刺入腹腔时,可能损伤腹腔内血管及肠管。③Trocar疝口,好发于老年、腹壁薄弱患者。关闭>10mm的Trocar孔时,应行全层缝合,不能仅缝合皮肤层,同时去除引起患者腹内压升高的因素。一旦发生Trocar疝,应手术修补腹壁缺损。另一方面为胃手术相关的并发症,包括腹腔内出血、术中相邻脏器损伤、术中血管损伤、吻合口出血、吻合口漏、十二指肠残端漏、胰液漏和胰腺炎、淋巴漏、肠梗阻、术后胃轻瘫。

(4)腹腔镜治疗进展期胃癌的疗效:一项在我国进行的多中心试验中,1056例临床分期为T_2～T_{4a},N_0～N_3,M_0的胃癌患者被随机分配至腹腔镜远端胃切除术组或开腹远端胃切除术。腹腔镜手术组与开腹手术组患者的术后死亡率相近(0.4% vs.0),术后并发症发病率相近(15% vs.13%),并发症严重程度相近,而且D2淋巴结清扫术的完成率也相近(99.4% vs.99.6%)。一项Meta分析主要纳入回顾性研究,这些研究比较了接受腹腔镜胃癌手术与开腹胃癌手术治疗所有分期可切除性胃癌患者的结局,结果显示这两种术式的5年总体生存率($OR=1.07$,95% CI:0.90～1.28)、无复发生存率($OR=0.83$,95% CI:0.68～1.02)和疾病特异性生存率($OR=0.86$,95% CI:0.65～1.13)差异无统计学意义。目前很多研究已经证实了腹腔镜切除进展期胃癌的可行性和短期优势,但尚无对于肿瘤预后和结局的远期研究结果。一项研究应用倾向性匹配评分方法,分析了 1848 例接受开腹胃切除术或腹腔镜胃切除术治疗 I 期胃癌的患者,并针对可能影响手术结局的 30 种变量,在匹配的研究人群中,开腹胃切除术组与腹腔镜胃切除术组的 5 年总体生存率(96.3% vs.97.1%)、3 年无复发生存率(97.4% vs.97.7%)及复发率(2.4% vs. 2.3%)均相当。

由此可见,腹腔镜治疗进展期胃癌是一种具有前景的治疗手段,相比开腹手术短期优势显著,是否将来会优于开腹手术,仍需随访数据进行评估。

(三)胃癌的辅助治疗和新辅助化疗

对于存在潜在可切除的非贲门部胃癌患者,随机试验及荟萃分析表明,多种治疗方法较单独手术可获得显著的生存获益,包括辅助放化疗、围术期化疗(术前加术后化疗)以及辅助化疗。胃癌常用的辅助化疗方案包括:多西他赛、顺铂和氟尿嘧啶(DCF 方案);改良的多西他赛、顺铂和氟尿嘧啶(改良 DCF 方案);表柔比星、顺铂和氟尿嘧啶(ECF 方案);表柔比星、顺铂和卡培他滨(ECX 方案);表柔比星、奥沙利铂和卡培他滨(EOX 方案);FOLFIRI(氟尿嘧啶、亚叶酸和伊立替康)方案。对于大多数潜在可切除的临床 T_2N_0 期或更高期胃癌患者,建议优先选择新辅助治疗而非初始手术。新辅助化疗可用作一种在尝试进行根治性切除前对局部进展期肿瘤进行“降期”的方法。该方案已被用于胃癌可切除的患者,以及看似不可切除但并未转移的胃癌患者。新辅助化疗的另一益处在于,对于远处转移高危患者,例如有较大 T_3/T_4 期肿瘤、术前影像学检查可见胃周淋巴结受累或有皮革胃外观的患者,如果化疗后出现了远处转移的证据,则可能免于不必要的胃切除术所带来的并发症。多项大型临床试验直接比较了手术联合与不联合新辅助化疗或围术期化疗,其中 2 项试验表明新辅助化疗可带来生存获益。

(四)胃癌的靶向及免疫治疗

近年来,靶向和免疫治疗成为肿瘤治疗的热点。目前用于胃癌的靶向治疗主要包括 HER2 靶点和 VEGF 靶点。HER2 靶点 HER2 属于酪氨酸激酶受体,具有酪氨酸激酶活性,但缺乏特异性配体,是一种原癌基因,通过 17 号染色体 ERBB2 编码。HER2 在许多组织中,包括乳腺癌、胃肠道、肾脏和心脏中表达。晚期胃癌的患者经常发现 HER2 阳性,提示 HER2 可能与肿瘤进展及不良预后有关。HER2 是通过与肿瘤细胞增殖、凋亡、黏附、迁移,从而导致肿瘤发生的关键驱动因素。曲妥珠单抗是第一个研发上市的靶向 HER-2 通路的单克隆抗体,最初用于 HER-2 阳性乳腺癌的治疗。2010 年第一次将曲妥珠单抗用于 HER2 阳性晚期胃癌患者的治疗。在标准化疗(顺铂/氟尿嘧啶)的基础上联合曲妥珠单抗,可显著延长总生存期(13.8 个月 vs.11.1 个月,$P=0.0046$)。关于曲妥珠单抗在晚期胃癌的维持治疗及围术期治疗中的应用也在探索中。一项回顾性研究结果显示,应用曲妥珠单抗联合化疗诱导之后,采用曲妥珠单抗单药维持治疗耐受性良好,中位生存期可达 16.4 个月。

血管内皮生长因子(VEGF)是在生理和病理条件下的多种组织新生血管形成的关键。VEGFR 属于酪氨酸激酶受体,包括 VEGFR-1、VEGFR-2 和 VEGFR-3。VEGF 在多种肿瘤中高表达,通过与其受体结合,促进上皮细胞的存活、分化、迁移和增加血管通透性。靶向 VEGFR2 的雷莫芦单抗在晚期胃癌二线治疗中取得了显著疗效,REGARD 和 RAINBOW 两项研究相继证实,无论是单用还是与紫杉醇联合应用,雷莫芦单抗均显示出明显的生存获益。雷莫芦单抗于 2014 年 4 月在美国获准用于治疗进展期胃癌和胃食管交接处腺癌患者,是第二个在胃癌治疗中占据一席之地的靶向药物。雷莫芦单抗是完全人源化的 IgG1 单克隆抗体,针对 VEGFR2 的胞外结构域,从而阻断 VEGFR-2 及其配体间的相互作用,抑制新生血管生成,进而阻断肿瘤细胞血液供应,导致肿瘤细胞凋亡。雷莫芦单抗用于二线治疗时可改善患者的无进展生存期和中位总生存期,使用过程中最常见的不良反应为高血压(8%),但均可耐受,且不会导致治疗中断。

免疫检测点抑制剂作为一种新兴的免疫治疗手段,研究热点是针对程序性死亡受体(PD-1)和细胞毒性 T 淋巴细胞相关抗原(CTLA-4)的抗体。在多种肿瘤治疗方面,免疫治疗均显示出其有效性,其中比较肯定的是黑色素瘤。对于免疫治疗对胃癌的疗效目前正在进行中。相信未来对胃癌的治疗会开拓出更广的治疗空间。

第三章

肠道疾病

第一节　细菌性痢疾

细菌性痢疾简称菌痢,是由志贺菌引起的急性肠道传染性疾病,以结肠黏膜化脓性溃疡性炎症为主要病变,以发热、腹泻、里急后重、腹痛、黏液脓血便为主要临床表现,可伴全身毒血症状,严重者可有感染性休克和(或)中毒性脑病。

一、病原

病原菌为志贺菌,又称痢疾杆菌,属于肠杆菌科志贺菌属,革兰氏阴性菌。有菌毛,无鞭毛、荚膜及芽孢,无动力,兼性厌氧,但最适宜于需氧生长,在普通培养基中生长良好,最适温度为37℃。病原菌通过患者或者带菌者的粪便污染瓜果、蔬菜能生存 10 日左右;在牛奶中可生存 24 日之久;阴暗潮湿及冰冻条件下能够生存数周。但抵抗力差,在粪便中数小时内死亡。阳光直射有杀灭作用。加热60℃ 10 分钟即死,1％含氯石灰等一般消毒剂能将其杀灭。

志贺菌有菌体(O)抗原、荚膜(K)抗原及菌毛抗原,可分为 4 个血清群即 A 群(痢疾志贺菌)、B 群(福氏志贺菌)、C 群(鲍氏志贺菌)、D 群(宋内志贺菌),共47 个血清型。我国仍以 B 群和 D 群占优势,在大、中城市中 D 群明显上升。所有志贺菌均能产生内毒素和外毒素,内毒素是引起全身反应如发热、毒血症以及感染性休克的重要因素。外毒素有肠毒性、细胞毒性,A 群还具有神经毒性,毒力最强,可引起严重症状。B 群感染后易转为慢性,D 群感染后症状轻,多不典型。

二、流行病学

(一)传染源

传染源包括急、慢性菌痢患者以及带菌者,其中轻症非典型患者、慢性患者以及无症状带菌者易误诊、漏诊,在流行病学上意义重大。

（二）传播途径

传播途径主要有借染菌的食物、饮水和手等经粪-口途径传播。在流行季节可有食物型和水型的暴发流行，前者系摄入被污染的食物（带菌的手或苍蝇）而受感染，后者系水源被患者或者带菌者的粪便污染而致传播。在非流行季节，刻印接触被患者或带菌者污染的物体而感染。

（三）人群易感性

人类是志贺菌的唯一自然宿主。无论男、女、老、幼，均普遍易感。感染后可获得一定的免疫力，但持续时间短暂且不稳定，不同菌群和血清型之间无交叉保护，易重复感染或复发。

（四）流行特征

菌痢主要发生在中低收入国家，尤其是卫生条件差、无法保证安全饮水的地区。目前我国菌痢发病率仍明显高于西方发达国家，但有逐渐下降的趋势。该病终年散发，但有明显季节性，夏季高发，可能与夏季苍蝇滋生，进食生冷瓜果机会增多有关，10 月份以后逐渐减少。

患者年龄分布有两个高峰，其一为 1～4 岁儿童，尤其是中低收入国家的儿童；其二为青壮年期，可能与他们日常活动中接触病原菌机会较多有关。近年来，男性同性恋人群成为志贺菌传染的一个特殊人群，该人群由于艾滋病高发，感染后易迁延不愈并耐药。

三、发病机制与病理

病原菌进入消化道后，大部分被胃酸杀灭，其余进入肠道的病菌大部分也会由于肠道菌群的竞争作用和肠道分泌性 IgA 等特异性抗体的作用而无法致病。最终，如果菌量或者病菌毒力超过胃酸和肠道防御的杀灭能力进入回肠末段、结直肠，则侵入到相应部位的黏膜层。某些慢性病、过度疲劳、暴饮暴食及消化道疾病等，均可降低人体全身和胃肠道局部防御功能，有利于痢疾杆菌侵入肠黏膜而致病。

痢疾杆菌侵入肠黏膜上皮细胞并在固有层释放毒素，在 IL-1 等细胞因子参与下，引起肠黏膜炎症反应，固有层呈现毛细血管及小静脉充血，并有炎性细胞浸润及血浆渗出，甚至可致固有层小血管循环衰竭引起上皮细胞变形、坏死。坏死的上皮细胞脱落后可形成小而浅的溃疡，由黏液、细胞碎屑、中性粒细胞、渗出液和血液形成黏液脓血便，同时伴随腹痛、腹泻不适。直肠壁受炎症刺激会有里急后重感。细胞毒素还可引起肠黏膜细胞坏死，与病初水样泻有关；而内毒素可导致全身发热。

志贺菌释放的内毒素入血后可引起中毒性痢疾,表现为发热和毒血症,并且全身中毒症状往往出现在肠道病变之前,而肠道炎症反应较轻。全身中毒症状的严重程度除过内毒素作用外,还可能与患者特异性体质有关,该类人群对病菌毒素反应强烈。严重者引起感染性休克、DIC、重要脏器衰竭、脑水肿和脑疝,临床表现为中毒型痢疾。志贺菌外毒素则具有不可逆性的抑制细胞蛋白合成导致上皮细胞损伤,引起出血性结肠炎,严重者还可引起溶血性尿毒综合征。

病理变化主要发生于结、直肠,以直肠、乙状结肠最为明显,严重者可波及整个结肠和回肠末端。急性菌痢的基本病理变化为弥散性纤维蛋白渗出性炎症,肠黏膜上皮弥散性充血、水肿、渗出并形成表浅坏死,肠道表面附着大量黏液脓性分泌物,形成菌痢特征性假膜。1周左右,假膜开始脱落形成大小不一的地图状浅溃疡。溃疡往往局限于黏膜下层,故肠穿孔和肠出血少见。虽病程进展,人体产生抗体,溃疡渐愈合。中毒性菌痢的结肠病变最初很轻,但引发全身小动脉痉挛,渗出增加,尤其是大脑及脑干水肿、神经细胞变性、浸润和点状出血。少部分病例还可合并肾上腺皮质萎缩和出血。慢性菌痢患者肠壁增厚,溃疡不断形成和修复,导致瘢痕形成和息肉状增生,严重者发生肠腔狭窄。

四、临床表现

它的潜伏期数小时至7日,多数为1~2日。A组感染的表现一般较重,发热、腹泻、脓血便持续时间较长;D组引起者较轻;C组感染介于两者之间,但易转变为慢性。临床上常分为急性和慢性两期。

(一)急性菌痢

1.普通型(典型)

它起病急,有畏寒、高热,继以腹痛、腹泻和里急后重,每日排便10~20次,成脓血便,量少,可伴头痛、乏力、食欲减退,左下腹压痛伴肠鸣音亢进。一般1~2周逐渐痊愈,少部分患者转为慢性。

2.轻型(非典型)

全身中毒症状和肠道表现均较轻,表现为急性腹泻,腹泻每日不超过10次,大便呈糊状或水样,含少量黏液,里急后重感不明显,可有呕吐,有轻微腹痛及左下腹压痛,病程3~6日,易被误诊为肠炎或结肠炎。

3.中毒型

中毒型多见于2~7岁儿童,成人少见。起病急,病初即可有畏寒、高热,全身中毒症状明显,临床以严重毒血症症状、感染性休克和(或)中毒性脑病为主,但肠道症状往往较轻,常无腹痛与腹泻,需以直肠拭子或生理盐水灌肠采集的大便检查

才发现黏液脓血便,镜下可见大量脓细胞和红细胞。按临床表现分为:

(1)休克型:较为常见,表现为感染性休克,面色苍白,四肢厥冷,周围循环衰竭,皮肤花纹,口唇青紫,血压明显下降或测不出,伴不同程度意识障碍。

(2)脑型:又称呼吸衰竭型,以严重中枢神经系统症状为主,病死率高。脑血管痉挛继发大脑缺氧,进一步导致脑水肿、颅内压增高,严重时可发生脑疝;临床表现主要为惊厥、昏迷和呼吸衰竭,早期表现为嗜睡、烦躁、剧烈头痛、频繁呕吐、呼吸增快,后期常神志不清、频繁惊厥、血压升高、瞳孔忽大忽小,两侧大小不等,对光反射迟钝或消失,呼吸深浅不均,节律不整,可呈叹息样呼吸,最后减慢以至停顿。

(3)混合型:是预后最为凶险的一种,具有循环衰竭与呼吸衰竭的综合表现。

4.重型

重型多见于年老体弱和营养不良者,发热急,腹泻每天 30 次以上,为水样脓血便,严重者大便失禁,腹痛及里急后重感明显。随病情进展出现严重腹胀和中毒型肠麻痹,呕吐多见,可继发严重失水以及外周循环衰竭。部分病例有休克、心功能不全、肾功能不全。

(二)慢性菌痢

菌痢反复发作或迁延不愈超过 2 个月即称为慢性菌痢。

1.慢性迁延型

它为急性菌痢后,病情长期迁延不愈,时轻时重,常有腹痛、腹泻或腹泻与便秘交替、稀黏液便或脓血便。长期腹泻或脓血便可导致营养不良、乏力、贫血等。粪便培养可间断发现细菌。

2.慢性隐匿型

有急性菌痢史,但无明显临床症状,粪便培养可检出志贺菌,乙状结肠镜检查有阳性发现,为重要传染源。细菌主要聚集在结肠,排出的致病菌通常少于急性菌痢患者,因此传染性通常也弱于活动期病例。

3.急性发作型

有慢性菌痢病史,常因饮食不当、受凉或劳累等因素诱发,呈急性发作,但症状一般较轻,大便培养有痢疾杆菌生长,结肠镜检查结肠黏膜有炎症甚至溃疡等改变。但全身中毒症状不明显。

五、并发症与后遗症

它比较少见。在恢复期或急性期可偶有多发性、渗出性大关节炎发生,关节红肿,数周内消退。还可引起溶血性尿毒综合征、Reiter 综合征等。儿童患者可并发中耳炎、口角炎、脱肛。极少数患者同时并发败血症,一旦出现,病情会变得凶险,病死率高。慢性菌痢有结肠溃疡病变者,可并发营养不良、贫血、维生素缺乏及相应症状。后遗症主要是神经系统后遗症,可遗留耳聋、语言障碍及肢体活动障碍。

六、辅助检查

(一)血常规

急性期血白细胞总数轻至中度增高,多在$(10\sim20)\times10^9/L$左右,中性粒细胞亦增高;慢性期可有贫血。

(二)粪便检查

1.粪便的常规检查外观多为黏液脓血便,显微镜下可见大量脓细胞或白细胞及红细胞。目前常用的诊断标准为白细胞多于15个/高倍视野,同时可见少量的红细胞。

2.粪便的病原学检查应在抗菌药物应用前采样,标本必须新鲜,应取脓血部分及时送检,早期多次检测可提高阳性率。若在粪便中培养出痢疾杆菌则可确诊为菌痢,同时,可做药敏试验以指导临床选用抗菌药物。

(三)乙状结肠或纤维结肠镜检查

该检查适用于慢性菌痢,镜下可见肠黏膜弥散性充血、水肿及浅表性溃疡。

七、诊断与鉴别诊断

(一)诊断

此症诊断应根据病菌流行病学情况,患者症状体征及实验室检查综合判断,确诊有赖于病原学检查。夏季或热带地区有腹痛、腹泻及脓血便患者应考虑菌痢的可能。急性期患者多有发热、腹痛、腹泻、黏液脓血便,且发热多出现于消化道症状之前;慢性期患者的过去发作史甚为重要;菌痢流行季节,儿童突然发热、惊厥而无其他症状,也应考虑到中毒性菌痢的可能,应尽早用肛拭子取标本或以盐水灌肠取材做涂片镜检和细菌培养。粪便涂片镜检和细菌培养有助于诊断的确立。免疫学及分子生物学检查可增加早期诊断的敏感性和特异性。肠镜检查对鉴别慢性菌痢和其他肠道疾病有一定价值。

(二)鉴别诊断

1.阿米巴痢疾

阿米巴痢疾起病一般缓慢,里急后重感及毒血症症状少见,腹痛多在右侧,典型阿米巴粪便呈果酱样,有腐臭。镜检仅见少许白细胞、红细胞凝集成团,常有夏科-莱登结晶体,可找到阿米巴滋养体。肠镜检查黏膜大多正常,可见散在溃疡。

部分患者可并发肝脓肿。

2.流行性乙型脑炎

本病临床表现和流行季节与重症或中毒性菌痢相似,但后者发病更急,进展迅猛,且易并发休克,温盐水灌肠及细菌培养有利于鉴别诊断。血清乙脑特异性 IgM 抗体阳性,脑脊液有炎性改变有助于流行性乙脑诊断。

3.其他

本病还要与沙门菌、金黄色葡萄球菌、大肠埃希菌、空肠弯曲菌及各种侵袭性肠道致病菌引起的食物中毒相鉴别。慢性菌痢则要与慢性血吸虫病、直肠癌、直肠癌、溃疡性结肠炎等鉴别。

八、预后

大部分急性菌痢患者能够在 1~2 周内痊愈。少数转变为慢性或带菌者。中毒型菌痢预后不佳,病死率高。

九、治疗

(一)急性菌痢的治疗

1.一般疗法

消化道隔离直至症状消失以及大便培养连续 2 次阴性。毒血症状严重者应卧床休息,饮食一般以流质或半流质为宜,忌食多渣多油或有刺激性的食物。有失水现象者可给予口服补液盐。如因呕吐等原因不能经口摄入,则给予生理盐水或 5% 葡萄糖盐水静脉滴注,注射量视失水程度而定,以保持水和电解质平衡。有酸中毒者,酌情予碱性液体。对痉挛性腹痛可给予阿托品及腹部热敷,忌用止泻剂。

2.病原治疗

轻型菌痢可不用抗菌药物。当前志贺菌对多种抗菌药物的耐药性趋于加重,且可呈多重耐药性,故应依据药敏试验或当地流行株药敏选药。抗菌药物疗效的考核应以粪便培养转阴率为主,治疗结束时转阴率超过 90%。抗菌药物宜选择易被肠道吸收的口服品种,病重无法口服药物或估计吸收不良时加用肌内注射或静脉滴注抗菌药物,疗程原则上不短于 5~7 日,以减少恢复期带菌。

(1)喹诺酮类:该类药物抗菌谱广,对痢疾杆菌有良好杀菌作用,不良反应少,为成人菌痢的首选药。常用诺氟沙星 400mg,2 次/日,口服。环丙沙星 500mg,2 次/日,口服或 400mg,每 12 小时静脉滴注。氧氟沙星 200~300mg,2 次/日,口服或 200mg,每 12 小时静脉滴注。儿童、妊娠及哺乳期患者不建议使用,因为该类药可能会影响婴幼儿骨骺发育,可选用第三代头孢菌素作为替代。

（2）其他用药:磺胺类药物如复方磺胺甲噁唑（TMP-SMZ）2 片,2 次/日,儿童酌减。但该药耐药菌株有逐年增加的趋势。严重肝病、肾病、磺胺过敏及白细胞减少症者忌用。儿童患者首选头孢菌素。小檗碱有减少肠道分泌的作用,可与抗菌药物同时使用。

3.对症疗法

对症疗法包括止泻和退热治疗。止泻药物包括阿托品、哌替啶、可待因、吗啡、地芬诺酯和盐酸氯哌丁胺等,但是切忌单用止泻药。因为腹泻是集体防御功能的一种体现,可排除一定数量的致病菌和肠毒素,使用止泻剂、解痉剂或抑制肠道蠕动的药物可能延长病程和排菌时间,特别对伴高热、毒血症或黏液脓血便患者和婴幼儿,应予以避免,否则有可能加重病情。高热者可用退热药及物理降温。

（二）中毒型菌痢的治疗

本型病情严重,预后差,应针对病情及时采取综合性措施抢救。

1.抗菌治疗

药物选择与急性菌痢基本相同,首选静脉给药,如喹诺酮类、头孢噻肟、头孢曲松等,儿童首选第三代头孢菌素。中毒症状好转后,按一般急性菌痢治疗,改用口服抗菌药物,总疗程 7～10 天。

2.高热和惊厥的治疗

高热易引起惊厥而加重脑缺氧和脑水肿,应用安乃近及物理降温;无效或伴躁动不安、反复惊厥,可给予亚冬眠疗法,以氯丙嗪和异丙嗪各 1～2mg/kg 肌内注射,必要时静脉滴注,病情稳定后延长至 2～6 小时肌内注射 1 次,一般 5～7 次即可撤除,尽快使体温保持在 37℃左右。氯丙嗪具有安定中枢神经系统和降温的作用,可降低组织耗氧量,抑制血管运动中枢,可使小动脉和小静脉扩张,从而改善微循环和促进脏器的血液灌注。另外,还可给予地西泮、水合氯醛和巴比妥钠。

3.循环衰竭（休克型）的治疗

（1）扩充血容量纠正酸中毒:可快速静脉输入低分子右旋糖酐或葡萄糖氯化钠注射液,首剂 10～20mL/kg,全日总液量 50～100mL/kg,具体视患者病情及尿量而定。酸中毒严重者,可给予 5% 碳酸氢钠滴入。

（2）血管活性药物的应用:针对微血管痉挛应用血管扩张剂,以改善重要脏器血液灌注,可采用山莨菪碱,成人剂量为每次 10～20mg,儿童每次 0.3～0.5mg/kg;或阿托品成人每次 1～2mg,儿童每次 0.03～0.05mg/kg。注射间隔和次数视病情轻重和症状缓急而定,轻症每隔 30～60 分钟肌内或静脉注射 1 次;重症 10～20 分钟静脉注射 1 次,待面色红润、循环呼吸好转、四肢温暖、血压回升即可停药,一般用3～6次即可奏效。如上述方法治疗后周围循环仍不见好转,可考虑以多巴胺与间羟胺联合应用。

(3)强心治疗:有左心衰和肺水肿者,应给予毛花苷丙(西地兰)等治疗。

(4)抗凝治疗:有 DIC 者采用低分子肝素抗凝疗法,剂量及疗程基本同感染性休克的处理。

(5)肾上腺皮质激素的应用:氢化泼尼松每日 5～10mg/kg 静脉滴注,可减轻中毒症状、降低周围血管阻力、加强心肌收缩、减轻脑水肿、保护细胞和改善代谢。成人 200～500mg/d,一般用药 3～5 日。

4.治疗呼吸衰竭

治疗呼吸衰竭应保持呼吸道通畅、给氧、脱水疗法(如甘露醇)、严格控制入液量。必要时给予洛贝林、尼可刹米等肌内注射或静脉注射。危重病例应给予心电监护、气管插管或应用人工呼吸机。

5.纠正水、电解质紊乱

纠正水、电解质紊乱应补充失液量及钾、钠离子,但需谨防用量过大、速度过快而引起肺水肿、脑水肿。

(三)慢性菌痢的治疗

慢性菌痢的治疗需长期、系统、慢性和局部相结合的治疗。应尽可能地多次进行大便培养及细菌药敏试验,必要时进行结肠镜检查,作为选用药物及评估疗效的参考。

1.一般治疗

注意生活规律,饮食情况同急行菌痢,积极治疗并存的肠道慢性疾病或寄生虫病。

2.抗菌治疗

抗菌治疗根据病原菌药敏结果选择抗菌药物,致病菌不敏感或过去使用过的无效药物不宜采用。推荐联合应用 2 种不同种类的抗菌药物,剂量要足,疗效要延长,必要时重复 1～3 个疗程。可供选用药物同急性菌痢。

3.肠道功能紊乱的处理

肠道功能紊乱的处理可酌情用解痉和收敛剂。据病情酌情使用。

4.肠道菌群失调的处理

限制乳类和豆制品。微生态制剂如酪酸梭菌、地衣芽孢杆菌、双歧杆菌、嗜酸性乳酸杆菌可补充正常生理性细菌,调整肠道菌群。以上药物均为活菌制剂,不宜与抗菌药物同时使用。

慢性菌痢的治疗效果常欠满意,如有显著症状,而大便培养阳性,则需隔离治疗。此外,应追查转为慢性的诱因,例如是否有寄生虫病、胃炎等并发症,对相关伴发病进行适当的治疗。鉴于慢性菌痢病程较长,其急性症状常有自然缓解倾向,因此必须反复进行大便培养才能判断疗效。

十、预防

应从控制传染源、切断传播途径和增进人体抵抗力三方面着手。

(一)控制传染源

早期发现患者和带菌者,及时隔离和彻底治疗,是控制菌痢的重要措施。

(二)切断传播途径

注意环境及个人卫生,保障饮食、饮水微生安全,个人养成饭前便后洗手的习惯,餐饮业及儿童机构工作人员应定期检查带菌状态,带菌者应调离工作岗位并予以治疗。

(三)保护易感人群

细菌性痢疾的相关疫苗目前还处于研究阶段,暂无获准生产的疫苗可用于临床实践。

第二节　克罗恩病

克罗恩病是一种病因未明、主要累及末端回肠和邻近结肠的慢性炎症性肉芽肿疾病,但整个消化道均可累及,常表现为消化道管壁全层性炎症,呈节段性或区域性分布。发病年龄以青少年多见(15～30岁),男女患病率近似。本病与溃疡性结肠炎统称为炎症性肠病。临床以腹痛、腹泻、腹块、发热及肠瘘等为特点,常伴有肠外损害;病程漫长,呈发作缓解交替出现,重症者迁延不愈,常有各种并发症,预后不良。

一、病因

病因未完全明了,可能与下列因素有关:

(一)感染

该病肠组织中发现副结核分枝杆菌,此菌感染可能与诱导复发有关。本病与病毒及衣原体感染无关。

(二)免疫

该病患者体液免疫和细胞免疫均异常,出现肠外损害,如关节炎、虹膜睫状体炎等,用激素治疗后症状缓解,说明可能是自身免疫性疾病。但确切机制有待阐明。

(三)遗传

该病约有/3 患者有阳性家族史。

二、病理

病变主要发生在末端回肠与邻近结肠,受累肠段的病变分布呈节段性,和正常肠段分界明显。

病变早期,黏膜充血、水肿,浆膜有纤维素性渗出物,肠系膜淋巴结肿大,组织学可见全壁性炎症,肠壁各层水肿,以黏膜下最明显,有炎细胞浸润、淋巴管内皮细胞增生和淋巴管扩张。

病变进展期呈全壁性肠炎。肠黏膜面有许多裂隙状纵行溃疡,可深达肌层,并融合成窦道。由于黏膜下层水肿与炎细胞浸润,使黏膜隆起呈"鹅卵石"状。肠壁和肠系膜淋巴结可见非干酪性肉芽肿。由于慢性炎症使肠壁增厚,管腔狭窄,可形成环形或长管状狭窄。溃疡可穿孔引起局部脓肿,或穿透至其他肠段、器官、腹壁而形成内、外瘘。

三、临床表现

起病大多隐匿、缓慢,从发病早期症状至确诊有时需数月至数年。病程呈慢性、长短不等的活动期与缓解期交替,迁延不愈。少数急性起病,可表现为急腹症,部分患者可误诊为急性阑尾炎。腹痛、腹泻和体重下降是本病的主要临床表现。但本病的临床表现复杂多变,与临床类型、病变部位、病期及并发症有关。

(一)消化系统表现

1.腹痛

腹痛为最常见症状。多位于右下腹或脐周,间歇性发作。体检常有腹部压痛,部位多在右下腹。出现持续性腹痛和明显压痛,提示炎症波及腹膜或腹腔内脓肿形成。

2.腹泻

腹泻粪便多为糊状,可有血便,但次数增多及黏液脓血便通常没有 UC 明显。病变涉及下段结肠或肛门直肠者,可有黏液血便及里急后重。

3.腹部包块

腹部包块见于 $10\%\sim20\%$ 患者,由于肠粘连、肠壁增厚、肠系膜淋巴结肿大、内瘘或局部脓肿形成所致。多位于右下腹与脐周。

4.瘘管形成

瘘管形成是 CD 较为常见且较为特异的临床表现,因透壁性炎性病变穿透肠壁全层至肠外组织或器官而成。分内瘘和外瘘,前者可通向其他肠段、肠系膜、膀胱、输尿管、阴道、腹膜后等处,后者通向腹壁或肛周皮肤。肠段之间内瘘形成可致腹泻加重及营养不良。肠瘘通向的组织与器官因粪便污染可致继发性感染。外瘘或通向膀胱、阴道的内瘘均可见粪便与气体排出。

5.肛门周围病变

它包括肛门周围瘘管、脓肿及肛裂等病变。有时肛周病变可为本病的首发症状。

(二)全身表现

本病全身表现较多且较明显,主要有:

1.发热

它与肠道炎症活动及继发感染有关。间歇性低热或中度热常见,少数患者以发热为主要症状,甚至较长时间出现不明原因发热之后才出现消化道症状。出现高热时应注意合并感染或脓肿形成。

2.营养障碍

营养障碍由慢性腹泻、食欲减退及慢性消耗等因素所致。主要表现为体重下降,可有贫血、低蛋白血症和维生素缺乏等表现。青春期前发病者常有生长发育迟滞。

(三)肠外表现

本病肠外表现与 UC 的肠外表现相似,但发生率较高,以口腔黏膜溃疡、皮肤结节性红斑、关节炎及眼病为常见。

(四)并发症

肠梗阻最常见,其次是腹腔脓肿,偶可并发急性穿孔或大量便血。炎症迁延不愈者癌变风险增加。

四、辅助检查

(一)实验室检查

1.血液检查

贫血、血沉加快、血清白蛋白浓度下降及 C 反应蛋白增高提示 CD 处于活动期。周围血白细胞升高常提示合并感染。怀疑合并巨细胞病毒(CMV)感染时,可行血清 CMV IgM 及 DNA 检测。

抗酿酒酵母菌抗体(ASCA)在 CD 患者中阳性率较高,且对预测不良预后有一定帮助。而抗中性粒细胞胞质抗体(ANCA)则在:UC 患者中阳性率较高,有研究认为联合检测 ASCA 及 ANCA 有助于 CD 与 UC 的鉴别诊断,但由于两者的敏感性与特异性对临床诊断的参考价值有限,我国 2018 年版的 IBD 诊治共识意见建议不作为 CD 诊断的常规检查。

2.粪便检查

活动期粪隐血试验可呈阳性。粪钙卫蛋白增高提示肠黏膜炎症处于活动期。应注意通过粪便病原学检查,排除感染性结肠炎。怀疑合并艰难梭状杆菌(C.diff)感染时可通过培养、毒素检测及核苷酸 PCR 等方法证实。

(二)内镜检查

1.结肠镜检查

结肠镜检查和黏膜组织活检应列为 CD 诊断的常规首选检查,结肠镜检查应达末段回肠。早期 CD 内镜下表现为阿弗他溃疡,随着疾病进展溃疡可逐渐增大加深,彼此融合形成纵行溃疡。CD 病变内镜下多为非连续改变,病变间黏膜可完全正常。其他常见内镜下表现为卵石征、肠壁增厚伴不同程度狭窄、团簇样息肉增生等。少见直肠受累和(或)瘘管开口,环周及连续的病变。必须强调,无论结肠镜检查结果如何(确诊 CD 或疑诊 CD),均需选择有关检查明确小肠和上消化道的累及情况,以便为诊断提供更多证据及进行疾病评估。

怀疑 CD 的患者需取组织学活检,在病变部位和非病变部位多点取材。

2.小肠胶囊内镜检查(SBCE)

小肠胶囊内镜检查对发现小肠黏膜异常相当敏感,主要适用于疑诊 CD 但结肠镜及小肠放射影像学检查阴性者。多项对照研究提示胶囊内镜对小肠 CD 的诊断价值与 CT 或磁共振肠道显像(CTE/MRE)相似。SBCE 对一些轻微病变的诊断缺乏特异性。SBCE 检查阴性,倾向于排除 CD,阳性结果需综合分析并常需进一步检查证实。肠道狭窄者易发生胶囊滞留,检查前应详细询问有无肠狭窄相关症状,必要时先行有关影像学检查排除肠道狭窄。

3.小肠镜检查

目前我国常用的是气囊辅助式小肠镜(BAE)。该检查可在直视下观察病变、取活检和进行内镜下治疗,但为侵入性检查,有一定并发症的风险。主要适用于其他检查(如 SBCE 或放射影像学)发现小肠病变或尽管上述检查阴性而临床高度怀疑小肠病变需进行确认及鉴别者,或已确诊 CD 需要 BAE 检查以指导或进行治疗者。小肠镜下 CD 病变特征与结肠镜所见相同。

4.胃镜检查

少部分 CD 病变可累及食管、胃和十二指肠,但一般很少单独累及。原则上胃镜检查应列为 CD 的常规检查,尤其是有上消化道症状、儿童和 IBD 类型待定(IBDU)患者。

(三)影像学检查

1.CT 或磁共振肠道显像(CTE/MRE)

CTE/MRE 可反映肠壁的炎症改变、病变分布的部位和范围、狭窄的存在、肠腔外并发症如瘘管形成、腹腔脓肿或蜂窝织炎等,可作为小肠 CD 的常规检查。活动期 CD 典型的 CTE 表现为肠壁明显增厚、肠黏膜明显强化伴有肠壁分层改变,黏膜内环和浆膜外环明显强化,呈"靶征"或"双晕征";肠系膜血管增多、扩张、扭曲,呈"木梳征";相应系膜脂肪密度增高、模糊;肠系膜淋巴结肿大等。

MRE 与 CTE 对评估小肠炎性病变的精确性相似,对判别肠道纤维化程度优于 CTE。MRE 检查较费时,设备和技术要求较高,但无放射线暴露之虑,可用于儿童、妊娠妇女及需要反复检查的患者。盆腔 MR 有助于确定肛周病变的位置和范围、了解瘘管类型及其与周围组织的解剖关系。

2.钡剂灌肠及小肠钡剂造影

钡剂灌肠已被结肠镜检查所代替,但遇到肠腔狭窄无法继续进镜者仍有诊断价值。小肠钡剂造影敏感性低,已被 CTE 或 MRE 代替,但对无条件行 CTE 检查的患者则仍是小肠病变检查的重要技术。该检查对肠狭窄的动态观察可与 CTE/MRE 互补,必要时可两种检查方法同用。X 线所见为多发性、跳跃性病变,病变处见裂隙状溃疡、卵石样改变、假息肉、肠腔狭窄、僵硬,可见瘘管。

3.经腹肠道超声检查

该检查可显示肠壁病变的部位和范围、肠腔狭窄、肠瘘及脓肿等。CD 主要超声表现为肠壁增厚($\geqslant$4mm);回声减低,正常肠壁层次结构模糊或消失;受累肠管僵硬,结肠袋消失;透壁炎症时可见周围脂肪层回声增强,即脂肪爬行征;肠壁血流信号较正常增多;内瘘、窦道、脓肿和肠腔狭窄;其他常见表现有炎性息肉、肠系膜淋巴结肿大等。超声造影对于经腹超声判断狭窄部位的炎症活动度有一定价值。由于超声检查方便、无创,患者接纳度好,对 CD 诊断的初筛及治疗后疾病活动度的随访有价值,值得进一步研究。

五、诊断与鉴别诊断

(一)诊断

由于缺乏 CD 的特异性诊断方法,诊断需结合临床表现及辅助检查,在排除其他疾病的基础上而做出。我国 IBD 诊治共识意见提出以下诊断要点:

1.具备上述临床表现者可临床疑诊,安排进一步检查。

2.同时具备上述结肠镜或小肠镜(病变局限在小肠者)特征以及影像学(CTE或 MRE,无条件者采用小肠钡剂造影)特征者,可临床拟诊。

3.如再加上活检提示 CD 的特征性改变且能排除肠结核,可做出临床诊断。

4.如有手术切除标本(包括切除肠段及病变附近淋巴结),可根据标准做出病理确诊。

5.对无病理确诊的初诊病例,随访 6～12 个月,根据对治疗的反应及病情变化判断,符合 CD 自然病程者,可做出临床确诊。如与肠结核混淆不清但倾向于肠结核者,应按肠结核进行诊断性治疗 8～12 周,再行鉴别。

WHO 提出 6 个诊断要点的 CD 诊断标准(表 3-1),该标准最近再次被世界胃肠组织(WGO)推荐。

表 3-1　世界卫生组织推荐的克罗恩病诊断标准

项目	临床	放射影像学检查	内镜检查	活组织检查	手术标本
①非连续性或节段性改变		＋	＋		＋
②卵石样外观或纵行溃疡		＋	＋		＋
③全壁性炎性反应改变	＋	＋		＋	＋
④非干酪性肉芽肿				＋	＋
⑤裂沟、瘘管	＋	＋			＋
⑥肛周病变	＋				

注:具有①②③者为疑诊;再加上④⑤⑥三者之一可确诊;具备第④项者,只要加上①②③三者之二亦可确诊,"＋"代表有此项表现。

(二)疾病评估

CD 诊断成立后,需要进行全面的疾病病情和预后的评估并制订治疗方案。

1.临床类型

比较公认的临床类型分类是蒙特利尔 CD 表型分类法(表 3-2)。

表 3-2　克罗恩病的蒙特利尔分型

项目	标准	备注
确诊年龄(A)		
A1	≤16 岁	—
A2	17～40 岁	—
A3	＞40 岁	—
病变部位(L)		

续表

项目	标准	备注
L1	回肠末段	L1+L4[b]
L2	结肠	L2+L4[b]
L3	回结肠	L3+L4[b]
L4	上消化道	—
疾病行为(B)		
B1[a]	非狭窄非穿透	B1p[c]
B2	狭窄	B2p[c]
B3	穿透	B3p[c]

[a] 随着疾病进展,B1 可发展为 B2 或 B3;[b]L4 可与 L1、L2、L3 同时存在;[c]p 为肛周病变,可与 B1、B2、B3 同时存在。"—"为无此项。

2.疾病活动性的严重程度

临床上用克罗恩病活动指数(CDAI)评估疾病活动性的严重程度并进行疗效评价,该评分方法比较费时,常用于临床科研或药物试验的疗效评价。Harvey 和 Bradsho 的简化 CDAI 计算法(表 3-3)较为简便。

表 3-3 简化克罗恩病活动指数计算法

项目	0 分	1 分	2 分	3 分	4 分
一般情况	良好	稍差	差	不良	极差
腹痛	无	轻	中	重	—
腹块	无	可疑	确定	伴触痛	—
腹泻	稀便每日 1 次记 1 分				
伴随疾病[a]	每种症状记 1 分				

注:"—"为无此项。[a] 伴随疾病包括关节痛、虹膜炎、结节性红斑、坏疽性脓皮病、阿弗他溃疡、裂沟、新瘘管和脓肿等。≤4 分为缓解期,5～7 分为轻度活动期,8～16 分为中度活动期,>16 分为重度活动期

内镜下病变的严重程度及炎症标志物如血清 CRP 水平,亦是疾病活动性评估的重要参考指标。内镜下病变的严重程度可以根据溃疡的深浅、大小、范围和伴随狭窄情况来评估。精确的评估则采用计分法,如克罗恩病内镜严重程度指数(CDEIS)或克罗恩病简化内镜评分(SES-CD),由于耗时,主要用于科研。

一个完整的诊断应该包括临床分型、病变部位、活动严重程度及并发症等,如克罗恩病(回结肠型、狭窄型+肛瘘、活动期、中度)。

(三)鉴别诊断

它需与各种肠道感染性或非感染性炎症疾病及肠道肿瘤鉴别。急性发作时须除外阑尾炎,慢性过程中常需与肠结核、肠淋巴瘤及肠白塞病鉴别,病变仅累及结肠者应与 UC 进行鉴别。

1.肠结核

肠结核在我国仍然常见,主要累及回盲部,表现为腹痛、腹泻、发热、腹部包块,需与 CD 鉴别,鉴别要点见表 3-4。如果鉴别有困难或不能完全排除肠结核,可先行试验性抗结核治疗 3 个月,如果是肠结核,则临床症状及内镜下肠黏膜溃疡多有明显好转。有时 CD 患者经抗结核治疗后症状也可能有所减轻,但肠黏膜溃疡通常好转不明显。

表 3-4 肠结核与克罗恩病的鉴别

	肠结核	克罗恩病
肠外结核	多见	一般无
病程	复发不多	病程长,缓解与复发交替
瘘管、腹腔脓肿、肛周病变	少见	可见
病变节段性分布	常无	有
溃疡形状	常呈环行、浅表而不规则	多呈纵行、裂隙状
结核菌素试验	强阳性	阴性或阳性
γ干扰素释放试验	阳性	阴性
抗结核治疗	症状改善,肠道病变好转	无明显改善,肠道病变无好转
组织病理		
抗酸杆菌	可有	无
干酪性肉芽肿	可有	无

根据我国多中心临床研究的结果,下列表现倾向 CD 诊断:肛周病变(尤其是肛瘘、肛周脓肿),并发瘘管、腹腔脓肿,疑为 CD 的肠外表现如反复发作口腔溃疡、皮肤结节性红斑等;结肠镜下见典型的纵行溃疡、典型的卵石样外观、病变累及≥4个肠段、病变累及直肠肛管。而下列表现则倾向于肠结核诊断:伴活动性肺结核,结核菌素试验强阳性;结肠镜下见典型的环形溃疡,回盲瓣口固定开放;活检见肉芽肿分布在黏膜固有层且数目多、直径大(长径＞400μm),特别是有融合,抗酸染色阳性。

2.肠淋巴瘤

肠淋巴瘤临床表现为非特异性的胃肠道症状,如腹部、腹痛包块、体重下降、肠梗阻、消化道出血等较为多见,发热少见,与 CD 鉴别有一定困难。如 X 线检查见一肠段内广泛侵蚀、呈较大的指压痕或充盈缺损,超声或 CT 检查肠壁明显增厚、腹腔淋巴结肿大,有利于淋巴瘤的诊断。淋巴瘤一般进展较快。小肠镜下活检或必要时手术探查可获病理确诊。

3.肠白塞病

肠白塞病常表现为右下腹痛,可有右下腹包块及消化道出血表现,常有口腔溃疡,部分患者有外阴生殖器皮肤溃疡,针刺试验可呈阳性。典型内镜下表现为回盲部圆形或类圆形深大溃疡,边界清楚,无炎性息肉增生。组织学不见肉芽肿增生。本病对糖皮质激素治疗反应比较敏感,症状可在短时间内缓解。

4.溃疡性结肠炎

根据临床表现、内镜和病理组织学特征不难鉴别。少数患者病变局限于结肠,内镜及活检缺乏 UC 或 CD 的特征,暂时无法区分 UC 或 CD,临床可诊断为 IBD 分型待定(IBDU);而未定型结肠炎(IC)指结肠切除术后病理检查仍然无法区分 UC 和 CD 者。

其他需要鉴别的疾病还有感染性肠炎(如艾滋病相关肠炎、血吸虫病、阿米巴肠病、耶尔森菌感染、空肠弯曲菌感染、艰难梭菌肠炎、巨细胞病毒肠炎等)、缺血性结肠炎、放射性肠炎、药物性(如 NSAID)肠病、嗜酸性肠炎、以肠道病变为突出表现的多种风湿性疾病(如系统性红斑狼疮、原发性血管炎等)、憩室炎、转流性肠炎等。

六、治疗

(一)CD 处理的原则性意见

1.CD 治疗的目标与 UC 同为诱导和维持缓解,防治并发症,改善患者生活质量。

2.在活动期间,诱导缓解治疗方案的选择主要依据疾病的活动性、严重度、病变部位及对治疗的反应与耐受性。在缓解期必须维持治疗,防止复发。出现并发症应及时予以相应治疗。

3.与 UC 相比,CD 有如下特点:疾病严重程度与活动性判断不如 UC 明确,临床缓解与肠道病变恢复常不一致;治疗效果不如 UC,疾病过程中病情复杂多变。因而,必须更重视病情的观察和分析,更强调个体化的治疗原则。

4.尽管相当部分 CD 患者最终难以避免手术治疗,但 CD 术后复发率高,因此 CD 的基本治疗仍是内科治疗。应在 CD 治疗过程中慎重评估手术的价值和风险以及手术范围,以求在最合适的时间施行最有效的手术。

5.所有 CD 患者必须戒烟。注意营养支持、对症及心理治疗的综合应用。

6.对重症患者均应采用营养支持治疗,可酌用要素饮食或全胃肠外营养,以助诱导缓解。

(二)内科治疗

CD 治疗原则与 UC 相似,治疗方案略有不同。5-ASA 类药物应视病变部位选择,作用逊于 UC,免疫抑制剂、抗生素与生物治疗剂使用较为普遍。下述推荐中药物剂量与疗程部分使用了国外推荐的剂量,国人在使用中应予以注意。

1.活动期的治疗

(1)回结肠型 CD:分为轻度、中度和重度。轻度:口服足量 SASP 或 5-ASA 作为初始治疗,用法同 UC 治疗。有条件者口服布地奈德 9mg/d。中度:糖皮质激素作为初始治疗,用法同中度 UC。也可用布地奈德,合并感染加用抗生素,如环丙沙星 500~1000mg/d 或甲硝唑 800~1200mg/d。不推荐 5-ASA。重度:首先使用糖皮质激素,用法同重度 UC 治疗。早期复发、激素治疗无效或激素依赖者需加用 AZA 1.5~2.5mg/(kg·d)或 6-MP 0.75~1.5mg/(kg·d)。不能耐受者可改为甲氨蝶呤(MTX)15~25mg/周肌内注射,或参考药典和教科书。这类药物起效缓慢,有发生骨髓抑制等严重不良反应的危险,使用时应密切监测。上述药物治疗无效或不能耐受者应对手术治疗进行评估,有条件者可使用英夫利昔 5~10mg/kg,控制发作一般需静脉滴注 3 次,用法亦可参考相关文献。

(2)结肠型 CD:分为轻度、中度和重度。轻、中度:可选用 5-ASA 或 SASP,SASP 有效但不良反应多。亦可在治疗开始即使用糖皮质激素。远段病变可辅以局部治疗,药物与剂量同 UC。重度:药物选择同重度回结肠型 CD。

(3)小肠型 CD:分为轻度、中度和重度。轻度:回肠病变可用足量控释 5-ASA;广泛性小肠 CD 营养治疗作为主要治疗方案。中、重度:使用糖皮质激素(布地奈德最佳)和抗生素,推荐加用 AZA 或 6-MP,不能耐受者可改为 MTx。营养支持治疗则作为重要辅助治疗措施。上述治疗无效,则考虑英夫利昔或手术治疗。

(4)其他情况:累及胃、十二指肠者治疗与小肠型 CD 相同,加用质子泵抑制剂;肛门病变,如肛瘘时抗生素为第一线治疗,AZA、6-MP、英夫利昔对活动性病变有良效,或加用脓肿引流、皮下置管等;其他部位瘘管治疗与上述中、重度的诱导缓解方案相同,亦可考虑英夫利昔与手术治疗,具体方案需因人而异。

2.缓解期的治疗

缓解期的治疗强调戒烟。首次药物治疗取得缓解者,可用 5-ASA 维持缓解,药物剂量与诱导缓解的剂量相同;频繁复发及病情严重者在使用糖皮质激素诱导缓解时,应加用 AZA 或 6-MP,并在取得缓解后继续以 AZA 或 6-MP 维持缓解,不能耐受者可改用小剂量 MTX;使用英夫利昔诱导缓解者推荐继续定期使用以维持缓解,但建议与其他药物如免疫抑制剂联合便用。上述维持缓解治疗用药时间与 UC 相同,一般为 3~5 年甚至更长。

3.其他治疗

基于发病机制研究的进展,有多种免疫抑制药物,特别是新型生物治疗剂可供选择。中药作为替换治疗的重要组成部分,可以辨证施治,适当选用。治疗中应注重对患者的教育,以提高治疗依从性、早期识别疾病发作与定期随访。

(三)CD 的手术治疗和术后复发的预防

1.手术指征

手术治疗是 CD 治疗的最后选择,适用于积极内科治疗无效而病情危及生命或严重影响生存质量者、有并发症(穿孔、梗阻、腹腔脓肿等)需外科治疗者。

2.术后复发的预防

CD 病变肠道切除术后复发率相当高。患者术后原则上均应用药预防复发。一般选用 5-ASA。硝基咪唑类抗生素有效,但长期使用不良反应多。易于复发的高危患者可考虑使用 AZA 或 6-MP。预防用药推荐在术后 2 周开始,持续时间不少于 2 年。

第三节　溃疡性结肠炎

溃疡性结肠炎是一种原因不明的直肠和结肠黏膜与黏膜下层的炎症性病变。临床上以腹泻、黏液脓血便、腹痛和里急后重为主要症状,病程漫长,病情轻重不等,常呈活动期与缓解期反复发作过程。

一、病因

它的病因尚未完全阐明,至今已有多种病因学说:

(一)感染因素

病毒感染或某些细菌感染如溶血性大肠杆菌、变形杆菌及肠道厌氧菌感染可能与本病有一定关系。

(二)免疫异常

体液免疫和细胞免疫均有异常,血液中可检测到结肠抗体、循环免疫复合物;淋巴细胞对正常肠上皮细胞有细胞毒性。一些细胞因子和炎症介质与本病发病有关。

（三）遗传因素

有种族差异性,常有家族史。

（四）精神因素

部分患者有焦虑、紧张及自主神经功能紊乱,可能为本病反复发作的诱因或继发表现。

二、病理

病变位于大肠,呈连续性弥散性分布。病变范围多自肛端直肠开始,逆行向近段发展,甚至累及全结肠及回肠末段。

活动期黏膜呈弥散性炎症反应。固有膜内弥散性淋巴细胞、浆细胞、单核细胞等细胞浸润是 UC 的基本病变,活动期并有大量中性粒细胞和嗜酸性粒细胞浸润。大量中性粒细胞浸润发生在固有膜、隐窝上皮(隐窝炎)、隐窝内(隐窝脓肿)及表面上皮。当隐窝脓肿融合溃破,黏膜出现广泛的小溃疡,并可逐渐融合成大片溃疡。肉眼见黏膜弥散性充血、水肿,表面呈细颗粒状,脆性增加、出血、糜烂及溃疡。由于结肠病变一般限于黏膜与黏膜下层,很少深入肌层,所以并发结肠穿孔、瘘管或周围脓肿少见。少数重症患者病变累及结肠全层,可发生中毒性巨结肠,肠壁重度充血、肠腔膨大、肠壁变薄,溃疡累及肌层至浆膜层,常并发急性穿孔。

结肠炎症在反复发作的慢性过程中,黏膜不断破坏和修复,致正常结构破坏。显微镜下见隐窝结构紊乱,表现为腺体变形、排列紊乱、数目减少等萎缩改变,伴杯状细胞减少和潘氏细胞化生,可形成炎性息肉。由于溃疡愈合、瘢痕形成、黏膜肌层及肌层肥厚,使结肠变形缩短、结肠袋消失,甚至肠腔缩窄。少数患者发生结肠癌变。

三、临床表现

它起病多数缓慢,少数急性起病,偶见急性暴发起病。病程呈慢性经过,多表现为发作期与缓解期交替,少数症状持续并逐渐加重。部分患者在发作间歇期可因饮食失调、劳累、精神刺激、感染等诱因复发或加重症状。临床表现与病变范围、疾病分期及疾病活动严重程度等有关。

（一）消化系统表现

1.腹泻和黏液脓血便

可见于绝大多数患者。腹泻主要与炎症导致大肠黏膜对水钠吸收障碍以及结肠运动功能失常有关,粪便中的黏液脓血则为炎症渗出、黏膜糜烂及溃疡所致。黏液脓血便是本病活动期的重要表现。大便次数及便血的程度反映病情轻重,轻者每日排便 2～4 次,便血轻或无;重者每日可达 10 次以上,脓血显见,甚至大量便血。粪质亦与病情轻重有关,多数为糊状,重可至稀水样。病变限于直肠或累及乙状结肠患者,除可有便频、便血外,偶尔反有便秘,这是病变引起直肠排空功能障碍所致。

2.腹痛

轻型患者可无腹痛或仅有腹部不适。一般诉有轻度至中度腹痛,多为左下腹或下腹的阵痛,亦可涉及全腹。有疼痛时有便意且在便后缓解的规律,常有里急后重感。若并发中毒性巨结肠或炎症波及腹膜,有持续性剧烈腹痛。

3.其他症状

其他症状可有腹胀,严重病例有食欲缺乏、恶心、呕吐等症状。

4.体征

轻、中度患者仅有左下腹轻压痛,有时可触及痉挛的降结肠或乙状结肠。重度患者常有腹部明显压痛和鼓肠。若有腹肌紧张、反跳痛、肠鸣音减弱应注意中毒性巨结肠、肠穿孔等并发症。

(二)全身表现

一般出现在中、重度患者。中、重度患者活动期常有低度至中度发热,高热多提示并发症或见于急性暴发型。重度或病情持续活动可出现衰弱、消瘦、贫血、低蛋白血症、水与电解质平衡紊乱等表现。

(三)肠外表现

本病可伴有多种肠外表现,包括皮肤黏膜表现(如口腔溃疡、结节性红斑和坏疽性脓皮病)、关节损害(如外周关节炎、脊柱关节炎等)、眼部病变(如虹膜炎、巩膜炎、葡萄膜炎等)、肝胆疾病(如,脂肪肝、原发性硬化性胆管炎、胆结石等)、血栓栓塞性疾病等。这些肠外表现在结肠炎控制或结肠切除后可以缓解或恢复。有些肠外表现可与溃疡性结肠炎共存,但与溃疡性结肠炎本身的病情变化无关。国内报道肠外表现的发生率低于国外。

(四)临床分型

按本病的病程、程度、范围及病期进行综合分型。

1.临床类型

(1)初发型:指无既往病史而首次发作。

(2)慢性复发型:指临床缓解期再次出现症状,临床最常见。

2.病情分期

它可分为活动期和缓解期。

3.疾病活动性的严重程度

UC 病情分为活动期和缓解期,活动期的疾病按严重程度分为轻、中、重度。改良的 Truelove 和 Witts 严重程度分型标准(表 3-5)易于掌握,临床上实用。

表 3-5 改良 Truelove 和 Witts 疾病严重程度分型

严重程度分型[a]	排便(次/日)	便血	脉搏(次/分钟)	体温(℃)	血红蛋白	ESR(mm/h)
轻度	<4	轻或无	正常	正常	正常	<20
重度	≥6	重	>90	>37.8	<75%正常值	>30

[a] 注:中度为介于轻、重度之间

4.病变范围

推荐采用蒙特利尔分类(表 3-6)。该分型特别有助癌变危险度的估计及监测策略的制订,亦有助于治疗方案选择。

表 3-6 溃疡性结肠炎病变范围的蒙特利尔分类

分类	分布	结肠镜下所见炎症病变累及的最大范围
E1	直肠	局限于直肠,未达乙状结肠
E2	左半结肠	累及左半结肠(脾曲以远)
E3	广泛结肠	广泛病变累及脾曲以近乃至全结肠

四、并发症

(一)中毒性巨结肠

中毒性巨结肠多发生在重度溃疡性结肠炎患者。国外报道发生率在重度患者中约有 5%。此时结肠病变广泛而严重,累及肌层与肠肌神经丛,肠壁张力减退,结肠蠕动消失,肠内容物与气体大量积聚,引起急性结肠扩张,一般以横结肠最为严重。常因低钾、钡剂灌肠、使用抗胆碱能药物或阿片类制剂而诱发。临床表现为病情急剧恶化,毒血症明显,有脱水与电解质平衡紊乱,出现鼓肠、腹部压痛,肠鸣音消失。血常规示白细胞计数显著升高。腹部 X 线片可见结肠明显扩张,结肠袋消失。本并发症预后差,易引起急性肠穿孔。

(二)结直肠癌变

结直肠癌变多见于广泛性结肠炎、幼年起病而病程漫长者。国外有报道起病 20 年和 30 年后癌变率分别为 7.2% 和 16.5%,在 UC 诊断 8~10 年后,CRC 的发病风险每年增加 0.5%~1.0%。

(三)其他并发症

下消化道大出血在本病发生率约 3%。肠穿孔多与中毒性巨结肠有关。肠梗阻少见,发生率远低于克罗恩病。

五、辅助检查

(一)血液检查

血红蛋白在轻度病例多正常或轻度下降,中、重度病例有轻或中度下降,甚至重度下降。白细胞计数在活动期可有增高。红细胞沉降率加快和C反应蛋白增高是活动期的标志。严重病例中血清白蛋白下降。

(二)粪便检查

粪便常规检查肉眼观常有黏液脓血,显微镜检见红细胞和脓细胞,急性发作期可见巨噬细胞。粪便病原学检查的目的是要排除感染性结肠炎,是本病诊断的一个重要步骤,需反复多次进行(至少连续3次),检查内容包括:①常规致病菌培养,排除痢疾杆菌和沙门菌等感染,可根据情况选择特殊细菌培养以排除空肠弯曲菌、艰难梭菌、耶尔森菌、真菌等感染;②取新鲜粪便,注意保温,找溶组织阿米巴滋养体及包囊;③有血吸虫疫水接触史者作粪便集卵和孵化以排除血吸虫病。

(三)自身抗体检测

近年来研究发现,血中外周型抗中性粒细胞胞质抗体(p-ANCA)和抗酿酒酵母抗体(ASCA)分别为 UC 和 CD 的相对特异性抗体,同时检测这两种抗体有助于 UC 和 CD 的诊断和鉴别诊断,但其诊断的敏感性和特异性有待进一步评估。

(四)结肠镜检查

结肠镜检查并活检是 UC 诊断的主要依据。应作全结肠及回肠末段检查,直接观察肠黏膜变化,取活组织检查,并确定病变范围。本病病变呈连续性、弥散性分布,从肛端直肠开始逆行向上扩展,呈倒灌性肠炎表现,内镜下所见重要改变有:①黏膜血管纹理模糊、紊乱或消失,黏膜充血、水肿、质脆、自发或接触出血和脓性分泌物附着,亦常见黏膜粗糙、呈细颗粒状;②病变明显处可见弥散性、多发性糜烂或溃疡;③慢性病变可见结肠袋变浅、变钝或消失以及假息肉、桥黏膜等。

结肠镜下黏膜活检建议多段多点活检。组织学可见以下改变:

1.活动期

(1)固有膜内弥散性急慢性炎性细胞浸润,包括中性粒细胞、淋巴细胞、浆细胞和嗜酸性粒细胞等,尤其是上皮细胞间中性粒细胞浸润及隐窝炎,乃至形成隐窝脓肿。

(2)隐窝结构改变:隐窝大小、形态不规则,排列紊乱,杯状细胞减少等。

(3)可见黏膜表面糜烂,浅溃疡形成和肉芽组织增生。

2.缓解期

(1)黏膜糜烂或溃疡愈合。

(2)固有膜内中性粒细胞浸润减少或消失,慢性炎性细胞浸润减少。

(3)隐窝结构改变:隐窝结构改变可加重,如隐窝减少、萎缩,可见潘氏细胞化生(结肠脾曲以远)。

(五)X 线钡剂灌肠检查

该检查所见 X 线征主要有:①黏膜粗乱和(或)颗粒样改变;②多发性浅溃疡,表现为管壁边缘毛糙呈毛刺状或锯齿状以及见小龛影,亦可有炎症性息肉而表现为多个小的圆或卵圆形充盈缺损;③肠管缩短,结肠袋消失,肠壁变硬,可呈铅管状。结肠镜检查比 X 线钡剂灌肠检查准确,有条件时宜作全结肠镜检查,检查有困难时辅以钡剂灌肠检查。重度或暴发型病例不宜做钡剂灌肠检查,以免加重病情或诱发中毒性巨结肠。

六、诊断与鉴别诊断

(一)诊断

在排除其他疾病(如急性感染性肠炎、阿米巴痢疾、慢性血吸虫病、肠结核等感染性结肠炎以及结肠克罗恩病、缺血性肠炎、放射性肠炎等非感染性结肠炎)基础上,可按下列要点诊断:①具有上述典型临床表现者为临床疑诊,安排进一步检查;②同时具备上述结肠镜和(或)放射影像特征者,可临床拟诊;③如再加上上述黏膜活检和(或)手术切除标本组织病理学特征者,可以确诊;④初发病例如临床表现、结肠镜及活检组织学改变不典型者,暂不确诊 UC,应予随访3~6个月,观察发作情况。

应强调,本病并无特异性改变,各种病因均可引起类似的肠道炎症改变,故只有在认真排除各种可能有关的病因后才能做出本病诊断。一个完整的诊断应包括其临床类型、病情分期、疾病活动严重程度、病变范围及并发症。

(二)鉴别诊断

1.急性感染性肠炎

它是各种细菌感染如志贺菌、空肠弯曲菌、沙门菌、产气单孢菌、大肠埃希菌、耶尔森菌等,均可引起急性感染性肠炎。常有流行病学特点(如不洁食物史或疫区接触史),急性起病常伴发热和腹痛,具有自限性(病程一般数天至1周,不超过6周);抗菌药物治疗有效;粪便检出病原体可确诊。

2.阿米巴肠炎

它有流行病学特征,果酱样大便。病变主要侵犯右侧结肠,也可累及左侧结肠,结肠镜下见溃疡较深、边缘潜行,间以外观正常黏膜,确诊有赖于粪便或组织中找到病原体,非流行区患者血清抗阿米巴抗体阳性有助诊断。高度疑诊病例抗阿米巴治疗有效。

3.血吸虫病

它有疫水接触史,常有肝、脾肿大。确诊有赖粪便检查见血吸虫卵或孵化毛蚴阳性;急性期结肠镜下直肠乙状结肠见黏膜黄褐色颗粒,活检黏膜压片或组织病理见血吸虫卵。免疫学检查有助鉴别。

4.克罗恩病

克罗恩病的腹泻一般无肉眼血便,结肠镜及 X 线检查病变主要在回肠末段和邻近结肠,且病变呈节段性、跳跃性分布并有其特征改变,与溃疡性结肠炎鉴别一般不难。但要注意,克罗恩病可表现为病变单纯累及结肠,此时与溃疡性结肠炎鉴别诊断十分重要。对结肠 IBD 一时难以区分 UC 与 CD 者,即仅有结肠病变,但内镜及活检缺乏 UC 或 CD 的特征,临床可诊断为 IBD 类型待定(IBDU);而未定型结肠炎(IC)指结肠切除术后病理检查仍然无法区分 UC 和 CD 者。

5.大肠癌

大肠癌多见于中年以后,结肠镜或 X 线钡剂灌肠检查对鉴别诊断有价值,活检可确诊。须注意溃疡性结肠炎也可发生结肠癌变。

6.肠易激综合征

它的粪便可有黏液但无脓血,显微镜检查正常,隐血试验阴性。结肠镜检查无器质性病变证据。

7.其他

肠结核、真菌性肠炎、抗生素相关性肠炎(包括假膜性肠炎)、缺血性结肠炎、放射性肠炎、嗜酸性肠炎、过敏性紫癜、胶原性结肠炎、白塞病、结肠息肉病、结肠憩室炎以及人类免疫缺陷病毒(HIV)感染合并的结肠病变亦应与本病鉴别。还要注意,结肠镜检查发现的直肠轻度炎症改变,如不符合 UC 的其他诊断要点,常为非特异性,应认真寻找病因,观察病情变化。

8.UC 合并艰难梭菌或巨细胞病毒(CMV)感染

重度 UC 或在免疫抑制剂维持治疗病情处于缓解期的患者出现难以解释的症状恶化时,应考虑到合并艰难梭菌或 CMV 感染的可能。确诊艰难梭菌感染可行粪便艰难梭菌毒素试验(酶联免疫测定 toxinA/B)。确诊 CMV 感染可行肠镜下活检 HE 染色找巨细胞包涵体及免疫组化染色,以及血 CMV-DNA 定量。

七、治疗

治疗目的是诱导并维持临床缓解及黏膜愈合,防治并发症,改善患者的生活质量。

（一）对症治疗

强调休息、饮食和营养。重度患者应入院治疗，及时纠正水、电解质平衡紊乱，贫血者可输血，低蛋白血症者输注入血清白蛋白。病情严重者应禁食，并予完全胃肠外营养治疗。

对腹痛、腹泻的对症治疗，要权衡利弊，使用抗胆碱能药物或止泻药如地芬诺酯（苯乙哌啶）或洛哌丁胺宜慎重，在重度患者应禁用，因有诱发中毒性巨结肠的危险。

抗生素治疗对一般病例并无指征。但对重度有继发感染者，应积极抗感染治疗，给予广谱抗生素，静脉给药，合用甲硝唑对厌氧菌感染有效。

（二）药物治疗

1.氨基水杨酸制剂

氨基水杨酸制剂是治疗轻、中度 UC 的主要药物。包括传统的柳氮磺吡啶（SASP）和其他各种不同类型 5-氨基水杨酸（5-ASA）制剂。

SASP 疗效与其他 5-ASA 制剂相似，但不良反应远较这些 5-ASA 制剂多见。SASP 口服后大部分到达结肠，经肠道微生物分解为 5-ASA 与磺胺吡啶，前者是主要有效成分，其滞留在结肠内与肠上皮接触而发挥抗炎作用。该药适用于轻、中度患者或重度经糖皮质激素治疗已有缓解者。用药方法为 4g/d，分 4 次口服。病情完全缓解后仍要继续用药长期维持治疗。该药不良反应分为两类，一类是与剂量相关的不良反应，如恶心、呕吐、食欲减退、头痛、可逆性男性不育等，餐后服药可减轻消化道反应；另一类不良反应属于过敏，如皮疹、粒细胞减少、自身免疫性溶血、再生障碍性贫血等，因此服药期间必须定期复查血象，一旦出现此类不良反应，应改用其他药物。

口服 5-ASA 新型制剂可避免在小肠近段被吸收，而在结肠内发挥药效，这类制剂有各种控释剂型的美沙拉秦、奥沙拉秦和巴柳氮。口服 5-ASA 新型制剂疗效与 SASP 相仿，优点是不良反应明显减少，缺点是价格昂贵，因此对 SASP 不能耐受者尤为适用。5-ASA 的灌肠剂适用于病变局限在直肠乙状结肠者，栓剂适用于病变局限在直肠者。

2.糖皮质激素

糖皮质激素适用于对氨基水杨酸制剂疗效不佳的轻、中度 UC 患者，对重度 UC 患者静脉糖皮质激素为首选治疗药物。按泼尼松 0.75～1mg/（kg·d）（其他类型全身作用激素的剂量按相当于上述泼尼松剂量折算）给药。重度患者先予较大剂量静脉滴注，即甲泼尼龙 40～60mg/d 或氢化可的松 300～400mg/d，5 天（可适当提早至 3 天或延迟至 7 天)后评估病情,若明显好转改为口服泼尼松治疗,若仍然无效,应转换治疗方案(免疫抑制剂、生物制剂、外科手术等)。达到症状完全缓解后开始逐步减量,每周减 5mg,减至 20mg/d 时每周减 2.5mg 至停用,快速减量会导致早期复发。注意药物相关不良反应并做相应处理,宜同时补充钙剂和维生素 D。减量期间加用氨基水杨酸制剂或免疫抑制剂逐渐接替激素治疗。

对病变局限在直肠或直肠乙状结肠者,强调局部用药(病变局限在直肠用栓剂、局限在直肠乙状结肠用灌肠剂),口服与局部用药联合应用疗效更佳。局部用药有美沙拉秦栓剂每次 0.5～1g、1～2 次/天;布地奈德泡沫剂每次 2mg、1～2 次/天,适用于病变局限在直肠者,该药激素的全身不良反应少;美沙拉秦灌肠剂每次 1～2g、1～2 次/天;琥珀酸钠氢化可的松(禁用酒石酸制剂)100mg 加生理盐水 100mL 保留灌肠,每晚 1 次。

3.免疫抑制剂(硫唑嘌呤类药物)

硫唑嘌呤(AZA)或巯嘌呤(6-MP)适用于激素无效或依赖患者。AZA 欧美推荐的目标剂量为 1.5～2.5mg/(kg·d)。近年国外报道,对严重溃疡性结肠炎急性发作静脉用糖皮质激素治疗无效的病例,应用环孢素 2～4mg/(kg·d)静脉滴注,短期有效率可达 60%～80%,可有效减少急诊手术率。

4.生物制剂

当激素及上述免疫抑制剂治疗无效或激素依赖或不能耐受上述药物治疗时,可考虑生物制剂治疗。国外研究已肯定英利昔单抗(IFX)对 UC 的疗效,我国亦已结束Ⅲ期临床试验。IFX 是一种抗 TNF-α 的人鼠嵌合体单克隆抗体,为促炎性细胞因子的拮抗剂。使用方法为 5mg/kg,静脉滴注,在第 0 周、2 周、6 周给予作为诱导缓解;随后每隔 8 周给予相同剂量作长程维持治疗。在使用 IFX 前正在接受激素治疗时应继续原来治疗,在取得临床完全缓解后将激素逐步减量至停用。对原先已使用免疫抑制剂无效者,无必要继续合用免疫抑制剂;但对 IFX 治疗前未接受过免疫抑制剂治疗者,IFX 与 AZA 合用可提高撤离激素缓解率及黏膜愈合率。

(三)外科手术治疗

绝对手术指征包括大出血、穿孔、癌变及高度疑为癌变。相对手术指征包括:①积极内科治疗无效的重度 UC,合并中毒性巨结肠内科治疗无效者宜更早行外科干预;②内科治疗疗效不佳和(或)药物不良反应已严重影响生活质量者,可考虑外科手术。一般采用全结肠切除加回肠造瘘/回肠肛门小袋吻合术。

(四)维持治疗

激素不能作为维持治疗药物。维持治疗药物选择视诱导缓解时用药情况而定。由氨基水杨酸制剂或激素诱导缓解后以氨基水杨酸制剂维持,用原诱导缓解剂量的全量或半量,如用 SASP 维持,剂量一般为 2～3g/d,并应补充叶酸。远段结肠炎以美沙拉秦局部用药为主,加上口服氨基水杨酸制剂更好。硫唑嘌呤类药物用于激素依赖、氨基水杨酸制剂不耐受者的维持治疗,剂量与诱导缓解时相同。以 IFX 诱导缓解后继续 IFX 维持。氨基水杨酸制剂维持治疗的疗程为 3～5 年或更长。对硫嘌呤类药物及 IFX 维持治疗的疗程未有共识,视患者具体情况而定。

(五)患者教育

1.活动期患者应有充分休息,调节好情绪,避免心理压力过大。

2.急性活动期可给予流质或半流质饮食,病情好转后改为富营养、易消化的少渣饮食,调味不宜过于辛辣。注重饮食卫生,避免肠道感染性疾病。不宜长期饮酒。

3.按医嘱服药及定期医疗随访,不要擅自停药。反复病情活动者,应有终身服药的心理准备。

八、预后

本病呈慢性过程,大部分患者反复发作,轻度及长期缓解者预后较好。重度、有并发症及年龄超过 60 岁者预后不良,但近年由于治疗水平提高,病死率已明显下降。慢性持续活动或反复发作频繁,预后较差,但如能合理选择药物治疗,亦可望恢复。病程漫长者癌变危险性增加,应注意随访,推荐对起病 8～10 年的所有 UC 患者均应行 1 次肠镜检查,以确定当前病变的范围。如为 E3 型,则从此隔年肠镜复查,达 20 年后每年肠镜复查;如为 E2 型,则从起病 15 年开始隔年肠镜复查;如为 E1 型,无需肠镜监测。合并原发性硬化性胆管炎者,从该诊断确立开始每年肠镜复查。

第四节　缺血性结肠炎

缺血性结肠炎系由肠系膜上动脉或肠系膜下动脉的阻塞或灌注不良而引起的缺血性结肠病变。临床上突然起病,急性腹痛伴恶心、呕吐及腹泻,排出暗红色血便。严重者发生肠坏疽,并发肠穿孔及腹膜炎。

一、病因

本病多见于中老年,其中半数患者有原发性高血压、动脉硬化、冠心病、糖尿病,男性略多于女性。主要好发于肠系膜上、下动脉交接的部位,如结肠脾曲及直肠乙状结肠交接部,因弓形动脉在此处发育较差。

二、临床表现

(一)临床分型

1.一过性肠炎型

突然发病,中、下腹或左下腹痛,继而腹泻、便血。腹部压痛和肌紧张,数日内症状缓解,不复发。

2.狭窄型

反复发作的腹痛、便秘、腹泻、便血等,常可自行缓解,肠管狭窄严重时可发生梗阻。

3.坏疽型

此型少见,多为老年,突然发病,腹痛迅速扩展至全腹,有腹膜炎体征,早期即出现休克,预后差。

(二)常见症状

腹痛、腹泻和便血是最常见的临床表现。大部分患者为 50 岁以上的老年人,没有明显的诱发因素。腹痛的部位大多与结肠缺血病变部位一致,多为突然发作的剧烈腹痛,呈痉挛性发作,持续数小时或数天,继而出现腹泻,粪便少量带血,严重的患者可出现暗红色或鲜血便,常有恶心、呕吐和腹胀,同时伴有体温和血白细胞总数和中性粒细胞的升高。

(三)体格检查

在病程早期或非坏疽型患者可闻及活跃的肠鸣音,病变部位的腹部有压痛,直肠指诊常可见指套上有血迹。

(四)病程及转归

1.非坏疽型 IC

非坏疽型 IC 患者病程常为自限性,多数患者随着侧支循环供血的建立,肠黏膜水肿逐渐吸收,黏膜损伤修复,症状在数天内好转,腹痛、腹泻和血便逐渐消失。如果肠壁缺血较重,溃疡愈合需较长时间,腹痛消失后,腹泻和便血可持续数周,但无加重趋势。由于一过性 IC 患者病程比较短,临床表现比较轻,许多患者在发病时由于各种原因没有行结肠镜检查,所以误诊率很高。

2.坏疽型 IC

坏疽型 IC 大多为全身情况较差的老年人,常伴有其他慢性疾病。大部分坏疽型 IC 起病急,腹痛剧烈,伴有严重的腹泻、便血和呕吐。由于毒素吸收和细菌感染,患者常伴有明显的发热和血白细胞计数增高,早期即可出现明显的腹膜刺激征。病变广泛的患者还可伴有明显的麻痹性肠梗阻,结肠膨胀,肠腔内压力增高,肠壁受压,使结肠缺血进一步加重缺血性结肠炎。同时,有效血容量的减少和毒素的吸收,可诱发休克,使肠壁的血供进一步障碍,发生肠壁坏死和穿孔,出现高热、持续腹痛、休克等腹膜炎的表现。

3.肠腔狭窄/肠梗阻

它有 40%~50% 的患者伴有肠腔狭窄造成的肠梗阻表现。梗阻大多为不完全性,部分患者于发病后早期出现。大部分患者的梗阻发生于发病后 2～4 周,由于病变部位由纤维化和瘢痕形成引起,此时腹痛、腹泻等临床症状已逐渐缓解。

三、辅助检查

(一)血常规

白细胞和中性粒细胞的计数升高。

(二)直肠指诊

直肠指诊常可见指套上有血迹。

(三)腹部 X 线检查

该检查可见结肠和小肠扩张,结肠袋紊乱,部分患者可有肠管的痉挛和狭窄。坏疽型 IC 有时可见结肠穿孔引起的腹腔内游离气体以及由于肠壁进行性缺血、肠壁通透性升高引起的肠壁内气体和门静脉内气体。

(四)钡灌肠造影

该检查可以对病变的程度,尤其病变的范围有比较全面的了解,但有引起结肠穿孔的危险。因此,对病情严重、伴有大量便血以及怀疑有肠坏死的患者应慎用。

(五)结肠镜检查

结肠镜检查是诊断 IC 最有效的检查方式。受累肠段黏膜可见瘀点或瘀斑、黏膜水肿、出血、节段性红斑、出血性结节、散在性糜烂、纵行溃疡等,病变常与正常黏膜界限清晰,严重者会出现结肠袋消失、黏膜发绀甚至肠坏疽。随着病情进展,会出现肠管狭窄,溃疡愈合后会形成瘢痕。

当患者被怀疑有缺血性结肠炎,但不伴有腹膜炎体征,腹部 X 线片没有明显结肠梗阻和结肠穿孔的影像表现时,应考虑行结肠镜检查,必要时取活检以明确诊断。

(六)肠系膜动脉造影

由于大部分 IC 患者的动脉阻塞部位在小动脉,肠系膜动脉造影检查难以发现动脉阻塞的征象。另外,由于造影剂有可能引起进一步的血栓形成,应谨慎使用。

(七)CT 扫描

部分患者可见肠腔扩张,肠壁水肿引起的肠壁变厚等非特异性变化。

四、诊断与鉴别诊断

(一)病史

50 岁以上,伴有高血压病、动脉硬化缺血性结肠炎、冠心病、糖尿病等疾病,有时有便秘、感染、服降压药、心律失常、休克等诱因。年轻女性应注意是否长期口服避孕药。

(二)症状

突发痉挛性左下腹痛或中腹部疼痛,可伴有恶心、呕吐或血性腹泻,一般 24 小时内排黑褐色或鲜红色便。

(三)体格检查

缺血性结肠炎患者可有左下腹或全腹压痛,有时左髂窝可触及"肿块"。肛门指诊指套带有血迹。严重者有腹膜炎或休克等表现。

(四)辅助检查

IC 可有贫血和白细胞增高,便常规见红白细胞。结肠镜检查可见肠黏膜充血、水肿,严重者可见糜烂、溃疡。活检见不同程度的黏膜下层坏死、出血和肉芽组织、纤维化或玻璃样变等。早期钡灌肠可见结肠轻度扩张,可有典型指压征;后期肠道狭管征象。

(五)鉴别诊断

它应与炎症性肠病、细菌性痢疾等相鉴别。结肠镜检查对鉴别诊断有很大帮助。

五、治疗

(一)治疗原则

发病早期及时进行治疗,包括禁食,补充血容量,维持水、电解质平衡,维持心排出量。可选用抗生素预防感染。严重者如有肠穿孔或腹膜炎体征,及早行剖腹探查术。

(二)治疗方法

1.保守治疗

保守治疗绝大多数局限于肠壁内的非坏疽型病变的发展具有自限性,可以逐渐被吸收。即使部分患者发生结肠狭窄,大部分为不完全性肠梗阻,可以通过保守治疗缓解。

2.手术治疗

手术治疗大多仅限于坏疽型 IC 患者,一旦确诊,应尽早手术。坏疽型 IC 伴明显结肠扩张的患者应考虑行全结肠切除。坏疽型 IC 的病死率在很大程度上取决于诊断和手术治疗的及时与否、患者的全身状况以及并发症的发生情况。一旦出现呼吸窘迫综合征、肾衰竭和持续性感染等严重并发症,病死率依然很高。

对于病情持续 2 周以上,虽经积极保守治疗病情仍无明显缓解的患者也应考虑手术治疗。大部分 IC 引起的结肠狭窄为不完全性结肠梗阻,因而一般可以避免手术。

对伴有慢性结肠梗阻临床症状的患者,经积极保守治疗不能缓解、与结肠恶性肿瘤鉴别有困难者宜采取手术治疗,切除狭窄肠段,一期吻合重建肠道连续性,切除组织送病理检查。

六、预后与预防

本病是老年病之一,发病突然,坏疽型预后极差,对治疗成功与否影响重大。无论是内科、外科治疗均应掌握时机,密切观察,及时调整治疗方案。

去除诱因,例如便秘、感染、心律失常、不合理使用降压药等。建议患有冠心病、高血压、动脉硬化及糖尿病的患者应坚持病因治疗,多运动,促进血液回流,若出现不明原因突发腹痛及便血应警惕此病发生,及时就诊。

第五节　肠梗阻

肠梗阻指各种病因导致肠内容物在肠道中通过受阻,是常见的急腹症。该病不仅表现为肠道局部病理及功能障碍,并可继发全身一系列病理生理改变,甚而危及生命。

一、病因

(一)机械性肠梗阻

机械性肠梗阻临床上最常见。多由粘连及粘连带压迫、肠道炎症或肿瘤、肠外肿块压迫、肠套叠或扭转、异物、蛔虫或粪便团块阻塞、嵌顿性外疝或内疝、放射性损伤造成。

（二）动力性肠梗阻

动力性肠梗阻多由肠壁肌肉运动紊乱造成共分为：①麻痹性：常发生在腹部大手术后、腹部外伤、腹膜炎、低血钾、严重感染、甲状腺功能减退等疾病；②痉挛性：肠肌痉挛引起肠神经功能紊乱及肠道炎症，可引起暂时性肠痉挛。

（三）缺血性肠梗阻

缺血性肠梗阻主要由肠系膜动脉血栓形成或栓塞及静脉血管血栓形成所致。

二、病理生理

各类型肠梗阻病理变化有所不同，但主要病理生理改变为肠积气、积液致使肠膨胀，继而出现体液丢失及酸碱平衡紊乱，肠壁血供障碍，坏死和继发性感染，最后出现毒血症。后者为肠梗阻致死的主要原因。

三、临床表现

（一）临床症状

由于肠梗阻发生的急缓、病因、部位的高低及肠腔堵塞的程度不同而有不同的临床表现，但肠内容物不能顺利通过肠腔而出现腹痛、呕吐、腹胀和停止排便排气的四大症状是共同的临床表现。

1.腹痛

腹痛是肠梗阻最先出现的症状。腹痛多在腹中部脐周围，呈阵发性绞痛，伴有肠鸣音亢进，这种疼痛是由于梗阻以上部位的肠管强烈蠕动所致。腹痛是间歇性发生，在每次肠蠕动开始时出现，由轻微疼痛逐渐加重，达到高峰后即行消失，间隔一段时间后，再次发生。腹痛发作时，患者常可感觉有气体在肠内窜行，到达梗阻部位而不能通过时，疼痛最重，如有不完全性肠梗阻时，气体通过后则疼痛感立即减轻或消失。如腹痛的间歇期不断缩短，或疼痛呈持续性伴阵发性加剧，且疼痛较剧烈时，则肠梗阻可能是单纯性梗阻发展至绞窄性梗阻的表现。腹痛发作时，还可出现肠型或肠蠕动波，患者自觉似有包块移动，此时可听到肠鸣音亢进。当肠梗阻发展至晚期，梗阻部位以上肠管过度膨胀，收缩能力减弱，则阵痛的程度和频率都减低，当出现肠麻痹时，则不再出现阵发性绞痛，而呈持续性的胀痛。

2.呕吐

呕吐程度和性质与梗阻程度和部位有密切关系。肠梗阻的早期呕吐是反射性的，呕吐物为食物或胃液。然后有一段静止期，再发呕吐时间视梗阻部位而定，高位小肠梗阻，呕吐出现较早而频繁，呕吐物为胃液、十二指肠液和胆汁，大量丢失消化液，短期内出现脱水、尿少、血液浓缩，或代谢性酸中毒。如低位小肠梗阻时呕吐出现较晚,多为肠内容物在梗阻以上部位郁积到相当程度后,肠管逆蠕动出现反流性呕吐,吐出物为蓄积在肠内并经发酵、腐败呈粪样带臭味的肠内容物。如有绞窄性梗阻,呕吐物为血性或棕褐色。结肠梗阻仅在晚期才出现呕吐。麻痹性肠梗阻的呕吐往往为溢出样呕吐。

3.腹胀

发生腹胀往往在腹痛之后,为肠腔内积液、积气所致。腹胀程度与梗阻部位有关。高位小肠梗阻由于频繁呕吐,腹胀不显著;低位小肠梗阻则腹胀较重,可呈全腹膨胀,或伴有肠型。闭袢性肠梗阻可以出现局部膨胀,叩诊鼓音。而结肠梗阻如回盲部关闭可以显示腹部高度膨胀而且不对称。慢性肠梗阻时腹胀明显,肠型与蠕动波也较明显。

4.停止排便排气

有无大便和肛门排气,与梗阻程度有关。在完全性梗阻发生后排便排气即停止。少数患者因梗阻以下的肠管内尚有残存的粪便及气体,由于梗阻早期肠蠕动增加,这些粪便及气体仍可排出,不能因此而否定肠梗阻的存在。在某些绞窄性肠梗阻如肠套叠、肠系膜血管栓塞,患者可自肛门排出少量血性黏液或果酱样便。

(二)体征

1.全身情况

单纯性肠梗阻早期多无明显全身变化。但随梗阻后症状的出现,呕吐、腹胀、丢失消化液,可发生程度不等的脱水,甚至休克。若发生肠绞窄、坏死穿孔,出现腹膜炎时,则出现发热、畏寒等中毒表现。

一般表现为急性痛苦病容,神志清楚,当脱水或有休克时,可出现神志萎靡、淡漠、恍惚、甚至昏迷。肠梗阻时由于腹胀使膈肌上升,影响心肺功能,呼吸受限、急促,有酸中毒时,呼吸深而快。体温在梗阻晚期或绞窄性肠梗阻时,由于毒素吸收,体温升高,伴有严重休克时体温反而下降。由于水和电解质均有丢失,多属等渗性脱水,表现全身乏力,眼窝、两颊内陷,唇舌干燥,皮肤弹性减弱或消失。急性肠梗阻患者必须注意血压变化,是由于脱水、血容量不足或中毒性休克发生,而使血压下降。患者有脉快、面色苍白、出冷汗、四肢厥冷等末梢循环衰竭时,血压多有下降,表示有休克存在。

2.腹部体征

它可按视、触、叩、听的顺序进行检查。急性肠梗阻的患者,一般都有不同程度的腹部膨胀,高位肠梗阻多在上腹部,低位小肠梗阻多在中腹部,麻痹性肠梗阻呈全腹性膨隆。闭袢性肠梗阻可出现不对称性腹部膨隆。机械性梗阻时,常可见到肠型及蠕动波。

腹部触诊时,可了解腹肌紧张的程度、压痛范围和反跳痛等腹膜刺激征,应常规检查腹股沟及股三角,以免漏诊嵌顿疝。单纯性肠梗阻时腹部柔软,肠管膨胀可出现轻度压痛,但无其他腹膜刺激征。绞窄性肠梗阻时,可有固定性压痛和明显腹膜刺激征,有时可触及绞窄的肠袢或痛性包块。压痛明显的部位,多为病变所在,痛性包块常为受绞窄的肠袢。回盲部肠套叠时,腊肠样平滑的包块常在右中上腹;蛔虫性肠梗阻时可为柔软索状团块,有一定移动度;乙状结肠梗阻扭转时包块常在左下腹或中下腹;癌肿性包块多较坚硬而疼痛较轻;腹外疝嵌顿多为圆形突出腹壁的压痛性肿块。当梗阻尚不肠管积气、积液较多时,稍加振动可听到振水音。

腹部叩诊时,肠管胀气为鼓音,绞窄的肠袢因水肿、渗液为浊音。因肠管绞窄腹腔内渗液,可出现移动性浊音,必要时腹腔穿刺检查,如有血性腹水,则为肠绞窄证据。

腹部听诊主要是了解肠鸣音的改变。机械性肠梗阻发生后,腹痛发作时肠鸣音亢进,随着肠腔积液增加,可出现气过水声,肠管高度膨胀时可听到高调金属音。麻痹性肠梗阻或机械性肠梗阻的晚期,则肠鸣音减弱或消失。正常肠鸣音一般频率3~5次/分钟,每分钟5次以上为肠鸣音亢进,少于3次为减弱,3分钟内听不到肠鸣音为消失。

(三)直肠指检

直肠指检可检出直肠癌、肠套叠的套头及低位直肠周围肿瘤。

四、辅助检查

(一)实验室检查

单纯性肠梗阻早期各种化验检查变化不明显。梗阻晚期或有绞窄时,由于失水和血液浓缩,化验检查为判断病情及预后提供参考。

1.血常规:血红蛋白、血细胞比容因脱水和血液浓缩而升高,与失液量成正比。尿比重升高,多在1.025~1.030。白细胞计数对鉴别肠梗阻的性质有一定意义,单纯性肠梗阻正常或轻度增高,绞窄性肠梗阻可达$(15\sim20)\times10^9/L$,中性粒细胞亦增加。

2.酸碱平衡紊乱:高位梗阻,频繁呕吐,大量胃液丢失可出现代谢性碱中毒;低位肠梗阻时可出现代谢性酸中毒。

3.血清 Na^+、K^+、负离子等在早期无明显变化,但随梗阻存在,自身代谢调节的作用,内生水和细胞内液进入循环而稀释,使 K^+、Na^+、负离子等逐渐下降;在无尿或酸中毒时,血清 K^+ 可稍升高,随着尿量的增加和酸中毒的纠正而大量排 K^+,血清 K^+ 可突然下降。

（二）X 线检查

这是急性肠梗阻常用的检查方法；常能对明确梗阻是否存在、梗阻的位置、性质以及梗阻的病因提供依据。

1.腹部平片检查

肠管的气液平面是肠梗阻特有的 X 线表现。摄片时最好取直立位，如体弱不能直立时可取侧卧位。在梗阻发生 4～6 小时后，由于梗阻近端肠腔内积存大量气体和液体，肠管扩张，小肠扩张在 3cm 以上，结肠扩张在 6cm 以上，黏膜皱襞展平消失，肠皱襞呈环形伸向腔内，呈"鱼骨，刺"样的环形皱襞，多见于空肠梗阻。而回肠梗阻时，黏膜皱襞较平滑，至晚期时小肠肠祥内有多个液平面出现，典型的呈阶梯状。结肠梗阻与小肠梗阻不同，因梗阻结肠近端肠腔内充气扩张，回盲瓣闭合良好时，形成闭祥性梗阻，结肠扩张十分明显，尤以壁薄的右半结肠为著，盲肠扩张超过 9cm。结肠梗阻时的液平面，多见于升、降结肠或横结肠的凹下部分。由于结肠内有粪块堆积，液平面可呈糊状。如结肠梗阻时回盲瓣功能丧失，小肠内也可出现气液平面，此时应注意鉴别。

2.肠梗阻的造影检查

考虑有结肠梗阻时，可做钡剂灌肠检查。检查前清洁灌肠，以免残留粪块造成误诊。肠套叠、乙状结肠扭转和结肠癌等，可明确梗阻部位、程度及性质。多数为肠腔内充盈缺损及狭窄。在回结肠或结肠套叠时，可见套入的肠管头部呈新月形或杯口状阴影。乙状结肠扭转时，钡柱前端呈圆锥形或鹰嘴状狭窄影像。另外钡剂或空气灌肠亦有治疗作用。早期轻度盲肠或乙状结肠扭转，特别是肠套叠，在钡（或空气）灌肠的压力下，就可将扭转或套叠复位，达到治疗目的。

肠梗阻时的钡剂造影检查，由于肠道梗阻，通过时间长，可能加重病情或延误治疗，多不宜应用。而水溶性碘油造影，视梗阻部位，特别是高位梗阻时，可以了解梗阻的原因及部位。

（三）B 超检查

该检查有助于了解肠管积液扩张的情况，判断梗阻的性质和部位，观察腹水及梗阻原因。肠梗阻患者 B 超常见到梗阻部位以上的肠管有不同程度的扩张，管径增宽，肠腔内有形态不定的强回声光团和无回声的液性暗区。如为实质性病变显示更好，在肠套叠时 B 超横切面可见"靶环"状的同心圆回声，纵切面可显示套入肠管的长度。蛔虫团引起的肠梗阻可见局部平行旋涡状光带回声区。如肠管扩张明显，大量腹水，肠蠕动丧失，可能发生绞窄性肠梗阻或肠坏死。

（四）CT 检查

随着 CT 的广泛应用和 CT 检查技术的进步，CT 已发展成为诊断肠梗阻的一种快速简便且成熟的方法。CT 对肠梗阻诊断的敏感性、特异性、正确性均达到 90％以上，并能明确肠梗阻的病因。肠梗阻基本的 CT 表现为：机械性肠梗阻有扩张的肠管和凹陷肠管交界的"移行带征"；麻痹性肠梗阻常表现为小肠、结肠均有扩张积气、积液，而常以积气为主，并无明显的"移行带征"，并可常见引起肠麻痹的原因如腹腔脓肿、腹膜炎、胰腺炎等；血运行肠梗阻除梗阻或栓塞血管供血的相应肠管扩张外，梗阻肠管对应的血管可见高密度血栓或增强扫描见血管内充盈缺损。总之，CT 能显示肠梗阻后肠腔、肠壁、肠管及肠系膜和腹腔内器官改变的征象，有利于肠梗阻的正确诊断及预后判断。

（五）MRI 检查

MRI 检查对肠梗阻的诊断亦有价值，Haste 序列可正确地鉴别机械性和麻痹性小肠梗阻。肠梗阻 MR 共性表现为梗阻近段肠扩张，并可见气液平面。不同原因所致梗阻又有特殊表现，肿瘤性肠梗阻 MR 图像上可见梗阻部位软组织肿块或肠道管壁不规则增厚，病变部位前后肠管分界较为明确，梗阻近段肠管明显扩张位图像表现为"弹簧状"，冠状位呈"袖套状"改变；肠扭转 MR 图像可见呈"漩涡状"聚集的系膜，轴位或冠状位均可明确显示；胆石及粪石在 MR T_1 及 T_2 加权图像均呈类圆形低信号，易于识别。

五、诊断与鉴别诊断

急性肠梗阻的诊断，首先需要确定是否有肠梗阻存在，还必须对肠梗阻的程度、性质、部位及原因做出较准确的判断。

（一）肠梗阻是否存在

典型的肠梗阻具有阵发性腹部绞痛、呕吐、腹胀、停止排气排便。

四大症状以及肠型、肠鸣音亢进等表现，诊断一般并不困难。但对于不典型病例、早期病例及不完全性肠梗阻，诊断时有一定困难，可借助 X 线检查给予帮助。一时难于确诊者，可一边治疗，一边观察，以免延误治疗。诊断时应特别注意与急性胰腺炎、胆绞痛、泌尿系统结石、卵巢囊肿扭转等相鉴别，应做相关疾病的有关检查，以排除这些疾病。

（二）肠梗阻的类型

鉴别是机械性肠梗阻还是动力性肠梗阻（尤以麻痹性肠梗阻）。机械性肠梗阻往往有肠管器质性病变，如粘连、压迫或肠腔狭窄等，晚期虽可出现肠麻痹，但腹平片检查有助于鉴别。动力性肠梗阻常继发于其他原因，如腹腔感染、腹部外伤、腹膜后血肿、脊髓损伤或精神障碍等，麻痹性肠梗阻虽有腹部膨胀，但肠型不明显、无绞痛、肠鸣音减弱或消失，这些与机械性梗阻的表现不同。

（三）肠梗阻的性质

鉴别是单纯性还是绞窄性肠梗阻。在急性肠梗阻的诊断中，这两者的鉴别极为重要。因为绞窄性肠梗阻肠壁有血运障碍，随时有肠坏死和腹膜炎、中毒性休克的可能，不及时治疗可危及生命。但两者的鉴别有时有一定困难，有以下表现时应考虑有绞窄性肠梗阻的可能：

1.腹痛剧烈，阵发绞痛转为持续性痛伴阵发性加重。

2.呕吐出现较早且频繁，呕吐物呈血性或咖啡样。

3.腹胀不对称，有局限隆起或有孤立胀大的肠袢。

4.出现腹膜刺激征或有固定局部压痛和反跳痛，肠鸣音减弱或消失。

5.腹腔有积液，腹穿为血性液体。

6.肛门排出血性液体或肛指检查发现血性黏液。

7.全身变化出现早，如体温升高、脉率增快、白细胞计数升高、很快出现休克。

8.X线腹部平片显示有孤立胀大的肠袢，位置固定不变。

9.B超提示肠管扩张显著，大量腹水。

10.CT示梗阻肠管对应的血管可见高密度血栓或增强扫描见血管内充盈缺损。

11.肠梗阻经积极保守治疗而症状无改善，且有加重倾向者。

单纯性梗阻与绞窄性梗阻的预后不同，有人主张两者不能鉴别时，在积极准备下以手术探查为妥，不能到绞窄症状很明显时才手术探查，以免影响预后。

（四）肠梗阻的部位

鉴别高位小肠梗阻还是低位小肠梗阻，或是结肠梗阻。由于梗阻部位不同，临床表现也有所差异。高位小肠梗阻呕吐早而频，腹胀不明显；低位小肠梗阻呕吐出现晚而次数少，呕吐物呈粪样，腹胀显著；结肠梗阻，由于回盲瓣作用，阻止逆流，以致结肠高度膨胀形成闭袢性梗阻，其特点是进行性结肠胀气，可导致盲肠坏死和腹痛较轻，呕吐较少，腹胀不对称，必要时以钡灌肠明确诊断。

（五）梗阻的程度

鉴别完全性还是非完全性肠梗阻。完全性肠梗阻发病急，呕吐频；停止排便排气，X线腹部平片显示小肠内有气液平面呈阶梯状，结肠内无充气；不完全性肠梗阻发病缓，病情较长，腹痛轻，间歇较长，可无呕吐或偶有呕吐，每有少量排便排气，常在腹痛过后排少量稀便，腹部平片示结肠内少量充气。

（六）肠梗阻的原因

它要结合年龄、病史、体检及X线检查等综合分析；尽可能做出病因诊断，以便进行正确的治疗。

1.年龄因素

新生儿肠梗阻以肠道先天性畸形为多见,1岁以内小儿以肠套叠最为常见,1~2岁嵌顿性腹股沟斜疝的发生率较高,3岁以上的儿童应注意蛔虫团引起的肠梗阻,青壮年以肠扭转、肠粘连、绞窄性腹外疝较多,老年人则以肿瘤、乙状结肠扭转、粪便堵塞等为多见。

2.病史

如有腹部手术史、外伤史或腹腔炎症疾病史多为肠粘连或粘连带压迫所造成的肠梗阻;如患者有结核病史,或有结核病灶存在,应考虑有肠结核或腹腔结核引起的梗阻;如有长期慢性腹泻、腹痛应考虑有节段性肠炎合并肠狭窄;饱餐后剧烈活动或劳动考虑有肠扭转;如有心血管疾病,突然发生绞窄性肠梗阻,应考虑肠系膜血管病变的可能。

3.根据检查结果

肠梗阻患者除了腹部检查外,一定要注意腹股沟部检查,除外腹股沟斜疝、股疝嵌顿引起的梗阻,直肠指诊应注意有无粪便堵塞及肿瘤等,指套有果酱样大便时应考虑肠套叠。腹部触及肿块应多考虑为肿瘤性梗阻。

大多数肠梗阻的原因比较明显,少数病例一时找不到梗阻的原因,需要在治疗过程中反复检查,再结合 X 线表现,或者在剖腹探查中才能明确。

六、治疗

肠梗阻的治疗方法取决于梗阻的病因、性质、部位、病情和患者的全身情况。但不论采取何种治疗方法,纠正肠梗阻所引起的水、电解质和酸碱平衡的失调,做胃肠减压以改善梗阻部位以上肠段的血液循环及控制感染等皆属必要。

(一)基础疗法

1.纠正脱水、电解质丢失和酸碱平衡失调

脱水与电解质的丢失与病情与病类有关。应根据临床经验与血化验结果予以估计,一般成人症状较轻的约需补液 1500mL,有明显呕吐的则需补液 3000mL,而伴周围循环虚脱和低血压时则需补液 4000mL 以上。若病情一时不能缓解则尚需补给从胃肠减压及尿中排泄的量及正常的每日需要量。当尿量排泄正常时,尚需补给钾盐。低位肠梗阻多因碱性肠液丢失易有酸中毒,而高位肠梗阻则因胃液和钾的丢失易发生碱中毒,皆应予相应的纠正。在绞窄性肠梗阻和机械性肠梗阻的晚期,可有血浆和全血的丢失,产生血液浓缩或血容量的不足,故尚应补给全血或血浆、白蛋白等方能有效地纠正循环障碍。

在制定或修改此项计划时,必须根据患者的呕吐情况,脱水体征,每小时尿量和尿比重,血钠、钾、氯离子、二氧化碳结合力、血肌酐以及血细胞压积、中心静脉压的测定结果,加以调整。由于酸中毒、血浓缩、钾离子从细胞内逸出,血钾测定有时不能真实地反映细胞缺钾情况。而应进行心电图检查作为补充。补充体液和电解质、纠正酸碱平衡失调的目的在于维持机体内环境的相对稳定,保持机体的抗病能力,使患者在肠梗阻解除之前能渡过难关,能在有利的条件下接受外科手术治疗。

2.胃肠减压

通过胃肠插管减压可引出吞入的气体和滞留的液体,解除肠膨胀,避免吸入性肺炎,减轻呕吐,改善由于腹胀引起的循环和呼吸窘迫症状,在一定程度上能改善梗阻以上肠管的淤血、水肿和血液循环。少数轻型单纯性肠梗阻经有效的减压后肠腔可恢复通畅。胃肠减压可减少手术操作困难,增加手术的安全性。

减压管一般有两种:较短的一种(Levin管)可放置在胃或十二指肠内,操作方便,对高位小肠梗阻减压有效;另一种减压管长数米(Miller-Abbott 管),适用于较低位小肠梗阻和麻痹性肠梗阻的减压,但操作费时。

3.控制感染和毒血症

肠梗阻时间过长或发生绞窄时,肠壁和腹膜常有多种细菌感染(如大肠杆菌、梭形芽孢杆菌、链球菌等),积极地采用以抗革兰氏阴性杆菌为重点的广谱抗生素静脉滴注治疗十分重要,动物实验和临床实践都证实应用抗生素可以显著降低肠梗阻的死亡率。

4.此外,还可应用镇静剂、解痉剂等一般对症治疗

可使用止痛剂的应用则遵循急腹症的原则。

(二)解除梗阻

1.非手术治疗

非手术治疗对一般单纯性机械性肠梗阻,尤其是早期不完全性肠梗阻,如由蛔虫、粪块堵塞或炎症粘连所致的肠梗阻等可作非手术治疗。早期肠套叠、肠扭转引起的肠梗阻亦可在严密的观察下先行非手术治疗。动力性肠梗阻除非伴有外科情况,不需手术治疗。非手术治疗除前述各项治疗外尚可加用下列措施:

(1)中药:复方大承气汤,川朴 15g、炒莱菔子 30g、枳实 9～15g、桃仁 9g、生大黄 9～15g(后下)、芒硝 9～15g(冲);适用于一般肠梗阻、气胀较明显者。甘遂通结汤,甘遂末 1g(冲)、桃仁 9g,赤芍 15g,生牛膝 9g,厚朴 15g,生大黄 15～24g(后下),木香 9g,适用于较重的肠梗阻、积液较多者。上列中药可煎成 200mL,分次口服或经胃肠减压管注入。

(2)油类:可用液状石蜡、生豆油或菜油 200～300mL 分次口服或由胃肠减压

管注入。适用于病情较重,体质较弱者。

(3)麻痹性肠梗阻如无外科情况可用新斯的明注射、腹部芒硝热敷等治疗。

(4)驱虫:肠蛔虫所致肠梗阻,可口服驱虫药如枸橼酸哌嗪(驱蛔灵)3g,每晚1次,连续2个晚上,配以解痉剂,针刺穴位等对症处理。胃管输氧,儿童每周岁60～100mL,不超1500mL,如无效则行手术治疗。

(5)应用内镜:内镜直视下乙状结肠扭转复位,同时通过肛管对扭转部位进行减压,置放肠梗阻减压导管或金属支架引流。

(6)空气钡灌肠法对肠套叠进行复位:其疗效可达90%。复位后应继续观察病情,如出现腹膜刺激征及全身情况恶化者,需行手术治疗。

2.手术治疗

绝大多数机械性肠梗阻需做外科手术治疗,缺血性肠梗阻和绞窄性肠梗阻更宜及时手术处理。

(1)手术指征:①积极非手术治疗无效,临床症状不缓解或有加重者。②绞窄性肠梗阻包括肿瘤炎症等引起者。对完全性肠梗阻不能排除绞窄性肠梗阻者应及时手术治疗。③有腹膜刺激体征者。

(2)手术方法:①病因解除法。粘连松解术、切开取异物术、肠扭转肠套叠复位术。②肠切除术及吻合术。对肠道肿瘤、炎性狭窄或局部肠壁坏死者,采取病变肠段的切除并行吻合术。③短路手术。对梗阻原因既不能解除又不能切除的病变,如广泛肠粘连、晚期肿瘤等,则采用梗阻近端与远端肠袢的短路吻合术。④肠造口或肠外置术。病情严重或受局部病变的限制,需采用二次手术治疗,故将梗阻肠端外置造口,以解除梗阻,待病情好转以后再行二期手术。

七、内镜在肠梗阻诊治中的应用

(一)诊断方面

1.内镜检查可直接发现十二指肠及结肠梗阻的部位、病变性质及进行摄像活检确诊,如对肠道良恶性肿瘤、炎症性肠病、肠结核等的诊断。

2.对急性及慢性肠壁缺血性病变进行直接诊断,内镜下观察分期。①急性期:以瘀点、苍白、充血和节段性分布为特征,于发病24小时后,可见斑片水肿,充血区与暂时性发白区交替出现,对苍白区活检仅有少量出血。48小时后红斑融合成带状,脆性增加易出血。②亚急性期:发病后3～7天,可见溃疡形成,多数为浅表溃疡,少数为弥散性节段性渗出性溃疡及黏膜下出血。③慢性期:本病在两周至3个月,溃疡及渗出消退,黏膜呈颗粒状,亦可恢复正常。

3.放射性肠炎的内镜特征:见于腹膜和盆腔器官恶性肿瘤接受放疗后引起的

肠壁炎症性疾病。分为4级：①1级黏膜充血，血管扩张，可伴糜烂易出血；②2级溃疡形成，为圆形或不规则形，表面附灰白色苔，边缘平坦；③3级除有溃疡及直肠炎外伴肠腔狭窄；④4级伴有瘘管形成，少数可穿孔。

4.其他可能引起肠梗阻的病因，如异物、粪块、胆石等。

（二）内镜在肠梗阻中的治疗

1.乙状结肠扭转内镜复位法

（1）纤镜到达扭转部位，首先必须观察肠壁有无坏死，以决定能否复位。

（2）纤镜挤入扭曲的盲袢，将积气及积水抽出，使盲袢缩小变软，有利进镜。

（3）通过扭转的盲袢进入降结肠拉直镜身后即达复位目的。

有报道认为，乙状结肠扭转的非手术治疗的成功率为76%～92%，但复位后复发率为30%～60%。国内某学者采用上述方法对3例患者行内镜下复位成功，随访8～10个月均无复发。

2.取异物及嵌顿物

长形异物选用圈套器，套取异物头端，随内镜一并退出。尖形或扁形异物可采用鼠齿钳抓持异物，不易滑脱。有尖锐棱角异物时，应注意与肠腔的长轴平行，随肠道的蠕动舒张波而同步逐渐取出，以避免黏膜的撕裂、出血、穿孔等并发症的发生。可在内镜下采用各型抓持器取出嵌顿于盲肠或结肠的粪石胆石等。

3.内镜下置放肠梗阻减压导管或金属支架

在内镜引导下置放鼻插入型导管可使大部分单纯性小肠梗阻在非手术治疗情况下得到缓解以至治愈；对于结直肠的恶性肿瘤，可经肛门置入肠梗阻导管或金属支架，能够缓解患者症状，避免急诊手术。

4.内镜下置放金属支架

针对于恶性肿瘤引起的肠道梗阻。

5.松解粘连

它是腹腔镜下松解粘连带。

第六节　结直肠癌

结直肠肿瘤包括良性和恶性肿瘤。结直肠良性肿瘤即息肉主要包括新生物性、错构瘤性、炎症性和增生性息肉，其中，新生物性息肉即腺瘤，它与直肠癌（CRC）的发生关系密切，大部分的CRC来自腺瘤。结直肠恶性肿瘤包括结CRC、类癌、恶性淋巴瘤、平滑肌肉瘤和恶性黑色素瘤等，其中，CRC是最常见的恶性肿瘤。从世界范围看,我国属 CRC 低发区,然而随着社会的发展、生活条件的改变和人们生活方式、习惯的日渐西方化,CRC 的发病率、患病率和死亡率上升趋势明显。CRC 的发生是一个多因素、多步骤的过程,是环境因素与宿主个体特征、遗传因素交互作用的结果。因此,有必要充分认识 CRC 的流行现况和可能的致病因素,以便为 CRC 的预防和治疗提供科学依据。

一、流行病学

(一)发病率

根据全国肿瘤登记中心的统计,我国 2007 年大肠癌发病率为 29.62/10 万人,居第三位,死亡率为 14.15/10 万,居第五位。大肠癌发病明显呈现出城市高于农村、高收入地区高于低收入地区、男性高于女性、老年人高发的特征。在东南沿海的一些大城市,大肠癌发病率正在接近居首位的肺癌,如上海市 2007 年大肠癌发病粗率已超过胃癌,达 54.28/10 万,接近肺癌的 60.94/10 万。与此同时,美国大肠癌发病率和死亡率呈现出了下降的趋势。最新调查的数据显示,2002—2010 年间,美国 50～75 岁间适龄人群的大肠癌筛查率从 52.3% 上升到 65.4%。与此同时,观察到的大肠癌标化发病率从 2003 年的 52.3/10 万下降到 2007 年的 45.5/10 万,平均年下降 3.4%;死亡率从 19.0% 下降到 16.7%,平均年下降 3%。双率下降的程度在各个州和地区明显呈现出了随筛查率上升越多而下降越多的趋势,如 RhodeIsland 筛查率达到 74.7%,其发病率年下降达 6.3%。

(二)性别差异

世界范围内,男性 CRC 的发病率和死亡率普遍比女性高,但不同年龄组及部位略有区别。美国白人 CRC 的发病率男女性别比值为 1.49∶1,黄种人男女性别比值为 1.22∶1,在美国白人中近端和远端结肠癌男女性别比分别为 1.43∶1 和 1.52∶1,而在黄种人中两者的男女性别比分别为 1.06∶1 和 1.29∶1。对国内城市和农村试点地区的观察分析,也发现了类似情况。

(三)年龄差异

CRC 发病率和死亡率随着年龄的增大而逐步上升。以中国上海市监测资料为例,在分性别、肿瘤部位均观察到了明显的上升趋势,仅在 80 岁以上的女性中,结、直肠癌发病率和结肠癌死亡率出现了短暂下降。

同时值得注意的是青少年型 CRC 的发生。有资料提示,我国青少年型 CRC 可能较其他国家和地区高发。根据 1978—1982 年对我国上海和美国白人的年龄性别 CRC 发病率估计,上海市青少年(30 岁以下)CRC 发病率(1.0/10 万)比美国白人(0.3/10 万)高,而后者≥30 岁组 CRC 发病率(90.2/10 万)较上海市高 2～3

倍(35.0/10 万)。移民流行病学研究表明青少年型 CRC 的发生可能与遗传关系更为密切。

(四)种族差异

在 20 世纪 80 年代,多数地区白人 CRC 的发病率比非白人高。90 年代后,美国黑人的 CRC 发病率已超过白人,1993—1997 年,美国黑人男、女性发病率分别为 44.2/10 万和 34.3/10 万,美国白人则为 38.1/10 万和 27.6/10 万。

(五)地区分布

世界各国 CRC 的发病率和死亡率差异较大,北美、西欧、澳大利亚以及新西兰是 CRC 高发地区,发病率为 30～60/10 万不等,其中男性以捷克共和国最高,达 58.5/10 万,女性以新西兰最高,达 42.2/10 万;东欧居中,而非洲、亚洲等地发病率较低,约为 1～10/10 万不等,其中男性以刚果和孟加拉国最低,为 1/10 万,女性以孟加拉国最低,为 0.9/10 万。男、女性 CRC 死亡率均以匈牙利最高,分别为 35.6/10 万和 21.2/10 万;孟加拉国最低,男、女性均为 0.6/10 万(WHO IARC 2002)。发病率差异显著,提示 CRC 与环境、生活方式及饮食习惯等因素有密切关系。

我国 CRC 发病和死亡同样存在地区性差异,对北京、上海、天津、武汉、哈尔滨等城市试点地区和启东、嘉善、磁县、林州、长乐和扶绥等农村试点地区监测表明,城市中以上海发病率最高,男、女性分别为 23.1/10 万和 19.5/10 万,天津最低,男、女性分别为 12.9/10 万和 11.5/10 万,其中武汉女性发病率与天津接近,为 11.6/10 万;农村以浙江省嘉善县发病率最高,男、女性分别为 21.7/10 万和 18.2/10 万,扶绥最低,男、女性分别为 2.3/10 万和 1.4/10 万,且同期相比,城市普遍比农村发病率高。死亡率分布,城市中同样以上海最高,男、女性分别为 13.0/10 万和 10.2/10 万,天津最低,男、女性均为 5.3/10 万;农村同样以嘉善最高,男、女性分别为 17.6/10 万和 11.4/10 万,扶绥最低,男、女性分别为 2.9/10 万和 1.4/10 万。其中嘉善县 CRC 死亡率是所有试点地区最高的,比发病率最高的上海市更高,分析原因可能与肿瘤的恶性程度以及医疗条件的差异有关。我国 CRC 的地理分布特征为:沿海地区(东部地区)比内陆(西北地区)高发,其中又以长江中下游地区的 CRC 发病率和死亡率最高,表明,CRC 发生与地区经济、生活习惯、饮食结构相关。

(六)解剖部位差异

综合而言,在亚洲、南美等 CRC 低发地区,直肠癌占全部 CRC 的比例在 50% 以上,而在欧洲、北美等高发地区,结肠癌占 60% 以上,直肠癌不超过 40%。另有学者报道在高危人口中,结肠癌与直肠癌的比例为 2∶1 或更高(尤其女性中),在低发国家,两者比例接近,甚至在有的国家中(如印度),直肠癌略微高于结肠癌。CRC 在不同人群中的解剖部位不同并且随时间而变化,提示年龄、性别、环境、饮食、遗传等因素可能与 CRC 解剖部位分布有关。此外,近段直肠癌(距肛缘 8cm 以上)的流行病学特征与乙状结肠癌比较一致,而与远段结肠癌相差较大,提示不同部位直肠癌的影响因素可能不同。

有学者对不同部位 CRC 发病的时间趋势变化提出了下列假设:①CRC 发病率低的国家(东欧、亚洲、非洲、南美),好发部位是盲肠和升结肠,妇女发病率较高,发病高峰年龄为 50~55 岁;②随着发现新的病因而出现了一种新的模式,即随着结肠癌发病率也升高,老年男性乙状结肠癌发病率升高,老年女性乙状结肠癌发病率也随着升高;③由于长期与致癌因素接触,后期的发病特点是盲肠癌和升结肠癌发病率升高;④结肠癌好发部位上移以及结肠癌发病率升高这一现象与直肠癌发病率的变化无关。以新西兰在 1974—1983 年间发生的 15395 例 CRC 病例为对象,通过比较 1974—1978 年和 1979—1983 年两个时期不同部分的 CRC 发病比例的变化,进一步支持了该假设模型。对 SEER 1978—1998 年的左、右半结肠癌及直肠癌的发病率统计资料进行分析发现:右半结肠癌发病率没有发生明显改变;左半结肠癌发病率下降;直肠癌发病率在黑人中基本不变,在白人中下降;认为 CRC 发病的近端转移趋势是远端 CRC 发病率下降致近端结肠癌所占比例上升所致。

二、病因与发病机制

(一)环境因素

过多摄入高脂肪或红肉、膳食纤维不足等是重要因素。对于结直肠癌而言,肠道微生态(肠菌等微生物及其代谢产物)是特殊的环境因素。具核梭杆菌等致病菌的肠黏膜聚集等为代表的肠微生态紊乱,参与结直肠癌的发展过程。

(二)遗传因素

遗传性结直肠癌包括家族性腺瘤性息肉病(FAP)癌变和遗传性非息肉性结直肠癌[HNPCC,现国际上称为林奇(Lynch)综合征]。散发性结直肠癌主要是由环境因素引起基因突变。即使是散发性结直肠癌,遗传因素在其发生中亦起重要作用。

(三)高危因素

1.结直肠腺瘤

结直肠腺瘤是结直肠癌最主要的癌前疾病,尤其是进展性腺瘤(即高危腺瘤)。后者的定义是具备以下三项条件之一者:①腺瘤长径≥10mm;②绒毛状腺瘤或混合性腺瘤而绒毛状结构超过 25%;③伴有高级别上皮内瘤变。

2.炎症性肠病

炎症性肠病特别是溃疡性结肠炎可发生癌变,而幼年起病、病变范围广而病程长或伴有原发性硬化性胆管炎者癌变风险较大。

3.其他高危人群或高危因素

除前述情况外,还包括:①大便隐血阳性;②有结直肠癌家族史;③本人有癌症史;④慢性阑尾炎或阑尾切除史、慢性胆囊炎或胆囊切除史、血吸虫病史、长期精神压抑者;⑤长期吸烟、过度摄入酒精、肥胖、少活动、年龄>50岁;⑥慢性腹泻或便秘或黏液血便等排便习惯与粪便性状改变者;⑦有盆腔放疗史者。

三、病理

(一)大体病理形态

早期结直肠癌是指癌肿局限于结直肠黏膜及黏膜下层,已侵入固有肌层者为进展期结直肠癌或称中晚期结直肠癌;后者大体分为肿块型、浸润型和溃疡型。

(二)组织学分类

常见的组织学类型包括最常见的腺癌,另有腺鳞癌、梭形细胞癌、鳞状细胞癌和未分化癌等,还有少见的筛状粉刺型腺癌、髓样癌、微乳头癌、黏液腺癌、锯齿状腺癌和印戒细胞癌等6个变型。

(三)临床病理分期

临床上多采用美国癌症联合委员会(AJCC)/国际抗癌联盟(UICC)提出的TNM分期系统;也可按照改良的Dukes分期法将结直肠癌分为:A、B、C和D四期。

(四)转移途径

结直肠癌的转移途径有直接蔓延、淋巴转移和血行播散等。

四、临床表现

男性发病率高于女性,>50岁人群的发病和患病率较高,75~80岁为高峰期。但30岁以下的青年结直肠癌并非常见。

结直肠癌起病隐匿,早期或仅见粪便隐血阳性。可能出现的临床表现如下:

(一)排便习惯与粪便性状改变

常表现为血便或粪便隐血阳性,而出血与否及量多少与肿瘤的大小和部位及溃疡深度等因素相关。可有顽固性便秘,大便形状变细。也可表现为腹泻或腹泻与便秘交替。发生于右半结肠癌可见黏液脓血。

(二)腹痛

腹痛右侧结直肠癌者较多,可为右腹钝痛或同时涉及右上腹、中上腹,也可出现餐后腹痛。如并发肠梗阻,则腹痛加重或为阵发性绞痛。

(三)腹部肿块

腹部肿块常提示已临近中晚期。

(四)直肠肿块

多数直肠癌患者经指诊可发现直肠肿块,质地坚硬,表面呈结节状,局部肠腔狭窄,指诊后的指套上可有血性黏液。

(五)全身情况

包括多发于右侧结直肠癌患者的贫血、低热;左侧结直肠癌则以便血、腹泻、便秘和肠梗阻等症状为主。晚期患者可有进行性消瘦、恶病质、腹水等;如有并发症则伴有肠梗阻、肠出血及癌肿腹腔转移引起的相关症状与体征。

五、辅助检查

(一)粪便隐血

对本病的诊断无特异性,更非确诊手段;但简便易行是筛查或早期预警高危人群的重要手段。

(二)结肠镜

结合病理检查是确诊结直肠癌的"金标准"。通过结肠镜能直接观察结直肠肠壁黏膜、肠腔改变,并确定肿瘤的部位、大小,初步判断浸润范围。早期结直肠癌的内镜下形态分为隆起型和平坦型。

结肠镜下黏膜染色可显著提高微小病变尤其是平坦型病变的发现率。采用染色放大(包括窄带内镜加放大,即 NBI 放大)结肠镜技术结合腺管开口分型有助于判断病变性质和浸润深度。超声内镜技术有助于判断结直肠癌的浸润深度,对结直肠癌的 T 分期准确性较高,有助于判定是否适合内镜下治疗。

(三)X 线钡剂灌肠

它仅用于不愿或不适合肠镜检查、肠镜检查有禁忌或肠腔狭窄、镜身难以通过者。可发现结肠充盈缺损、肠腔狭窄、黏膜皱襞破坏等征象,显示癌肿部位和范围。

(四)CT 结肠成像(肠道 CT,CTE)

它主要用于了解结直肠癌肠壁和肠外浸润及转移情况,有助于进行临床分期,有利于精准制订治疗方案并可术后随访。缺点是早期诊断价值有限及不能对病变行活检,对细小或扁平病变存在假阴性、易受肠腔内粪便等影响。

六、诊断与鉴别诊断

有高危因素的个体出现排便习惯与粪便性状改变、腹痛、贫血等症状时,应及早进行结肠镜检查。诊断主要依赖结肠镜检查和黏膜活检病理检查。早期结直肠癌病灶局限且深度不超过黏膜下层,不论有无局部淋巴结转移;病理呈高级别上皮内瘤变或腺癌。

筛查是早期预警和早期诊断的重要手段。目前国际和我国针对结直肠癌推荐的筛查方式为粪便隐血试验、问卷调查和结直肠内镜检查,部分国家开展粪便DNA 检测和血清 SEPT9 分析等。近年来基于 miRNA 辅助诊断结直肠癌的研究层出不穷,从敏感性及特异性等数据上来看具备一定的潜力,然而无论是基于单一RNA 还是基于 RNA 芯片,缺乏来自多个严谨的大型临床试验的验证。而新的血清中对结直肠癌相关蛋白检测的报道能力有限,亟待后续更深入的探讨。不少研究关注了血液、尿液及粪便内代谢产物在结直肠癌中的诊断作用。其中以粪便中多种氨基酸、短链脂肪酸等指标综合计算后设立的标志物的研究较之血液及尿液的而言更为严谨,但以代谢产物为诊断标记物的各类研究总体而言,还需要进一步更大人群的探索和验证。结直肠癌患者粪便菌群变化集中于拟杆菌门、梭菌门及变形菌门的增加,厚壁菌门的相对减少。其中最具代表性同时也被诸多研究所公认的与疾病发生正相关的是具核梭杆菌、产毒型脆弱拟杆菌和致病性大肠埃希菌及共生梭菌。

结直肠癌的鉴别诊断则包括:右侧结直肠癌应注意与阿米巴肠病、肠结核、血吸虫病、阑尾病变、克罗恩病等鉴别。左侧结直肠癌则需与痔、功能性便秘、慢性细菌性痢疾、血吸虫病、溃疡性结肠炎、克罗恩病、直肠结肠息肉、憩室炎等鉴别。

七、治疗

治疗关键在于早期发现与早期诊断,以利于根治。

(一)外科治疗

目前结直肠癌唯一的根治方法是早期切除。即使已有广泛转移者且病变肠段已不能切除者,也可行姑息手术缓解肠梗阻。在切除了原发肿瘤的基础上,对于无肝外病变证据的单纯肝转移患者,则可行肝叶切除术。

对于少数结直肠癌患者术前未行全结肠镜检查者,由于存在第二处原发结直肠癌(异时癌)的风险,则推荐术后 3~6 个月即行首次结肠镜检查。

(二)结肠镜下治疗

结直肠腺瘤癌变和黏膜内的早期癌可经结肠镜用高频电凝切除、黏膜切除术

（EMR）或内镜黏膜下剥离术（ESD），回收切除后的病变组织做病理检查，如癌未累及基底部则可认为治疗完成；如累及根部，则需追加手术，彻底切除有癌组织的部分。

至于左半结肠癌形成肠梗阻者，可在内镜下放置支架以解除梗阻，不仅缓解症状，且可减少术中污染，增加Ⅰ期吻合的概率。

（三）化疗

结直肠癌对化疗欠敏感，早期癌根治后一般不需化疗。中晚期癌术后常用化疗作为辅助治疗。新辅助化疗可降低肿瘤临床分期，有助于手术切除肿瘤。氟尿嘧啶（5-FU）、甲酰四氢叶酸（LV）、奥沙利铂（三药组成 mFOLFOX6 方案）是常用的化疗药物。

（四）放射治疗

放射治疗主要针对直肠癌，术前放疗可提高手术切除率和降低术后复发率；术后放疗仅用于手术未能根治或术后局部复发者。术前与术后放疗相结合的"三明治疗法"，可降低中晚期直肠癌和直肠乙状结肠癌患者局部复发的风险。

（五）免疫靶向治疗

抑制人类血管内皮生长因子（VEGF）的单克隆抗体（如贝伐单抗）、抑制表皮生长因子受体（EGFR）的单克隆抗体（如西妥昔单抗）可调控肿瘤生长的关键环节。近年来的新进展便是 PD-1 相关单抗的引入。临床试验显示 PD-1 单抗对高度微卫星不稳定（MSI-H）结直肠癌患者来说受益更大，作用更为有效。因此在 2017 年 NCCN 指南中，PD-1 单抗被写入针对仅发现 MSI-H/dMMR 患者推荐用药，并延续至最新的指南。同时更多的 PD-1 单抗联合其他化疗方案等相关的临床试验也在实施当中，可以说免疫治疗方面的前景值得期待。

八、预后

预后取决于临床分期、病理组织学情况、早期诊断和手术能否根治等因素。外生性肿瘤和息肉样肿瘤患者的预后优于溃疡性肿瘤和浸润性肿瘤；手术病理分期穿透肠壁的肿瘤侵袭的深度以及周围淋巴结扩散的程度是影响患者预后的重要因素；分化程度低的肿瘤比分化良好的肿瘤预后要差。近年有报道肠黏膜组织中具核梭杆菌高丰度预示手术后化疗耐药与复发。

九、预防

同其他肿瘤一样，结直肠癌的预防分为一级、二级和三级预防。结直肠癌具有明确的癌前疾病，且其发展到中晚期癌有较长时间，这为有效预防提供了治疗时机。

首先,作为一级预防(病因预防)的消除癌前疾病腺瘤是重要策略,而针对高危人群进行筛查可尽早发现腺瘤等病变。通过问卷调查和粪便隐血试验等筛出高危者后再行进一步检查,包括肛门指诊、乙状结肠镜和全结肠镜检查等。其实,针对腺瘤一级预防和腺瘤内镜下摘除后的二级预防均属结直肠癌的一级预防范畴,可采取下列措施为:①生活方式调整:加强体育锻炼,改善饮食结构,增加膳食纤维摄入,戒烟。②化学预防:高危人群(>50岁,特别是男性、有结直肠肿瘤或其他癌家族史、吸烟、超重或有胆囊手术史、血吸虫病史等),可考虑用阿司匹林或COX2抑制剂(如塞来昔布)进行预防,但长期使用需注意药物不良反应。然而最新的癌症相关死亡分析中,服用阿司匹林并无预期的降低癌症死亡的作用。年长于65岁的健康人群服用阿司匹林较之安慰剂组有更高的癌症相关死亡率,因此阿司匹林的预防癌症作用因此受到一定的质疑。对于低血浆叶酸者,补充叶酸可预防腺瘤初次发生(而非腺瘤摘除后再发);钙剂和维生素D则可预防腺瘤摘除后再发。③定期结肠镜检查:结肠镜下摘除结直肠腺瘤可预防结直肠癌发生,内镜术后仍需视患者情况定期复查肠镜,以及时切除再发腺瘤。④积极治疗炎症性肠病:控制病变范围和程度,促进黏膜愈合,有利于减少癌变。

世界癌症基金会(World Cancer Research Fund)报告认为肥胖会增加结直肠癌风险,而运动可以降低相关风险。同时,吸烟、饮酒、摄入红肉(牛肉、羊肉、猪肉)、腌制熏制肉品的人群也是结直肠癌高发对象,相应的,饮食中膳食纤维,鱼来源的 ω-3脂肪酸、奶制品、全麦食品及钙剂的增加有助于预防结直肠癌。目前也有研究表明,服用二甲双胍亦有助于降低结直肠癌风险。关于叶酸之于结直肠癌的预防,其对于腺瘤的初发有预防作用,但对于腺瘤摘除后再发则存有争论。

其次,二级预防是早诊早治,主要依赖于结肠镜检查和随访和治疗。广义的三级预防即综合防治,即针对中晚期结直肠癌,在包括手术治疗后预防复发和转移。

第四章

肝脏疾病

第一节　甲型病毒性肝炎

甲型肝炎是经由肠道传播的甲型肝炎病毒（HAV）感染引起的一种急性自限性肝脏炎症性疾病。发病以儿童和青少年为主，临床特征为食欲下降、恶心呕吐、疲乏无力、肝大及肝功能异常。部分病例有发热并出现黄疸，无症状感染较为常见。本病呈世界性分布，虽然发病率在近十年内呈下降趋势，但随着旅游业的发展，交通运输的便利，甲型肝炎的发病呈现出多样化特点，如易感年龄的增加，有临床表现者增加，发达国家潜在流行的概率增加等。我国仍然是甲型肝炎高发区，其发病在各型肝炎中仍占很大比重。

一、病原学

HAV 为正链 RNA 病毒，属于小核糖核酸病毒科肝病毒属。1995 年将 HAV 分类为一个新的属，即小 RNA 病毒科肝病毒属。

（一）形态和结构

HAV 颗粒为直径 27～32nm 的正二十面体立体对称的球形颗粒，无包膜。病毒颗粒表面为 32 个亚单位构成的蛋白衣壳，其核心含有一条线状、单股正链 RNA。感染性颗粒在氯化铯中的浮力密度为 1.32～1.34g/mL，在蔗糖梯度离心中的沉降系数为 156～160S。甲型肝炎患者粪便及体外细胞培养系中也存在不含 RNA 的空病毒颗粒，其浮力密度为 1.20～1.31g/mL，沉降系数为 50～90S，它们是病毒的前衣壳颗粒或缺陷病毒颗粒。从形态上不能区分 HAV 完整病毒和这些空病毒颗粒，并且它们具有相同的主要表面抗原。

（二）基因组和病毒复制

1.基因组

HAV 基因组包含在单股线性正链 RNA 中，基因组全长约 7.5kb，包含三个部分,从 5′端到 3′端依次为 5′端非编码区(5′-NTR)、编码区、3′端非编码区及多聚 A 结构(PolyA)。5′-NTR 位于基因组的前段,长度为 734~740 个碱基,5′端与病毒蛋白 VPg 共价结合,没有经典的 m7G 帽子结构,具有复杂的二级和三级结构,对 HAV 翻译的启动具有重要作用。编码区从 735 位开始,长度为 6.68kb,含有一个开放读码框,该区可以分为 P1、P2、P3 区 3 个编码区:①P1 区含 2373kb,编码核衣壳蛋白 VP1、VP2、VP3、VP4,VP1 和 VP3 为病毒衣壳表面的主要抗原多肽;②P2 区编码三种非结构蛋白 2A、2B、2C;③P3 区编码另外四种非结构蛋白 3A、3B、3C 和 3D。HAV 开放读码区的初级翻译产物是一个含 2227 个氨基酸的多聚蛋白,经过病毒蛋白酶裂解后形成成熟的病毒结构蛋白和非结构蛋白。

2.病毒复制

经口感染 HAV 后,病毒在肝内复制,伴有病毒血症,并从粪便排出病毒。HAV 首先与肝细胞膜上的特异性受体(HAV_{CR1}/TIM1)结合,通过细胞内吞作用进入细胞,在核内体和(或)溶酶体内脱衣壳。脱衣壳后 RNA 释放至细胞质中,RNA 与肝细胞质核蛋白体结合形成一种多聚核蛋白体,在位于基因组 5′-NTR 的 IRES 控制下,以 5′端非依赖方式来启动,生成典型"(L)-P1-P2-P3"结构的多聚蛋白,在病毒特异性 $3C^{pro}$ 蛋白酶的作用下,多聚蛋白在翻译时或翻译后被裂解为 11 种结构或非结构蛋白。HAV RNA 的复制首先从正链 RNA 首先转录一个负链 RNA,再以负链 RNA 为模板合成新一代正链 RNA,新合成的正链 RNA 分子参与下一周期的病毒复制或经过衣壳蛋白的包裹而形成新的病毒。翻译后的结构蛋白组装成的新蛋白衣壳,包裹新一代 HAV RNA,即形成新一代成熟的完整 HAV,这一过程是在肝细胞质滑面内质网膜形成的膜结合囊泡内进行。新一代 HAV 可以再侵犯邻近的其他肝细胞,含新一代 HAV 的膜性囊泡也可以由肝细胞顶部的毛细胆管膜分泌入胆管腔内,当与毛细胆管内胆汁酸接触时,膜性囊泡破坏,释放 HAV 颗粒到粪便中。

(三)病毒分型

1.基因型

不同地区的 HAV 分离株的核酸序列存在显著的异质性,其变异最明显的区域在 VP1/2A 区域的 168 个核苷酸内。根据这 168 个核苷酸的变异程度(15%~20%),有学者将 HAV 株分为 7 个基因型。其中Ⅰ、Ⅱ、Ⅲ和Ⅶ型是从患者体内获得的,而Ⅳ、Ⅴ和Ⅵ型来源于灵长类动物的 3 株 HAV(AGM27、JM55 和 CY145)。Ⅰ及Ⅲ型分别进一步分为 A、B 两个亚型。基因Ⅰ A 型是引起全世界范围内甲型肝炎的主要病因,Ⅰ B 型出现于地中海地区,基因Ⅲ型分离自巴拿马枭猴、瑞典的吸毒者、印度和尼泊尔的患者,Ⅱ型和Ⅶ型分离自法国等地的个别患者。

2.血清型

人源 HAV 只有一个血清型。虽然 HAV 不同株间的核苷酸序列有较大的变异,但人源 HAV 的抗原结构非常保守。98%的人源 HAV 属于基因型 Ⅰ 型和 Ⅲ型,它们 P1 区的核苷酸序列有 16.8%的变异,但氨基酸序列只有 2.9%的变异,对抗原结构没有改变。因此,针对任何一种病毒株的中和抗体能够中和其他 HAV株,HAV 感染后获得终身免疫。但这一结论受到挑战,2002 年先后从非洲南部甲肝暴发地区分离出 3 株具有高度基因变异和抗原变异的 HAV 病毒,提示可能在这些地区出现了新的 HAV 血清型。

二、流行病学

(一)传染源

急性期患者和隐性感染者是甲型肝炎唯一的传染源。HAV 感染者在潜伏末期和发病后第 1 周,粪便中的病毒滴度较高,是传染性最强的时期。一般认为甲型肝炎患者的传染期是从潜伏末期至发病后 3 周。

(二)传播途径

粪-口途径是甲型肝炎的主要传播途径,通常通过人-人的日常生活密切接触或食入受污染的水和食物来传播。HAV 感染者的粪便中病毒滴度高、排毒时间长,粪便污染水源、蔬菜、食品、手、用具等可引起散发或暴发流行,一般日常生活接触常为主要的传播方式,而污染水源或食物则可引起暴发流行。1985 年上海甲型肝炎大流行,就是因为食用未煮熟的被 HAV 污染的毛蚶而引起。HAV 感染后可形成短期的病毒血症(7~10 天),但血液病毒载量较低,因此少数情况可发生输血传播和母婴传播。

(三)人群易感性

未感染 HVA 者和未接种甲肝疫苗者均易感。因为儿童的个人卫生习惯相对成人差,儿童更容易发生 HAV 感染,但儿童亚临床感染较成人更为常见,6 岁以下儿童仅 10%出现黄疸。HAV 感染后可获得持久免疫力,故再次发病者很少见。

(四)流行特征

甲型肝炎呈全球分布,全球每年新增 HAV 感染者约 140 万例。主要流行于发展中国家,流行区常呈秋、冬和春季高峰。高发年龄与社会卫生条件密切相关,卫生条件越差、流行率越高的地区,低年龄组的感染率和发病率越高。在 HAV 高流行地区,大约 90%的成人抗-HAV 抗体呈阳性,大部分儿童 10 岁前已经感染HAV,如亚洲大部、中东、非洲和中南美洲。我国目前甲型肝炎感染率逐年下降,从高流行地区趋向于中低流行地区。

三、发病机制

甲型肝炎的肝细胞损伤发病机制目前仍知之甚少。推测主要是由于免疫机制在清除 HAV 感染肝细胞过程中造成了肝细胞损伤。

(一)特异性免疫引起肝损伤

它主要是由 HAV 具有特异性和细胞毒性的 T 淋巴细胞(CTL)介导的肝细胞坏死或凋亡。应用甲型肝炎患者的外周血淋巴细胞(PBLs)作为效应细胞,使用同源的 HAV 感染的和非 HAV 感染的皮肤成纤维细胞作为靶细胞,发现甲型肝炎患者的 PBLs 可以破坏同源的 HAV 感染皮肤成纤维细胞。在甲型肝炎肝组织活检标本中,发现浸润的 T 淋巴细胞大多属于 CD8$^+$ 亚型,并且是 HAV 特性的、产生 IFN-γ、HLA-1 依赖的自限性细胞毒性 T 细胞克隆。CTL 细胞需要通过双识别,即既要识别 HAV 抗原,又要识别肝细胞膜上的同型 HLA-1。IFN-γ 可以刺激肝细胞表达 HLA-1,进而增强 CTL 的杀伤作用。

(二)细胞因子引起的非特异性肝损伤

体液免疫机制也具有协同作用,如中和性 HAV 抗体、肿瘤坏死因子 α、干扰素 α等,在 HAV 感染的控制和肝损伤中发挥重要作用。

四、诊断

(一)临床特点

潜伏期为 30(15～45)天。HAV 感染可产生隐性感染、亚临床感染、急性黄疸型肝炎、胆汁淤积性肝炎和急性肝衰竭等多种临床后果,不引起慢性肝炎。3 岁以下儿童出现临床症状者不足 10%,而大多数成人感染出现症状,并且 40%～70% 的患者出现显性黄疸。急性黄疸型肝炎为甲型肝炎的典型表现,病程 2～4 个月,分为 3 个时期。

1.黄疸前期

黄疸前期主要表现为乏力,食欲缺乏、恶心、呕吐、厌油腻、腹泻等消化道症状,尿色加深和右上腹疼痛等。70% 左右的甲型肝炎患者在发病早期出现流感样症状(发热、肌痛、头痛),一般不超过 1 周。本期血清转氨酶明显升高。本期一般持续1 周左右。

2.黄疸期

黄疸期表现为发热消退,但尿色加深,皮肤、巩膜出现黄疸,约于 2 周内达到高峰。有时出现大便颜色变浅、皮肤瘙痒等梗阻性黄疸表现。肝轻度肿大,有压痛和叩击痛,也可有脾大。血清转氨酶明显升高,胆红素不同程度升高。本期持续2～6周。

3.恢复期

恢复期表现为症状、体征和化验指标逐渐恢复正常。本期约持续1个月。

急性无黄疸型的症状较轻,仅转氨酶升高,恢复较快。急性胆汁淤积型表现为较长期(超过3周)的肝内梗阻性黄疸,黄疸上升而转氨酶下降,黄疸常较深,血清胆红素常>171μmol/L,但消化道症状相对较轻,凝血酶原时间延长不明显。甲型肝炎急性肝衰竭较少见,占全部病例的0.1%～0.8%,起病急、进展迅速,乏力明显,严重厌食、频繁恶心和呕吐、腹胀等消化道症状,短期内黄疸进行性加深(血清总胆红素>171μmol/L或每日上升>17μmol/L),出现不同程度的肝性脑病,肝进行性缩小,有出血倾向(PTA<40%),随后出现脑水肿、脑疝、腹水、肝肾综合征等。急性肝衰竭病死率极高,病程不超过3周。

(二)肝功生化检测

大多数甲型肝炎患者就诊时肝功已经明显异常。谷氨酸氨基转移酶(ALT)和谷草氨基转移酶(AST)显著升高,大多在50～2000U/L,直接胆红素和间接胆红素可有不同程度升高,碱性磷酸酶(ALP)轻度升高,存在肝内胆汁淤积时ALP显著升高。

(三)病原学诊断

1.病毒成分检测

免疫电镜可以直接检测甲型肝炎患者潜伏后期和急性期粪便中的HAV颗粒,敏感性较低。应用放射免疫(RIA)和酶联免疫吸附分析(ELISA)等方法可以检测患者粪便中的HAV抗原(HAAg),在甲型肝炎病程第1周粪便中HAAg检测阳性率为45%,第2周后阳性率为11%。因此,上述病毒成分检测均不适合用于临床诊断。

2.特异性抗体检测

应用多种免疫学方法检测患者血液中HAV抗体,其中以ELISA法最为简洁,已经广泛用于甲型肝炎的临床诊断。①抗-HAV IgM:发病后1周左右可在血清中测出抗-HAV IgM,病程第2周达高峰,一般持续8周左右,大多数3～4个月后检测不到,极少数可长到6个月仍可检测到。抗-HAV IgM出现的时间与甲型肝炎临床症状和肝功异常的时间基本一致,特异性较高且简便快速,广泛应用于甲型肝炎的早期诊断。②抗-HAV和抗-HAV IgG:在甲型肝炎的早期就可以检测到血清中抗-HAV,如果恢复期抗体水平4倍升高,即可明确急性HAV感染。如果未能获得早期血清,就可能达不到上述诊断标准,就不能明确诊断急性HAV感染。抗-HAV IgG 是保护性抗体,既往感染 HAV 或接种甲肝疫苗后均可产生该抗体,故常用于流行病学调查。

五、治疗

甲型肝炎是自限性疾病,以一般对症支持治疗为主,适当应用保肝和抗炎药物。患者应住院隔离治疗,隔离至发病后 4 周。急性期强调早期卧床休息,避免饮酒、劳累、服用损害肝的药物等加重病情。饮食以清淡饮食为宜,进食差者可每日静脉输注 10% 葡萄糖 500～1000mL 补充热量需求。保肝抗炎药物可选择甘草酸制剂、水飞蓟宾等具有抗炎和保护肝细胞膜作用的药物。中药以清热利湿为主。糖皮质激素原则上不用,没有证据表明其在急性病毒性肝炎中的保护作用。

甲型肝炎无慢性化,预后好。0.2%～0.4% 的患者发生急性肝衰竭,病死率较高,应进行重症监护,加强保肝和抗感染治疗,合理营养支持,防治肝性脑病、脑水肿、肝肾综合征、出血和感染等并发症,进行人工肝支持,对于上述综合治疗不能缓解者可以考虑肝移植。

六、预防

(一)切断传播途径

甲肝病毒是经过粪-口途径传播,切断传播途径是根本的预防措施。尽量做到:①饮水安全:保护水源,饮水消毒,不饮生水;②粪便管理:进行无害化处理,避免粪便污染环境和水源;③污水处理:进行无害化处理,避免污水灌溉;④搞好饮食卫生:加强食品卫生监督,做好餐饮人员的卫生管理,特别强调禁食不熟的水产品(如毛蚶、牡蛎等);⑤消灭苍蝇、蟑螂;⑥加强卫生宣教,提高个人卫生素养。

(二)特异性预防

1.被动免疫

我国目前市售的免疫球蛋白均含有甲型肝炎的特异性抗体,注射后可以产生对 HAV 的短期保护作用。暴露前预防已经很少应用,短期到 HAV 高流行区旅行者可以考虑注射,肌内注射免疫球蛋白可以提供大约 3 个月的保护作用。暴露后预防主要应用于甲型肝炎患者的密切生活接触和性接触者,以及有甲型肝炎新发病例的托幼机构和学校的儿童,在 HAV 暴露后 2 周内肌内注射免疫球蛋白,能够保护 85% 的人群免受 HAV 感染,注射越早越好。剂量:学龄前儿童 1mL,学龄儿童 2mL,成人 3mL。

2.主动免疫

接种甲肝疫苗是预防甲型肝炎的安全、有效措施,包括减毒活疫苗和灭活疫苗。我国 1992 年成功研制出 H_2 减毒株 HAV 活疫苗和 LA-1 减毒株 HAV 活疫苗,1995 年获准上市,接种者粪便中无明显 HAV 排出或明显低于野毒株感染,疫苗遗传性稳定,价格便宜,疫苗保护力达 99.1%～100%。灭活疫苗是将 HAV 疫苗株进行甲醛灭活制成,无"返祖"可能,但价格较贵,99% 的成人和儿童接种后 1 个月可产生抗-HAV,免疫力持续可达 20 年。目前已有灭活 HAV 疫苗与乙肝疫苗的混合疫苗应用于临床。甲肝疫苗的接种对象主要是 2 岁以下儿童,我国已将甲肝疫苗列为国家计划免疫接种疫苗。

第二节　乙型病毒性肝炎

乙型肝炎病毒(HBV)感染是一个全球性的公共卫生问题。据估计:全球超过 20 亿人曾感染 HBV,4 亿人呈慢性感染状态。我国是 HBV 高流行区,既往认为感染率约为 10%,随着乙肝疫苗纳入全民计划免疫程序,HBV 感染率已出现明显下降。2006 年全国乙型肝炎流行病学调查结果表明,我国 1～59 岁一般人群 HBsAg 携带率为 7.18%,5 岁以下儿童的 HBsAg 携带率仅为 0.96%。据此推算,我国现有的慢性 HBV 感染者约 9300 万人,其中慢性乙型肝炎(CHB)患者约 2000 万例。慢性 HBV 感染可进展为肝硬化、失代偿性肝病及原发性肝癌(HCC);全球范围内,每年因 HBV 所致死亡的人数约为 50 万。现在,安全有效的疫苗接种和以干扰素 α(IFN-α)、核苷(酸)类似物为代表的抗病毒药物的广泛应用,已使得乙型肝炎成为一种可防可治的疾病。

一、病原学

HBV 属于嗜肝病毒家族,该家族还包括:鸭乙型肝炎病毒(DHBV),地松鼠肝炎病毒(GSHV)和土拨鼠肝炎病毒(WHV)。乙型肝炎病毒颗粒(又叫 Dane 颗粒)直径 42nm,由包膜蛋白(HBsAg)包裹含 DNA 基因组的核衣壳。HBV 的抵抗力较强,但 65℃ 10 小时、煮沸 10 分钟或高压蒸汽均可灭活。环氧乙烷、戊二醛、过氧乙酸和碘伏对 HBV 也有较好的灭活效果。

二、流行病学

世界范围内,不同地区慢性乙型肝炎感染率差别极大。HBV 通过静脉注射、经皮穿刺、性接触及母婴垂直传播。在许多高流行地区(如中国),母婴传播是主要的传播方式;但在非洲国家水平传播则是 2 岁以内儿童的主要传播方式。母婴传播与出生时及出生后的密切接触有关。宫内感染也有可能发生但不常见。在中度流行地区,感染可能由于家人的密切接触、皮肤损伤、切伤、共用牙刷、剃须刀及污染的枕头。在低度流行区域,大多数感染是由于成人间无保护的性行为及注射毒品。男性同性恋及存在多种性行为患者更易感染。流行病学和实验研究亦未发现HBV能经吸血昆虫(蚊、臭虫等)传播。

是否发展为慢性感染的主要危险因素是感染时的年龄。约有90%的患者在围产期感染,3岁以内儿童感染后的慢性化率为25%~50%,而在成人期感染HBV的慢性化率仅为1%~2%。

三、乙型肝炎病毒分子生物学

(一)HBV 基因组及其编码蛋白

HBV 基因组为部分双链环状 DNA,全长约 3200bp,包括四个互相重叠的开放阅读框。S 基因编码小 S 蛋白,即 HBsAg。S 基因的前 S1 和前 S2 区与 S 区一起编码大 S 蛋白,S2 与 S 区编码中 S 蛋白,这两种蛋白可被肝细胞受体识别。C 基因编码 HBcAg。聚合酶区 P 基因编码 DNA 聚合酶/逆转录聚合酶。X 基因编码 HBxAg,具有转录激活作用,对肝癌的发生起一定作用。乙型肝炎病毒较为特殊,可产生无基因组的 22nm 管状或丝状亚病毒颗粒。大中小三种 S 蛋白构成 Dane 颗粒的包膜蛋白,而亚病毒颗粒中只有小 S 蛋白。

(二)HBV 复制周期

HBV 黏附进入肝细胞后,不完全闭合双链 DNA 缺口封闭形成共价闭合环状 DNA(cccDNA)。cccDNA 比全长的前基因组 RNA(pgRNA)大,作为亚基因组病毒 RNA 的转录模板编码包膜蛋白。pgRNA 作为聚合酶蛋白及核心蛋白的转录模板同时也被包裹至未成熟的细胞质核心颗粒。在这些未成熟的核心颗粒中,负链的合成就是通过 pgRNA 逆转录形成的。随后正链以负链为模板进行复制,但这个过程是不充分的,病毒最终只会形成部分双链 DNA 的分子结构。

核内 cccDNA 分子池的维持依赖于病毒颗粒对肝细胞的再感染和部分细胞质中的核衣壳再进入细胞核有关。由于 cccDNA 在感染的肝细胞中半衰期较长,所以当治疗终止后病毒反弹率较高。

(三)HBV 的血清型和基因型

HBV 依据 S 蛋白上的表面抗原决定簇来区分血清型。"a"抗原决定簇最为常见。另外还有两组等位基因抗原决定簇:"y"和"d"及"w"和"r"。因此 HBV 存在四种血清型:ayw、ayr、adw 和 adr。

依据核苷酸序列的不同,乙型肝炎病毒目前被分为 9 种基因型(A-I)。不同的基因型有不同的地域分布。在我国,以 C 型和 B 型为主。与 C 基因型感染者相比,B 基因型感染者较早出现 HBeAg 血清学转换,较少发展为慢性肝炎、肝硬化和 HCC。HBeAg 阳性患者对 IFN-α 治疗的应答率,B 基因型高于 C 基因型,A 基因型高于 D 基因型。

(四)HBV 的基因变异

乙型肝炎病毒以 pgRNA 为模板进行逆转录复制,由于缺少校正功能,导致 HBV 复制过程中出现较高的错配率。在慢性乙型肝炎患者中,HBV 以准种的形式存在(存在不同变异株的混合感染)。优势病毒株可通过内外因素的作用被筛选出来。内部因素如宿主免疫反应,病毒变异及复制空间;外源因素包括抗病毒(核苷酸类似物)及免疫治疗(乙肝疫苗和乙肝高效价免疫球蛋白 HBIG)。

前 C 区和 C 区启动子变异是 HBV 最常见的自然突变。前 C 区位于 C 区的上游。涵盖前 C 和 C 区的 pgRNA 可编码一种前 C 蛋白,后者可被加工成一种小的可溶性抗原,即 HBeAg。位于前 C 区及 C 区上游的核心启动子与 X 基因完全重叠,其可调节 pgRNA 和前 C mRNA 的转录,并且影响 HBV 的复制和 HBeAg 的合成。最常见的前 C 区突变是 HBV 基因组 G1896A 点突变,该突变可导致终止密码子提前出现,影响 HBeAg 的合成。该突变在 HBV 基因 D 型患者中较为常见,在基因 B、C、E 型中较少,在 A、F、H 型中几乎没有。前 C 区的终止密码子突变被认为与急性重型肝炎及慢性重症肝炎的发生有关,但在非活动性携带者中也有这种突变。A1762T 和 G1764A 双突变是核心启动子区最常见的突变。这种突变可抑制 HBeAg 的合成,可发生在乙型肝炎病毒所有的基因型中,以基因 C 型患者最为常见。有研究显示,核心启动子突变可增加 HCC 发生的风险。

核苷(酸)类似物相关的耐药变异是另一类受到关注的 HBV 基因变异。已知核苷(酸)类似物耐药变异均发生在 HBV 聚合酶基因上。HBV pol 可分为 4 个功能区:终端蛋白、间隔区、逆转录酶区(RT)及 RNA 降解酶区(RNase H)。RT 区包含 7 个功能保守序列(A-G),其中 A、C、D 区为逆转录酶与三磷酸核苷结合的结合域,B、E 区为 RNA 模板和引物定位域。目前临床应用的核苷(酸)类似物主要靶点位于逆转录酶 RT 区的 B、C、D 区,故耐药变异也多位于 B、C、D 区内。HBV 耐药变异以国际通行的氨基酸单字母加变异位点来标记。例如,YMDD 代表 RT 区的 4 个氨基酸残基(酪氨酸-蛋氨酸-天冬氨酸-天冬氨酸),其中的蛋氨酸(M)变为亮氨酸(V)或异亮氨酸(I)则会引起拉米夫定耐药。为避免混乱,Stuyverg 等提议将 HBV 耐药变异统一从逆转录酶区(各基因型均为 344 个氨基酸)的第一个氨基酸数起并加前缀 rt(例如,YMDD 变异被命名为 rtM204V)。目前,该命名方法已得到学术界的广泛认可。

四、临床表现

乙型肝炎患者可有不同的临床表现:无症状 HBV 携带状态、急性肝炎、慢性肝炎、肝硬化、肝衰竭与原发性肝细胞肝癌。围产期或儿童时期感染 HBV,患者常无或有轻微的症状但疾病慢性化风险较高;成人感染时常出现明显的症状,但慢性化的风险较小。

(一)HBV 感染的自然史

婴幼儿期 HBV 感染的自然史一般可人为地划分为 4 个期,即免疫耐受期、免疫清除期、非活动或低(非)复制期和再活动期。

1.免疫耐受期

免疫耐受期其特点是血清 HBsAg 和 HBeAg 阳性,HBV DNA 载量最高(常 $>2\times10^6$ U/mL,相当于每毫升 10^7 拷贝),但血清 ALT 水平正常,肝组织学无明显异常并可维持数年甚至数十年,或轻度炎症坏死、无或仅有缓慢肝纤维化的进展。

2.免疫清除期

免疫清除期表现为血清 HBV DNA >2000 U/mL(相当于每毫升 10^4 拷贝),伴有 ALT 持续或间歇升高,肝组织学中度或严重炎症坏死、肝纤维化可快速进展,部分患者可发展为肝硬化和肝衰竭。

3.非活动或低(非)复制期

非活动或低(非)复制期表现为 HBeAg 阴性、抗-HBe 阳性,HBV DNA 持续低于最低检测限,ALT 水平正常,肝组织学无炎症或仅有轻度炎症;这是 HBV 感染获得免疫控制的结果,大部分此期患者发生肝硬化和 HCC 的风险大大减少,在一些持续 HBV 但 DNA 转阴数年的患者,自发性 HBsAg 血清学转换率为每年 $1\%\sim3\%$。

4.再活动期

部分处于非活动期的患者可能出现 1 次或数次的肝炎发作,多数表现为 HBeAg 阴性,抗-HBe 阳性,HBV DNA 活动性复制、ALT 持续或反复异常,即 HBeAg 阴性慢性乙型肝炎。这些患者可进展为肝纤维化、肝硬化、失代偿期肝硬化和 HCC。也有部分患者可出现自发性 HBsAg 消失(伴或不伴抗-HBs)和 HBV DNA 降低或检测不到,因而预后常良好。小部分此期患者可回复到 HBeAg 阳性状态(特别是在免疫抑制状态如接受化学治疗时)。

并不是所有感染 HBV 者都经过以上 4 个期。新生儿时期感染 HBV,仅少数(约 5%)可自发清除 HBV,而多数有较长的免疫耐受期,然后进入免疫清除期,但青少年和成年时期感染 HBV,多无免疫耐受期,而直接进入免疫清除期,他们中的大部分可自发清除 HBV(90%～95%),少数(5%～10%)发展为 HBeAg 阳性慢性乙型肝炎。

(二)急性 HBV 感染

约有 30% 的急性 HBV 感染患者出现临床症状,其潜伏期为 1～4 个月。在前驱期,患者可能会出现血清病样综合征,随后出现不适、厌食、乏力及右上腹不适,部分患者可出现发热、呕吐和黄疸。1～3 个月后患者临床症状与黄疸症状一般会消失,但在乏力的情况部分患者中可能会存在更长时间。

体格检查最常见的发现包括:轻微的肝大、黄疸和低热,很少出现脾大与蜘蛛痣。

实验室检测提示 ALT 和 AST 在急性肝细胞损伤发生时显著增高,伴或不伴胆红素的升高。胆红素持续升高和凝血酶原时间延长提示肝损伤严重,甚至进展为肝衰竭。

急性 HBV 感染患者常表现为 HBsAg 阳性和抗-HBc IgM 阳性。在疾病的早期,HBeAg 与 HBV DNA 也会出现。疾病后期患者可在出现 HBeAg/抗-HBe 的血清学转换同时伴随 HBV DNA 的消失,大部分患者会出现 HBsAg 的阴转及抗-HBs 的出现,但抗-HBc 会持续阳性。

(三)慢性 HBV 感染

大多数慢性 HBV 感染者无临床症状,但部分患者会有乏力和右上腹不适。慢性乙型肝炎急性加重期患者临床表现轻重不一;可无症状或只有轻微的急性肝炎症状,如乏力、厌食、恶心,也可出现严重肝损害(胆红素持续升高和凝血酶原时间延长),甚至可出现肝衰竭或失代偿肝病。

慢性 HBV 感染者体格检查常无异常,或发现与慢性肝病相关的皮肤红斑(肝掌、蜘蛛痣)和轻度肝大。对于肝硬化患者,脾增大较常见,而以下体征常提示肝衰竭可能:黄疸、下肢水肿、腹水、脑病。

对于代偿期肝硬化患者,实验室检查可完全正常,ALT 与 AST 轻到中度异常可能是唯一异常的实验室指标。ALT>1000U/L 是慢性乙型肝炎急性加重及肝功能损害的标志(常伴随清蛋白降低,胆红素升高,PT 时间延长)。在急性加重期 AFP 水平可升高至 5000ng/mL。与急性肝炎相似,抗-HBc IgM 滴度在肝炎急性加重期也会升高。

对于慢性 HBV 感染患者,HBsAg 和抗-HBc IgG 阳性。在慢性 HBV 感染的早期阶段,HBeAg 阳性和 HBV DNA 水平较高,即 HBeAg 阳性慢性乙型肝炎。而 HBeAg 阴性慢性乙型肝炎患者则表现为:血清 HBsAg 阳性、HBeAg 持续阴性、抗-HBe 阳性或阴性、HBV DNA 阳性,这是由于前 C 区和(或)C 基因基本核心区启动子(BCP)变异导致 HBeAg 表达水平低下或不表达。

(四)隐匿性 HBV 感染

隐匿性 HBV 感染定义为血清 HBsAg 阴性,但肝组织和(或)血清中 HBV DNA 阳性。对于大多数隐匿性 HBV 感染患者而言,HBV DNA 可在肝组织中被检测到,但在血清和淋巴细胞中检测不到或以较低的滴度存在。绝大多数患者抗-HBc阳性,提示曾经感染过 HBV。与无 HCC 的丙型肝炎患者相比较,隐匿性 HBV 感染在丙型肝炎合并 HCC 患者更为常见。

五、诊断

乙型肝炎的急性黄疸型、急性无黄疸型及急性淤胆型,临床诊断与甲型肝炎相应临床型相同。慢性肝炎临床表现不典型者,应进行肝穿刺病理检查加以确诊。急性、亚急性及慢性重型肝炎各有特殊的临床表现,但亚急性及慢性重型肝炎的脑病型易与急性重型肝炎混淆,起病似"急性肝炎"的慢性重型肝炎易与亚急性重型肝炎混淆,故应特别重视详细询问病史及体检,参考病史长短及有无慢性肝病体征等资料,以期获得准确诊断。实践证明,通过肝穿刺病理检查,可将不少临床诊断为亚急性重型肝炎的病例纠正为慢性重型肝炎。对无症状慢性 HBsAg 携带者的临床诊断应慎重,因为许多病例肝穿刺病理检查可发现"轻微肝炎",部分病例呈各种慢性肝炎的改变。

六、鉴别诊断

结合病情与如下疾病鉴别。

(一)药物性肝炎

目前有 600 多种药物可引起药物性肝炎,与各种其他肝病的表现相同,常见药品如抗生素类药物、解热镇痛药物、抗精神病药物、抗抑郁药物、抗癫痫药物、镇静药物、抗甲亢药物、抗肿瘤药物、降糖药物、心血管药物及某些中药。鉴别时应重视询问用药史。

(二)传染性单核细胞增多症

它常有发热、颈淋巴结肿大、咽峡炎、皮疹及肝脾肿大,外周血白细胞总数及淋巴细胞增多,异型淋巴细胞达 10% 以上,血清异嗜性抗体阳性。

(三)急性结石性胆管炎

出现黄疸前常有胆绞痛及寒战高热,外周血白细胞总数及中性粒细胞显著增高。

（四）自身免疫性肝炎

自身免疫性肝炎主要有原发性胆汁性肝硬化（PBC）和自身免疫性肝病。PBC主要累及肝内胆管，自身免疫性肝病主要破坏肝细胞。诊断主要依靠自身抗体的检测和病理组织检查。

（五）妊娠期肝内胆汁淤积症

皮肤瘙痒明显，先痒后黄，黄轻痒重，肝功能变化轻微，分娩后黄疸迅速消退，再次妊娠症状复发。

（六）肝豆状核变性

血清铜及铜蓝蛋白降低，眼角膜边沿可发现凯-弗环。

（七）其他

血吸虫病、肝吸虫病、肝结核、钩端螺旋体病、脂肪肝、肝淤血及原发性肝癌等均可有肝肿大或 ALT 升高，鉴别诊断时应加以考虑。

七、治疗

慢性乙型肝炎治疗主要包括抗病毒、免疫调节、抗炎和抗氧化、抗纤维化和对症治疗，其中抗病毒治疗是关键，只要有适应证，且条件允许，就应进行规范的抗病毒治疗。

（一）治疗目标

慢性乙型肝炎治疗的总体目标是：最大限度地长期抑制 HBV。减轻肝细胞炎症坏死及肝纤维化，延缓和减少肝失代偿、肝硬化、HCC 及其并发症的发生，从而改善生活质量和延长存活时间。

（二）抗病毒治疗的适应证

一般适应证包括：

1.HBeAg 阳性者，HBV DNA$\geq 10^5$copy/mL（相当于 20000U/mL），HBeAg 阴性者，HBV DNA$\geq 10^4$copy/mL（相当于 2000U/mL）。

2.ALT$\geq 2\times$ULN，如用 IFN 治疗，ALT 应$\leq 10\times$ULN，血清总胆红素应$<2\times$ULNI。

3.ALT$<2\times$ULN，但肝组织学显示 Knodell HAL≥ 4，或炎症坏死$\geq$G2，或纤维化$\geq$S2。

对持续 HBV DNA 阳性，虽达不到上述治疗标准，但有以下情形之一者，亦应考虑给予抗病毒治疗：

（1）对 ALT 大于 ULN 且年龄＞40 岁者,也应考虑抗病毒治疗。

（2）对 ALT 持续正常但年龄较大者(＞40 岁),应密切随访,最好进行肝活组织检查,如果肝组织学显示 Knodell HAL≥4,或炎症坏死≥G2,或纤维化≥S2,应积极给予抗病毒治疗。

（3）动态观察发现有疾病进展的证据(如脾增大)者,建议行肝组织学检查,必要时给予抗病毒治疗。

在开始治疗前应排除由药物、酒精或其他因素所致的 ALT 升高,也应排除应用降酶药物后 ALT 暂时性正常。在一些特殊病例如肝硬化或服用联苯结构衍生物类药物者,其 AST 水平可高于 ALT,此时可将 AST 水平作为主要指标。

（三）IFN-α 治疗

我国已批准普通 IFN-α(2a、2b 和 1b)和聚乙二醇干扰素 α(2a 和 2b)[PegIFN-α(2a 和 2b)]用于慢性乙型肝炎的抗病毒治疗。荟萃分析结果表明,普通 IFN 治疗慢性乙型肝炎患者,HBeAg 血清学转换率、HBsAg 消失率、肝硬化发生率、HCC 发生率均优于未经 IFN 治疗者。有关 HBeAg 阴性患者的临床试验结果表明,普通 IFN-α 疗程至少 1 年才能获得较好的疗效。

干扰素的推荐剂量与用法为:普通 IFN-α 3～5MU,每周 3 次或隔日 1 次,皮下注射;PegIFNα-2a:180μg,每周 1 次,皮下注射;PegIFNα-2b:1.0～1.5μg/kg,每周 1 次,皮下注射。一般疗程为 12 个月。如有应答,为提高疗效也可延长疗程。如治疗 6 个月仍无疗效,可改用或联合其他抗病毒药物。

有下列因素者常可取得较好的疗效:①治疗前 ALT 水平较高;②HBV DNA ＜2×10^8copy/mL(相当于 4×10^7U/mL);③女性;④病程短;⑤非母婴传播;⑥肝组织炎症坏死较重,纤维化程度轻;⑦对治疗的依从性好;⑧无 HCV、HDV 或 HIV 合并感染;⑨HBV 基因 A 型;⑩治疗 12 周或 24 周时,血清 HBV DNA 不能检出。其中治疗前 ALT,HBV DNA 水平和 HBV 基因型,是预测疗效的重要因素。有研究结果表明,在 PegIFNα-2a 治疗过程中,定量检测 HBsAg 水平或 HBeAg 水平对治疗应答有较好的预测价值。

1.治疗前检查

（1）生物化学指标。包括 ALT、AST,胆红素、清蛋白及肾功能。

（2）血常规、尿常规、血糖及甲状腺功能。

（3）病毒学标志物,包括 HBsAg、HBeAg、抗-HBe 和 HBV DNA。

（4）对于中年以上患者,应做心电图检查和测血压。

（5）排除自身免疫性疾病。

（6）尿人绒毛膜促性腺激素检测以排除妊娠。

2.治疗过程中检查

(1)血常规:开始治疗后的第 1 个月,应每 1～2 周检测 1 次血常规,以后每个月检测 1 次,直至治疗结束。

(2)生物化学指标:包括 ALT 和 AST 等,治疗开始后每月检测 1 次,连续 3 次,以后随病情改善可每 3 个月检测 1 次。

(3)病毒学标志物:治疗开始后每 3 个月检测 1 次 HBsAg、HBeAg、抗-HBe 和 HBV DNA。

(4)其他:每 3 个月检测 1 次甲状腺功能、血糖和尿常规等指标,如治疗前就已存在甲状腺功能异常或已患糖尿病者,应先用药物控制甲状腺功能异常或糖尿病,然后再开始 IFN 治疗,同时应每月检查甲状腺功能和血糖水平。

(5)应定期评估精神状态:对出现明显抑郁症和有自杀倾向的患者,应立即停药并密切监护。

治疗过程中,应密切监测并积极处理 IFN 带来的不良反应。其不良反应包括以下几种:

①流感样症候群:流感样症候群表现为发热、寒战、头痛、肌肉酸痛和乏力等,可在睡前注射 IFN-α 前,或在注射 IFN-α 的同时服用解热镇痛药。

②一过性外周血细胞减少:一过性外周血细胞减少主要表现为外周血中性粒细胞和血小板减少。如中性粒细胞绝对计数$\leqslant 0.75\times 10^9$/L 和(或)血小板$< 50\times 10^9$/L,应降低 IFN-α 剂量,1～2 周后复查,如恢复,则逐渐增加至原量。如中性粒细胞绝对计数$\leqslant 0.5\times 10^9$/L 和(或)血小板$< 30\times 10^9$/L,则应停药。对中性粒细胞明显降低者,可试用粒细胞集落刺激因子(G-CSF)或粒细胞巨噬细胞集落刺激因子(GM-CSF)治疗。

③精神异常:精神异常可表现为抑郁、妄想、重度焦虑等精神疾病症状。对症状严重者,应及时停用 IFN-α,必要时会同神经精神科医师进一步诊治。

④自身免疫性疾病:一些患者可出现自身抗体,仅小部分患者出现甲状腺疾病(甲状腺功能减退或亢进)、糖尿病、血小板减少、银屑病、白斑、类风湿关节炎和系统性红斑狼疮样综合征等,应请相关科室医师会诊共同诊治,严重者应停药。

⑤其他少见的不良反应:其他少见的不良反应包括肾损害(间质性肾炎、肾病综合征和急性肾衰竭等)、心血管并发症(心律失常、缺血性心脏病和心肌病等)、视网膜病变、听力下降和间质性肺炎等,应停止 IFN-α 治疗。

IFN-α 治疗的绝对禁忌证包括妊娠、精神病史(如严重抑郁症)、未能控制的癫痫、未戒断的酗酒或吸毒者、未经控制的自身免疫性疾病、失代偿期肝硬化,有症状的心脏病。IFN 治疗的相对禁忌证包括甲状腺疾病、视网膜病变、银屑病、既往抑郁症史。未控制的糖尿病、高血压,治疗前中性粒细胞计数$< 1.0\times 10^9$/L 和(或)血小

板计数$<50\times10^9$/L,总胆红素$>51\mu$mol/L(特别是以间接胆红素为主者)。

(四)核苷(酸)类似物治疗

已获准的五个核苷(酸)类似物可被分成三组:L-核苷类抗病毒药物,包括拉米夫定和替比夫定;开环磷酸核苷类药物,包括阿德福韦酯和替诺福韦酯;脱氧鸟苷核苷类似物,包括恩替卡韦。这些药物主要通过抑制前基因组 RNA 逆转录为HBV DNA 而起作用。它们对 HBV DNA 的复制模板 cccDNA 没有直接的抑制作用,因此治疗中断后极易出现病毒反弹。

初始治疗应根据抗病毒活性和耐药风险来选择药物。恩替卡韦、替比夫定和替诺福韦的抗病毒活性高于拉米夫定和阿德福韦酯;与阿德福韦酯、替比夫定和拉米夫定相比,恩替卡韦和替诺福韦的耐药率较低。

1.核苷(酸)类似物的疗程

对于 HBeAg 阳性慢性乙型肝炎患者,在达到 HBV DNA 低于检测下限、ALT复常,HBeAg 血清学转换后,再巩固至少 1 年(经过至少 2 次复查,每次间隔 6 个月)仍保持不变,且总疗程至少已达 2 年者,可考虑停药,但延长疗程可减少复发。

对于 HBeAg 阴性慢性乙型肝炎患者,疗程应更长:在达到 HBV DNA 低于检测下限,ALT 正常后,至少再巩固 1.5 年(经过至少 3 次复查,每次间隔 6 个月)仍保持不变且总疗程至少已达到 2.5 年者,可考虑停药。由于停药后复发率较高,可以延长疗程。

对于肝硬化尤其是失代偿期患者,需要长期甚至终身治疗。因此,推荐使用耐药发生率低的核苷(酸)类药物治疗,且不能随意停药。一旦发生耐药变异,应及时加用其他已批准的能治疗耐药变异的核苷(酸)类似物。

2.核苷(酸)类似物的耐药

抗病毒药物耐药是限制长期使用核苷(酸)类似物治疗的主要因素。耐药的首要表现是病毒学突破,即血清 HBV DNA 水平在最低点的基础上升高超过 1log 或血清 HBV DNA 再次转为阳性。与野生型病毒株相比,大多数抗病毒药物耐药突变复制能力降低,放血清 HBV DNA 水平在治疗开始时很低。但是在继续治疗过程中,补偿性突变的出现可恢复变异病毒的复制能力,进而导致血清 HBV DNA水平增加。病毒学突破常伴随生化的突破或在生化突破(患者 ALT 正常后又出现ALT 的升高)之前发生。抗病毒耐药的发生不仅会导致初始应答的消失,而且有时会引起急性重型肝炎和肝失代偿。

每 3～6 个月监测血清 HBV DNA 的水平对评估病毒学应答和病毒学突破至关重要。耐药性突变检测结果可以指导挽救治疗策略的选择,特别是对那些使用过不止一种核苷(酸)类似物的患者。

　　对绝大多数核苷(酸)类似物耐药者,尤其是失代偿期肝硬化患者,需及早进行挽救治疗。具体挽救治疗方案推荐如下:

　　(1)LAM 耐药:加用 TDF 或 ADV。

　　(2)ADV 耐药:如存在 rtN236T 变异,加用 ETV、LAM 或 LdT;如存在 rtA181T/V 变异,加 ETV。

　　(3)LdT 耐药:加用 TDF 或 ADV。

　　(4)ETV 耐药:加用 TDF 或 ADV。

　　(5)TDF 耐药:目前尚无 TDF 耐药的资料,理论上可加用 ETV。

第三节　丙型病毒性肝炎

　　丙型肝炎由丙型肝炎病毒(HCV)感染所致,慢性丙型肝炎病毒感染可导致肝慢性炎症坏死和纤维化,部分患者可发展为肝硬化甚至肝细胞癌(HCC)。估计全世界有 1.7 亿～2.0 亿 HCV 感染者,且以亚、非、拉等发展中国家为主要流行区。

一、病原学

(一)丙肝病毒的生物学分类及特性

　　HCV 属于黄病毒科,其基因组为单股正链 RNA,大小 9.5～10.0kb。HCV 病毒体呈球形,直径小于 80nm(在肝细胞中为 36～40nm,在血液中为 36～62nm),为单股正链 RNA 病毒,在核衣壳外包绕含脂质的囊膜,囊膜上有刺突。以前,HCV 体外培养一直未找到敏感有效的细胞培养系统,但黑猩猩对 HCV 很敏感。2005 年,有研究证实基于 JFH-1 病毒株的 HCV 可以在 Huh-7.5 细胞中有效复制,并包装产生有感染性的病毒颗粒。HCV 易变异,当 HCV 感染宿主后,在感染者体内形成以一个优势株为主的相关突变株病毒群,称为准种。

(二)基因型组结构与功能

　　HCV 的两端非编码区分别有 319～341bp 和 27～55bp,含有几个顺向和反向重复序列,可能与基因复制有关。在 s' 非编码区下游紧接一开放的阅读框(ORF),编码 10 余种结构和非结构(NS)蛋白,其中基因组排列顺序为 5'-C-E1-E2-p7-NS2-NS3-NS4-NS5-3',能编码一长约 3000 个氨基酸的多聚蛋白前体,经宿主细胞和病毒自身蛋白酶作用后,裂解成各自独立病毒蛋白,即三种结构蛋白,分别是分子量为 19KD 的核衣壳蛋白(或称核心蛋白,C)和 33KD(E1),72KD(E2/NS1)的糖蛋白,及四种分子量为 23KD、52KD、60KD、116KD 的非结构蛋白分别与 NS2、NS3、

NS4、NS5 相对应。E1 和 E2/NS1 糖蛋白能产生抗 HCV 的中和作用。NS2 和 NS4 的功能还不清楚,发现可与细胞膜紧密结合在一起。NS3 蛋白的氨基端具有蛋白酶活性,羧基端具有螺旋酶/三磷酸核苷酶活性,参与解旋 HCVRNA 分子,协助 RNA 复制,NS5 有依赖于 RNA 的聚合酶活性,参与 HCV 基因组复制。

HCV 具有高度可变性,对已知全部基因组序列的 HCV 株进行分析比较发现其核苷酸和氨基酸序列存在较大差异,而且 HCV 基因组各部位的变异程度不相一致,其中 5'-NCR 最保守,同源性在 $92\% \sim 100\%$,3'-NCR 区变异程度较高,在 HCV 的编码基因中,C 区最保守、非结构(NS)区次之,编码囊膜蛋白 E2/NS1 可变性最高称为高可变区。

因用于基因分型的区域和采用的技术方法不同,HCV 基因分型还无统一标准,国际上出现了各种基因分型方法,不同分类方法之间有一定的对应关系,但 Simmonds 分类最为常用。该分类方法以 NS5 区核苷酸序列差异作为分类依据,同源性小于 72% 分属不同基因型,在 $75\% \sim 86\%$ 之间区分为不同基因亚型,最终需要利用已知序列进行进化树分析确认,同时建议对于新发现的基因型或基因亚型,提交给 HCV 分型委员会讨论认可。

不同 HCV 基因型具有一定的地区和人群分布特征。而且不同基因型感染引起临床过程和干扰素治疗反应亦表现不同,如 2a 型感染临床症状较重,有引起严重肝病倾向;1b 型感染对干扰素治疗不敏感,效果差,2a 型感染用干扰素治疗效果好。

成军等研究表明中国大陆 HCV 流行基因型主要为 1、2、3 和 6 型,没有发现 4 和 5 型。中国大陆地区最常见的基因型为 1b 和 2a,流行率为 73.1% 和 18.5%,其次为 3a、6a、3b、6n 和 1a。基因 3 型和 6 型的地理分布较广。

二、发病机制

HCV 感染的致病机制主要包括 HCV 直接损伤和免疫介导两种,病毒因素包括病毒的基因型、复制能力、变异能力、病毒抗原的免疫原性等;宿主因素包括人体的先天性免疫反应、体液免疫和细胞免疫应答等。饮酒、嗜肝病毒混合感染、免疫抑制药的使用等因素对 HCV 的感染病程也有重要影响。

(一)HCV 直接杀伤作用

HCV 在肝细胞内复制干扰细胞内大分子的合成,增加溶酶体膜的通透性而引起细胞病变。HCV 蛋白对肝细胞有毒性作用,在体外表达的 HCV 包膜蛋白等对宿主菌或细胞有毒性作用。

(二)宿主免疫因素

肝组织内存在 HCV 特异细胞毒性 T 淋巴细胞(CD8[+] T 细胞),可攻击感染

HCV 的肝细胞。另外,CD4$^+$ Th 细胞被致敏后分泌细胞因子,在清除 HCV 的同时,也导致了肝细胞的免疫损伤。

(三)自身免疫

HCV 感染者常伴有自身免疫改变,如血清中可能检出多种自身抗体,如抗核抗体、抗平滑肌抗体、抗单链 DNA 抗体、抗线粒体抗体等。还可以出现与自身免疫性肝炎相似的胆管病理改变。

(四)细胞凋亡

正常人肝组织内无 Fas 分子的表达,HCV 感染肝细胞内有较大量的 Fas 表达,同时,HCV 可激活 CTL 产生 FasL,Fas 和 FasL 是共同诱导细胞凋亡的膜蛋白分子,二者结合将导致细胞凋亡。

此外,HCV 感染后易慢性化,可能原因主要有:① HCV 的高度变异性;②HCV对肝外细胞的泛嗜性;③HCV 在血液中载量低,免疫原性弱,机体对其免疫应答水平低下,甚至产生免疫耐受,容易造成病毒持续感染。

三、流行病学

(一)流行率

最近世界卫生组织公布 HCV 全球流行率为 3%,大约有 1.7 亿人感染 HCV。HCV 的感染率在不同国家、地区之间存在较大差异。世界范围内以埃及的流行率最高,在 17%～26%,中东地区次之,在 1%～12%,非洲西部地区位列第三,流行率在 2.5%～4.9%,而美国、欧洲大部分国家,以及东南亚地区的流行率均低于2.5%,其中英国和北欧国家的流行率最低,在 0.01%～0.1%。2006 年全国病毒性肝炎血清流行病学调查显示,我国 1～59 岁人群抗 HCV 流行率为 0.43%,表明在全球范围内属 HCV 低流行区。

目前,我国 HCV 感染高危人群主要包括静脉吸毒者、职业献血人员、HIV 感染者、性乱交者、接受血液透析者及职业暴露人员等。不同人群 HCV 感染率不同,小样本调查显示急性肝炎患者中抗-HCV 阳性率为 9.7%,慢性肝炎患者为13.3%,肝癌患者为 18,3%,肝硬化患者为 33.0%,输血后肝炎患者为 43.2%。因此,对于高危人群要警惕 HCV 感染的可能性,必须加强 HCV 高危感染人群的防护与检测。

(二)传播途径

1.经输血和血制品传播

曾是最主要的传播途径,既往输血后肝炎中 70% 以上为丙型肝炎,随着筛查制度的建立以及筛选方法的改善,这种感染方法大大减少,但由于抗-HCV 存在窗口期、抗-HCV 检测试剂的质量不稳定及少数感染者不产生抗-HCV,且我国暂未对献血人员进行 NAT 筛查,因此,无法完全筛出 HCV 阳性者,大量或多次输血仍有可能感染 HCV。

2.经注射或破损的皮肤和黏膜传播

这是目前最主要的传播方式,在某些地区,混用注射器等进行静脉注射毒品导致 HCV 传播占 60%～90%。使用非一次性注射器和针头、未经严格消毒的牙科器械、内镜、侵袭性操作和针刺等也是经皮传播的重要途径,如 2011 年安徽涡阳的儿童 HCV 感染集中暴露就疑似与不安全注射有关。一些可能导致皮肤破损和血液暴露的传统医疗方法也与 HCV 传播有关;共用剃须刀、牙刷、文身和穿耳环孔等也是 HCV 潜在的经血传播方式。

3.性接触传播

主要存在于夫妻间以及性乱人群,与 HCV 感染者性交感染 HCV 的危险性较高。同时伴有人类免疫缺陷病毒(HIV)感染者,则感染 HCV 的危险性更高。

4.母婴传播

抗-HCV 阳性母亲将 HCV 传播给新生儿的危险性为 2%,若母亲在分娩时HCV RNA 阳性,则传播的危险性可高达 4%～7%;合并 HIV 感染时,传播的危险性增至 20%。HCV 病毒载量高可增加传播的危险性。

5.其他途径

15%～30%的散发性丙型肝炎,其传播途径不明。

与 HBV、HIV 类似,接吻、拥抱、喷嚏、咳嗽、食物、饮水、共用餐具和水杯、无皮肤破损及其他无血液暴露的接触一般不传播 HCV。

四、临床表现

暴露于 HCV 后 1～3 周,在外周血可检测到 HCVRNA。通常潜伏期 2～26周,平均 50 天;输血感染者潜伏期较短为 7～33 天,平均 19 天,但在急性 HCV 感染者出现临床症状时,仅 50%～70%患者抗-HCV 阳性,3 个月后约 90%患者抗-HCV 阳转。成人急性丙型肝炎病情相对较轻,多数为急性无黄疸型肝炎,ALT 升高为主,少数为急性黄疸型肝炎,黄疸为轻度或中度升高。可出现恶心、食欲下降、全身无力、尿黄眼黄等表现。单纯丙肝病毒感染极少引起肝功能衰竭。

感染 HCV 后,病毒血症持续 6 个月仍未清除者为慢性感染,在不进行抗病毒治疗干预的情况下,幼年期感染自发病毒清除率可达 50%以上,肝硬化发生率也低,而成年人感染 HCV 慢性化可达 85%,且肝硬化和肝癌的发生率较高。感染HCV 时年龄在 40 岁以上、男性、嗜酒(50g/d 以上)、合并 HIV 或 HBV 感染、非酒精性脂肪肝(NASH)、肝高铁载量、合并血吸虫感染、肝毒性药物和环境污染所致的有毒物质等可促进疾病的进展。通常情况下,慢性丙型肝炎患者症状较轻,表现为肝炎常见症状,如容易疲劳、食欲欠佳、腹胀等。也可以无任何自觉症状。ALT反复波动或一直正常,抗-HCV 和 HCV RNA 持续阳性。肝活检可见慢性肝炎表现,甚至可发与肝硬化 HCV 相关的 HCC 发生率在感染 30 年后为 $1\%\sim3\%$,主要见于肝硬化和进展性肝纤维化患者,其中肝硬化患者 HCC 的年发生率为 $1\%\sim7\%$。肝硬化一旦出现失代偿情况,如出现黄疸、腹水、自发性腹膜炎、食管胃底静脉曲张破裂出血、肝性脑病、肝肾综合征、肝衰竭等,其生存率则急剧下降。

慢性丙型肝炎可以并发某些肝外表现:包括类风湿关节炎、干燥性综合征、扁平苔藓、肾小球肾炎、混合型冷球蛋白血症、B 细胞淋巴瘤和迟发性皮肤卟啉症等,可能是机体异常免疫反应所致。

五、诊断

(一)急性丙型肝炎的诊断

1.流行病学史

有输血史、应用血液制品史或明确的 HCV 暴露史。

2.临床表现

大部分患者无明显症状,少数出现全身乏力、食欲减退、恶心和右季肋部疼痛等,可伴低热、轻度肝大或脾大、黄疸。

3.实验室检查

ALT 轻度和中度升高,抗-HCV 阳性,HCV RNA 阳性或阴性。

有上述 1+2+3 或 2+3 者可诊断。

(二)慢性丙型肝炎的诊断

1.诊断依据

HCV 感染超过 6 个月,或发病日期不明、无肝炎史,但肝组织病理学检查符合慢性肝炎,或根据症状、体征、实验室及影像学检查结果综合分析,亦可诊断。

2.病变程度判定

HCV 单独感染极少引起肝衰竭,HCV 重叠 HBV、HIV 等病毒感染或血吸虫病、酗酒或应用肝毒性药物时,可发展为肝衰竭。HCV 感染所致肝衰竭的临床表现与其他嗜肝病毒所致肝衰竭基本相同,可表现为急性、亚急性和慢性经过。

3.肝移植后 HCV 感染的复发

丙型肝炎常在肝移植后复发,且其病程的进展速度明显快于免疫功能正常的丙型肝炎患者。一旦移植的肝发生肝硬化,出现并发症的危险性将高于免疫功能正常的肝硬化患者。肝移植后丙型肝炎复发与移植时 HCVRNA 水平及移植后免疫抑制程度有关。

（三）丙型肝炎的实验室诊断

ALT、AST 水平变化可反映肝细胞损害程度,但 ALT、AST 水平与 HCV 感染引起的肝组织炎症分度程和病情的严重程度不一定成比例。急性丙型肝炎患者的人血清蛋白、凝血酶原活动度和胆碱酯酶活性降低较少,但在病程较长的慢性肝炎、肝硬化或重型肝炎时可明显降低,其降低程度与疾病的严重程度成正比。

抗-HCV 检测适用于 HCV 感染者的初筛,其敏感度和特异度可达 99%。但抗-HCV 阴转与否不能作为抗病毒疗效的考核指标。血液透析、艾滋病和自身免疫性疾病患者可出现抗-HCV 假阳性,因此,HCV RNA 检测有助于确诊这些患者是否合并感染 HCV。

HCV 基因型与抗病毒疗效显著相关,1 型和 4 型相对较差,2 型和 3 型治疗效果较好。可以通过 RT-PCR 直接测序或者采用荧光标记的特异性引物进行 RT-PCR 检测。

六、治疗

只有确诊为血清 HCV RNA 阳性的丙型肝炎患者才需要抗病毒治疗。参照美国肝病学会及中华医学会肝病学分会等制定的相关指南,应根据丙型肝炎的急慢性、获得抗病毒治疗应答的可能性、肝疾病严重程度、可能的严重不良反应、合并症情况,以及患者的治疗意愿和可行性等因素,进行个体化抗病毒治疗。而且所有慢性 HCV 感染者应避免饮酒,如果 HAV 保护性抗体或抗-HBs 阴性,应注射相应疫苗。

近年来,关于基因 1 型的慢性 HCV 感染者的优化治疗有两项重要的进展:①直接作用抗病毒药物(PI)的研发,使得许多基因 1 型慢性 HCV 感染者的持续病毒学应答率(SVR)有了提高,并且能够缩短疗程;对于高加索人种而言,PI 的联合应用使得基因 1 型患者的 SVR 从 40% 提高到 90% 以上。②发现 IL-28B 基因的几个单核苷酸多态性与 HCV 感染者的病毒自发清除和治疗后病毒清除有关。HCV 感染者 PEG-IFN 联合 RBV 治疗后 SVR 的获得以及病毒的自发清除,与 19 号染色体的 IL-28B 基因或者 IFN-λ 基因附近的核苷酸序列有关。其中最重要的单核苷酸多态性为 rs12979860 的 C 或者 T 的等位基因。IL-28B 基因型对于疗效的预测价值好于治疗前 HCVRNA 的载量、肝纤维化分期、性别,并且预测价值对于基因 1 型患者高于基因 2 型和 3 型患者。多个研究已经证实中国汉族丙型肝炎患者抗病毒疗效较好与该基因位点单核苷酸多态性(CC 基因型频率达到 85% 以上)密切相关。

（一）治疗方案

1.急性丙型肝炎

IFNα 治疗能显著降低急性丙型肝炎的慢性化率,因此,如检测到 HCVRNA 阳性,即应考虑抗病毒治疗。在急性起病后的 8～12 周后进行复检,若仍无病毒的自发清除,则应该进行干扰素为基础的抗病毒治疗。目前对急性丙型肝炎治疗尚无统一方案,建议给予普通 IFN,隔日 1 次肌内或皮下注射,或者 PEG-IFN,每周 1 次,皮下注射,疗程为 12～24 周。是否联合应用 RBV 治疗尚有争议,应根据个体情况来决定,若使用,则利巴韦林剂量为 800～1000mg/d。

2.初治的慢性丙型肝炎

(1)基因 1 型患者的治疗:基因 1 型慢性丙型肝炎患者采用联合 IFN(普通干扰素或 PEG 干扰素)和 RBV 的二联治疗,高加索人种患者效果差,复发率高。因而需进行优化治疗,可给予博赛泼维(BOC)或者特拉泼维(TVR)联合 PEG-IFN 和 RBV 的三联治疗。BOC 和 TVR 不能单独使用,必须联合 PEG-IFNα 和 RBV。

(2)基因 2 型或 3 型患者的治疗:应给予 IFN(普通干扰素或 PEG 干扰素)联合 RBV 治疗 24 周,RBV 的剂量为 800mg/d。患者给予治疗 24 周且 HCVRNA 高灵敏度试剂检测阴性,停止治疗 24 周后应再次检测 HCVRNA,以评价有无获得 SVR。

(3)基因 4 型患者的治疗:可给予 PEG-IFN 联合 RBV 治疗 48 周,如果患者没有获得早期病毒学应答(EVR,治疗 12 周时 HCVRNA 下降大于 2log),应考虑停止治疗。如果患者没有获得完全 EVR(治疗 12 周时 HCVRNA 检测不到),24 周时应再次检测 HCVRNA,若 HCVRNA 仍阳性,应考虑停止治疗。

3.经治的慢性丙型肝炎

(1)基因 1 型经治患者的治疗:对于经过普通干扰素或者 PEG-IFN 和(或)RBV 治疗,但出现复发或者部分应答的患者,推荐给予 BOC 或 TVR 联合 PEG-IFN 和 RBV 的三联治疗。对于经过普通干扰素或者 PEG-IFN 和(或)RBV 治疗无应答的患者,可以考虑给予 TVR 联合 PEG-IFN 和 RBV 的三联治疗。基于 BOC 或 TVR 三联治疗的应答指导治疗的策略,可考虑用于复发患者的治疗,也可考虑用于部分应答患者的治疗,但不推荐用于无效应答患者。对于接受 BOC 联合 PEG-IFN 和 RBV 治疗的经治患者,如第 12 周 HCVRNA＞100U/mL,应该停止所有治疗,因为患者可能已发生了病毒耐药。对于接受 TVR 联合 PEG-IFN 和 RBV 治疗的经治患者,如果第 4 或 12 周 HCVRNA＞1000U/mL,应停止所有治疗,因为患者可能发生了病毒耐药。

（2）基因 2-4 型经治患者的治疗：曾完成全疗程 PEG-IFN 联合 RBV 治疗，而未获得 SVR 的患者，不推荐再次应用 PEG-IFN 联合 RBV 治疗，包括用不同类型的 PEG-IFN。曾应用普通干扰素联合或不联合 RBV 或单用 PEG-IFN 治疗，无应答或复发者可考虑再次给予 PEG-IFN 联合 RBV 治疗，尤其是有桥接肝纤维化或肝硬化的患者。有桥接肝纤维化或肝硬化患者，如果 PEG-IFN 联合 RBV 曾经治疗失败，不推荐维持治疗。

4.HCV 相关肝硬化或肝癌患者的治疗

代偿期肝硬化患者，尽管对治疗的耐受性和效果有所降低，但为使病情稳定、延缓或阻止肝功能衰竭和 HCC 等并发症的发生，建议在严密观察下给予抗病毒治疗。可给予 BOC 或者 TVR 联合 PEG-IFN 和 RBV 的三联治疗，疗程应达到 48 周。在为期 4 周的 PEG-IFN 和 RBV 导入期治疗后，推荐博赛泼维（800mg，每天 3 次，间隔 7～9 小时，餐中服用）联合 PEG-IFN 和 RBV 三联治疗 24～44 周。无论何种基因型，获得 SVR 后仍应继续每 6～12 个月进行 1 次 HCC 的监测。

失代偿期肝硬化患者，多难以耐受干扰素治疗的不良反应，有条件者应行肝移植术。已登记等待肝移植的失代偿期肝硬化患者，可在有经验的医师指导及严密监测不良反应等情况下进行以干扰素为基础的治疗，但应从低剂量开始。

HCV 相关的肝硬化或 HCC 患者经肝移植后，HCV 感染复发率很高。IFN 治疗对此类患者有一定效果，但有促进对移植肝排斥反应的可能，可在有经验的专科医生指导和严密观察下进行抗病毒治疗。

5.儿童丙型肝炎的治疗

有关儿童慢性丙型肝炎的治疗经验尚不充足。部分临床研究结果显示，IFNα 单一治疗的 SVR 率似高于成人，对药物的耐受性也较好，2～17 岁 HCV 感染儿童可考虑接受抗病毒治疗，治疗适应证与成人慢性丙型肝炎相同。儿童患者可给予 PEG-IFNα-2b 每周 $60\mu g/m^2$ 联合 RBV15mg/(kg·d)治疗 48 周。

6.酗酒及吸毒者

慢性酒精中毒及吸毒可能促进 HCV 复制，加剧肝损害，从而加速发展为肝硬化甚至 HCC 的进程。由于酗酒及吸毒患者对于抗病毒治疗的依从性、耐受性和 SVR 率均较低，因此，治疗丙型肝炎必须戒酒及戒毒，同时接受严密监测并采取避孕措施，辅以心理咨询支持。

7.合并 HBV 或 HIV 感染者

合并 HBV 感染会加速慢性丙型肝炎向肝硬化或 HCC 的进展。对于 HCV RNA 阳性/HBV DNA 阴性者，先给予抗 HCV 治疗；对于两种病毒均呈活动性复制者，建议首先以 IFNα 加利巴韦林清除 HCV，对于治疗后 HBV DNA 仍持续阳性者可再给予抗 HBV 治疗。对此类患者的治疗尚需进行深入研究，以确定最佳治疗方案。

8.合并 HIV 感染者

合并 HIV 感染的丙型肝炎患者,初始方案推荐 PEG-IFNα 联合 RBV 治疗 48 周,剂量同单纯 HCV 感染者。合并 HIV 感染也可加速慢性丙型肝炎的进展,抗 HCV 治疗主要取决于患者的 $CD4^+$ 细胞计数和肝组织的纤维化分期。免疫功能正常、尚无即刻进行高活性抗逆转录病毒治疗(HAART)指征者,应首先治疗 HCV 感染;正在接受 HAART 治疗、肝纤维化呈 S2 或 S3 的患者,需同时给予抗 HCV 治疗;但要特别注意观察利巴韦林与抗 HIV 核苷类似物相互作用的可能性,包括乳酸酸中毒等,如果可能,所有接受齐多夫定或去羟肌酐的患者在开始应用 RBV 治疗前,应改用其他相似抗逆转录病毒药物。对于严重免疫抑制者($CD4^+$ 淋巴细胞$<2\times10^8/L$),应首先给予抗 HIV 治疗,待免疫功能重建后,再考虑抗 HCV 治疗。合并失代偿期肝病的 HIV 患者,不应采用 PEG-IFN 联合 RBV 治疗,可登记等待肝移植。

9.慢性肾衰竭

肾替代治疗(血液透析或肾移植)的患者,都应进行 HCV 筛查。对于慢性丙型肝炎伴有肾衰竭且未接受透析者,是否进行抗病毒治疗尚有争议,如果想使用,可考虑在严密观察下使用较低剂量的 IFN(如 IFN300 万 U,每周 3 次或 PEG-IFNα-2a 每周 135μg)。已接受透析且组织病理学上尚无肝硬化的患者(特别是准备行肾移植的患者),可单用 IFNα 治疗(在透析后给药)。由于肾功能不全的患者可发生严重溶血,因此,慎用利巴韦林联合治疗。即使应用,也应给予小剂量(200~800mg/d)治疗,并严密监测不良反应。

10.直接抗病毒药物(DAA)的应用

已经研发的 DAA 药物种类比较多,包括蛋白酶抑制药(PI)。如果患者出现与 IFN 和(或)RBV 相关的严重不良反应时,IFN 和(或)RBV 应考虑减量或停药。如果停止了 IFN 和(或)RBV 的治疗,也应停止使用 PI。给予基于 PI 的联合治疗时,如果患者出现贫血,则应考虑进行 RBV 的减量。给予基于 PI 的联合治疗时,应该严密监测患者的血清 HCV RNA 水平。如果出现病毒学突破(血清 HCV RNA 水平相对最低点升高超过 1log),则应停止 PI 的治疗。当给予一种 PI 联合治疗时,患者如果没有出现病毒学应答,或者出现了病毒学突破,或者出现了复发,则不应该再给予另外一种 PI 的治疗。

如果患者出现与 IFN 和(或)RBV 相关的严重不良反应时而无法使用 IFN 和 RBV 时,可以考虑给予两种或两种以上的 DAA 药物联合治疗,但可能存在变异,且仍在方案探索之中。据推测,所有 DAA 药物在中国的最早上市时间可能在 2016 年以后。

对于所有需要进行抗病毒治疗的患者,医生应在治疗开始前向患者解释本病的自然病程,并详细说明抗病毒治疗的必要性、现有抗病毒治疗的疗程、药物的种类、疗效及不良反应、相关费用以及定期来医院检查的重要性等,以取得患者的积极配合,从而提高依从性,增强疗效。

(二)IFN 治疗的禁忌证

1.IFN 治疗的绝对禁忌证

包括妊娠、严重精神病史、未能控制的癫痫、未戒断的酗酒或吸毒者、未经控制的自身免疫性疾病、失代偿期肝硬化、严重心脏病。

2.IFN 治疗的相对禁忌证

包括甲状腺疾病、视网膜病、银屑病、既往抑郁症史、未控制的糖尿病、高血压,治疗前中性粒细胞计数 $<1.0×10^9/L$ 和(或)血小板计数 $<50×10^9/L$,总胆红素 $>51\mu mol/L$。

(三)抗病毒治疗患者的监测与随访

1.治疗前应检查

①生物化学指标,包括肝、肾功能;②血常规、尿常规、血糖及甲状腺功能;③病毒学标志,包括抗-HCV、HCV RNA 载量及 HCV 基因型;④心电图检查和测血压;⑤检测 ANA 并注意是否存在自身免疫性疾病;⑥尿人绒毛膜促性腺激素(hCG)检测以排除妊娠;⑦检测患者 IL-28B 基因型。

2.治疗过程中应检查

①血常规:开始治疗后的第 1 个月,应每 1～2 周检测 1 次血常规,以后每个月检测 1 次,直至治疗结束;②肝肾功能及尿常规:治疗开始后每个月检测 1 次,连续 3 次,以后随病情改善可每 3 个月检测 1 次;③病毒学标志:治疗开始后的第 4 周、12 周、24 周、36 周、48 周分别检测 HCV RNA,治疗结束后至少要检测 12 周、24 周和 48 周的 HCV RNA;④其他:每 3 个月检测 1 次甲状腺功能、血糖和尿常规等指标,如治疗前就已存在甲状腺功能异常或已患糖尿病者,应每个月检查甲状腺功能和血糖水平;⑤应定期评估精神状态:对出现明显抑郁症和有自杀倾向的患者,应停药并密切监护。

(四)不良反应及其处理

1.流感样综合征

表现为发热、寒战、头痛、肌肉酸痛和乏力等,多在 IFN 注射 2～3 次后明显好转或消失,为了减轻此类不良反应,可在睡前注射 IFNα,或在注射 IFN 后服用解热镇痛药。

2.外周血细胞减少

IFN 主要表现为外周血白细胞(中性粒细胞)和血小板减少。如中性粒细胞绝对计数≤0.75×10^9/L 和(或)血小板＜50×10^9/L,应降低 IFN 剂量;1～2 周后复查,如恢复,则逐渐增加至原量。如中性粒细胞绝对计数≤0.5×10^9/L 和(或)血小板＜30×10^9/L,则应停药。对中性粒细胞明显降低者,可试用粒细胞集落刺激因子或粒细胞巨噬细胞集落刺激因子治疗。RBV 主要表现为红细胞和血红蛋白降低,如血红蛋白≤100g/L,应降低 RBV 剂量;1～2 周后复查,如恢复,则逐渐增加至原剂量。如血红蛋白≤80g/L,则应停药。对中性粒细胞明显降低者,可试用粒细胞集落刺激因子或粒细胞巨噬细胞集落刺激因子治疗。对血红蛋白明显降低者,可试用促红细胞生长素治疗

3.精神异常

表现为抑郁、妄想、焦虑等精神症状。对症状严重者,应及时停用 IFNα,必要时会同精神科医师进一步诊治。

4.自身免疫性疾病

部分 IFN 治疗患者可出现自身抗体,仅少部分患者出现甲状腺疾病(甲状腺功能减退或亢进)、糖尿病、血小板减少、银屑病、白斑、类风湿关节炎和系统性红斑狼疮样综合征等,尤其是治疗前即存在相关疾病,应注意疾病进展情况,必要时应请相关医师共同诊治,严重者停药。

5.其他不良反应

IFN 还可导致脱发、月经异常、AFP 升高、肾损害(间质性肾炎、肾病综合征和急性肾衰竭等)、心血管并发症(心律失常、冠心病和心肌病等)、视网膜病变、听力下降、间质性肺炎等;利巴韦林可引起恶心、皮肤干燥、瘙痒、咳嗽和高尿酸血症等;博赛匹韦可引起贫血和味觉障碍,特拉匹韦可导致皮疹、瘙痒、贫血以及肛门直肠反应。上述不良反应严重者应停药。

七、预防

HCV 感染的最终控制将取决于疫苗预防。HCV 克隆及复制子的成功,为疫苗研制提供了可能性,未来的丙型肝炎疫苗可包括各种不同重组的 HCV 毒株,或根据各地流行的 HCV 毒株来构建丙型肝炎疫苗。但目前尚无有效疫苗预防丙型肝炎。

预防丙型肝炎的重点之一是对献血员的管理,加强消毒隔离制度,防止医源性传播。应当严格执行《中华人民共和国献血法》,推行无偿献血。通过检测血清抗-HCV、丙氨酸氨基转移酶(ALT),严格筛选献血人员,杜绝卖血以及非法采血。推广 HCV 抗原检测方法,提高窗口期感染者的检出率。

对静脉吸毒者进行心理咨询和安全教育,劝其戒毒,HCV感染者应停止吸毒。

推行安全注射,尽量采用一次性注射器,严禁共享注射器。对牙科、耳鼻喉、内镜等医疗器具应严格消毒。医务人员接触患者血液及体液时应戴手套。一旦受伤应进行流水冲洗,仔细挤压伤口并进行消毒。美国CDC报告,经皮肤感染丙型肝炎病人血液者,于暴露后立即注射丙种免疫球蛋白(0.06mL/kg)可能有预防作用,但仍存在争议。避免共用剃须刀及牙具等,理发用具、穿刺和文身等用具应严格消毒。

HCV感染者应被告知性传播概率较低,不必因感染本身而改变性生活方式,对于已建立长期稳定性关系者不需采取防护措施,但其他情况应在性交时使用安全套。对有性乱史者应定期检查,加强管理。

对HCV RNA阳性的孕妇,应避免羊膜腔穿刺,尽量缩短分娩时间,保证胎盘的完整性,减少新生儿暴露于母血的机会。对青少年应进行正确的性教育。

存在HCV感染高危因素的所有人群均应进行HCV感染筛查,相关人群包括:①凡是近期或者曾经有毒品注射史的人群,包括仅注射过1次且不认为成瘾者;②人类免疫缺陷病毒(HIV)感染者;③1998年以前曾输注过凝血因子等血液制品者的患者、接受输血或器官移植者;④曾经进行过血液透析者;⑤不明原因氨基转移酶水平升高者;⑥HCV感染的母亲生育的孩子;⑦医疗机构、急救机构和公共安全工作者,如有HCV阳性血液的针刺或者黏膜暴露。

八、预后

丙型肝炎的预后与病毒的载量及基因型、患者IL28B基因的单核苷酸多态性等密切相关,急性丙型肝炎抗病毒效果好,90%以上患者可获得完全应答而痊愈;慢性丙型肝炎病情相对较乙型肝炎为轻,经标准抗病毒方案治疗,大部分中国患者有机会清除病毒获得痊愈;仅小部分患者感染HCV 10~30年后可出现肝硬化或肝癌。

第四节　肝脓肿

肝脓肿是细菌、真菌或溶组织阿米巴原虫等多种微生物引起的肝脏化脓性病变。临床上常见的有细菌性肝脓肿和阿米巴肝脓肿。

一、细菌性肝脓肿

细菌性肝脓肿是细菌所致的肝化脓性疾病,近年来,由于诊断技术的进步、有效抗生素品种增多及创伤性较小的经皮穿刺脓肿置管引流术的应用,治愈率有显著提高,预后也大有改观。

(一)感染途径

1.胆道感染

胆道逆行感染是细菌性肝脓肿的主要病因。如肝内、外胆管结石,化脓性胆管炎,肝内胆囊炎,急性胰腺炎。其中20%与胆总管、胰腺管、壶腹部恶性肿瘤,胆囊癌等疾病有关。多系分布于肝两叶的多发性脓肿。

2.直接蔓延或感染

直接蔓延或感染由胃、十二指肠溃疡或胃癌性溃疡穿透至肝,膈下脓肿、胆囊积脓直接蔓延至肝而发病。经肝动脉插管灌注化疗药物引起肝动脉内壁或肝组织损伤、坏死等也可引起。

3.门静脉血源性感染

20世纪30年代以前,细菌性肝脓肿最主要原因是化脓性阑尾炎,细菌沿门静脉血流到达肝而引起,由此所致的肝脓肿现已少见。此外,多发性结肠憩室炎、Crohn病、肠瘘也可经门脉导致肝脓肿发生,但国内少见。

4.肝动脉血源性感染

体内任何器官或部位的化脓性病灶、菌血症如金黄色葡萄球菌败血症都有可能经肝动脉而致细菌性肝脓肿。此种肝脓肿常被原发病掩盖而漏诊。

5.转移性肝癌

胰腺癌、胆道癌、前列腺癌出现坏死时,经血道也可引起细菌性肝脓肿。

6.腹部创伤

除肝直接受刀、枪弹伤外,肝区挫伤也可引起发病。既往腹部手术史。

7.隐源性

据估计,约有15%的细菌性肝脓肿的起因为隐源性。

8.其他因素

近年发现老年人细菌性肝脓肿有所增多,这可能与糖尿病、心血管疾病、肿瘤、胰腺炎等在老年人发病率高有关。

(二)致病菌

从胆系和门静脉入侵多为大肠埃希菌、肺炎克雷伯或其他革兰阴性杆菌;从肝动脉入侵多为革兰阳性球菌,如链球菌、金黄色葡萄球菌等;厌氧菌如微需氧性链球菌、脆弱杆菌、梭状芽孢菌也有发现。在长期应用激素治疗免疫功能减退患者时,经化学治疗的肝转移癌患者中,也有霉菌引起的霉菌性肝脓肿。多数细菌性肝脓肿由单种细菌感染,20%由两种细菌甚至多种细菌混合感染。

（三）临床表现与诊断

临床表现轻重不一,与脓肿的数量、体积、肝受累的范围、是否有并发症有关。发热、寒战最常见,体温多在 38.0℃ 以上。呈稽留型、弛张型或不规则热,伴大汗。右上腹、肝区或右下胸部疼痛。多为持续性钝痛,可放射至右侧腰背部,于咳嗽或深呼吸时加剧。有恶心、呕吐、腹泻、食欲缺乏、消瘦、乏力、全身衰弱等脓毒症表现。多发性肝脓肿易出现黄疸。

肝增大,有叩击痛。有时似可触及非实性包块。胸部听诊偶可发现胸膜或心包摩擦音、肺部湿啰音或胸腔积液征象。部分伴有轻度脾增大。

贫血常见,白细胞增高,多$>10×10^9$/L,中性粒细胞明显升高。50%患者转氨酶增高,可有总胆红素增高,90%患者碱性磷酸酶升高。不少患者清蛋白$<$30g/L,球蛋白增高。

胸部 X 线检查可见患侧膈肌抬高,运动受限,少量胸腔积液等。腹部超声可了解病变部位、大小、性质等。CT 能发现 2cm 以上的病灶,为低密度不均匀,形态多样化,单发或多发边界较清楚的圆形病灶。MRI 能发现 1cm 以上的病灶,多微小脓肿可获早期诊断。对于不典型的肝脓肿进行肝穿刺活检,可提供重要的诊断线索。

（四）治疗

1.抗菌治疗

它利用脓肿穿刺尽可能获得病原学结果。对穿刺标本进行常规及厌氧菌培养,细菌革兰染色涂片,还应依据临床加做真菌培养。根据菌种和药敏结果,选用抗生素。革兰阴性杆菌感染常用药物为碳青霉烯类、第三代头孢＋酶抑制药;厌氧菌感染可选用替硝唑、哌拉西林等;肠球菌感染常用万古霉素、替考拉宁等;对致病菌尚未明确时,可针对革兰阴性杆菌及革兰阳性球菌进行联合治疗。

2.经皮穿刺排脓或置管引流

穿刺排脓可以帮助确定诊断,并为置管引流做准备。先超声定位穿刺点,避开血管、胆道和重要器官,患者屏住呼吸,穿刺针在超声引导下进入脓肿内,置入导引钢丝,再在钢丝外套入猪尾巴导管,导管先端位于脓肿的最低部位后固定好导管。先抽脓后做闭式持续引流。脓液过于黏稠时用盐水或含抗生素液间断冲洗。脓腔过大、脓液过多影响排脓时换用管腔较大的导管,或在原引流导管附近再放置一导管。以后观察脓腔大小的改变直至闭合为止。对多发性脓肿可同时 1 次多处穿刺引流排脓治疗。

穿刺置管引流术的侵袭性小,较安全,在有效的抗菌治疗配合下,治愈率高。置管引流失败的原因有引流导管放置位置欠佳,引流不畅;脓液黏稠,堵塞导管或脓液过多,此时需换用较粗引流管进行排脓;脓腔多发,深部脓腔未能引流;或脓腔壁纤维化增厚以致脓腔不能塌陷闭合。

3.手术切开引流

20 世纪 60 年代前,细菌性肝脓肿主要采用手术切开引流,病死率高,可达 40％。近年来认为对胆道有病变而直接种植引起的或已经置管引流而脓腔久治不愈合者,可考虑手术切开引流。切开引流术前应了解脓肿的数目及部位,并进行详细的超声检查以确定肝内、外胆道系统有无病变。无论采用前方或侧腹部切口,经腹膜腔或腹膜外途径,都应充分显露肝叶的前面及后面,才不致将深部小脓肿遗漏。对置管或切开引流效果较差的慢性厚壁性脓肿,或有出血危险的左叶脓肿,可做部分肝切除术。

二、阿米巴肝脓肿

人感染溶组织内阿米巴包囊后,阿米巴原虫侵入肠黏膜下层,随之进入黏膜下小血管和淋巴管,再随血流和淋巴液迁徙到肝形成肝脓肿。

阿米巴肝脓肿可仅数毫米至数厘米大小不等,若治疗延迟脓肿体积可扩大,直径可达 10cm 以上。脓肿中心为果酱色混浊黏稠液体,由液化溶解的肝细胞等组成,一般无气味。继发感染后,呈黄色脓样,有臭味。液体的周围为残存的肝基质。外层为脓肿壁及其周围的正常肝组织,可发现有阿米巴虫体侵蚀其间。多数脓肿位于右叶,左叶仅占 15％左右。

(一)临床表现

多见于青壮年男性农民。发病缓慢,多数无典型肠阿米巴病史,甚至无腹泻病史。

肝区疼痛或不适是最常见症状,多为钝痛,肝顶部脓肿疼痛可放射至右肩背部,呼吸、咳嗽时加重。肝增大,有压痛及叩击痛。右叶包膜下肝脓肿常致邻近肋间隙饱满,微隆起,肋间隙增宽,表面皮肤水肿,隆起最高处常压痛最明显。畏寒、发热,很少有寒战发作。热型多不规则,可呈弛张热,少数无发热或仅轻微体温升高。呼吸道症状可有刺激性咳嗽,咳白色黏痰;检查可见右下胸膜炎,右下肺呼吸音减低等。其他如恶心、食欲下降、腹胀、乏力等常见,黄疸少见,贫血和下肢水肿可见于重症患者。

实验室检查有白细胞及中性粒细胞增高,与细菌性肝脓肿相似,阿米巴肝脓肿继发细菌性感染时更高。肝功能试验大致正常,脓肿巨大时,人血清蛋白可明显降低。

（二）病原学检查

1.粪便检查

收集粪样的容器要洁净,应选择有黏液、脓、血的粪便取样送检,粪便检到溶组织内阿米巴包囊或滋养体时,只能作为带虫者或肠阿米巴病患者诊断依据,不能直接诊断为阿米巴肝脓肿。

2.血清学检查

它可用间接血凝试验、间接荧光抗体试验、酶联免疫吸附试验等。血清学检查阴性临床意义大,可排除阿米巴肝脓肿或现症阿米巴肠病感染,而阳性只能为阿米巴肝脓肿的诊断提供诊断依据。

（三）诊断

胸部 X 线检查可见右膈抬高,肝影增大,膈肌运动受限,其征象与细菌性肝脓肿不易区分。B超检查与细菌性肝脓肿超声图像也不易区分。脓液积聚时,阿米巴肝脓肿的脓腔中心为无回声区或低回声区。中心液体周围为一圈异常组织反应区,呈现边界不清晰不规则低回声区。脓腔壁毛糙不规则,并有不同程度后方增强。在 B超引导下定位穿刺抽脓可确定诊断。典型脓液呈巧克力或果酱色,混浊液体,一般为无菌。显微镜下所见为细胞碎片或无定形物,不含或少含脓细胞。脓肿穿刺液标本中,较容易发现阿米巴滋养体。

（四）治疗

1.抗阿米巴治疗

甲硝唑是治疗阿米巴肝脓肿最安全而有效的药物。剂量是甲硝唑,0.4～0.6g,每日 3 次。可连续服用 3～4 周,根据脓肿体积消长调整剂量。

2.肝穿刺排脓

国外报道阿米巴肝脓肿无需经皮肝穿刺置管引流,而只用药物治疗即可痊愈,国内多认为肝穿刺排脓有加速愈合、缩短住院治疗天数的作用。但反复穿刺必须注意无菌操作,避免继发感染。对于巨大的肝脓肿,位于肝表浅的脓肿或有穿破先兆者,应行肝穿刺排脓,以预防严重合并症发生。

3.手术

手术适应证为内科治疗无效,左叶脓肿,或脓肿破裂而诊断不能确定者。

第五节　酒精性肝病

酒精性肝病(ALD)是由于长期大量饮酒所致的慢性肝病。初期通常表现为脂肪肝,进而可发展成酒精性肝炎、酒精性肝纤维化和酒精性肝硬化。本病在欧美国家常见,近年我国的发病率也有上升。据一些地区流行病学调查发现,我国成人的酒精性肝病患病率为 4%～6%。

一、病因与发病因素

饮酒是 ALD 的根本病因,90%～95%饮酒者可以发展为酒精性脂肪肝,但仅有 30%～35%饮酒者发展为比较严重的酒精性肝病,提示 ALD 发病亦与其他因素有关。

ALD 与酒精摄入量、饮酒种类与方式、营养状况、性别及年龄、基因与遗传多态性等因素有关。

(一)酒精摄入量

酒精摄入量是 ALD 发生的最重要的危险因素。关于饮酒的致病限量,目前尚有争议。欧洲 14 国 ALD 流行病学特点显示,每日酒精摄入量为 30g 的饮酒者,其肝病或肝硬化的发病是不饮酒者的 23.6 倍和 13.7 倍。关于饮酒与酒精相关疾病风险的荟萃分析显示,中等程度的酒精摄入(25g/d)显著增加肝硬化的发病风险,且随着酒精摄入量的增加,其相对危险性也增加;酒精摄入量为 50g/d,肝硬化相对危险性可增至 2 倍;酒精摄入量为 100g/d,肝硬化相对危险性可增至接近 5 倍。

(二)饮酒的种类和方式

红酒饮用者 ALD 的发病风险要低于其他类型的饮酒者。空腹饮酒、同时饮用多种类型的酒、频繁饮酒均可增加 ALD 的发病风险。急性大量饮酒(24 小时内过多过快)和慢性过量饮酒(4～6 周过多过频)也是增加 ALD 发病风险的决定性因素。

(三)营养状况

酒精性肝病病死率的上升与营养不良的程度相关。维生素缺少如维生素 A 的缺少或者维生素 E 水平的下降,也可能潜在加重肝病。富含多不饱和脂肪酸的饮食可促使酒精性肝病的进展,而饱和脂肪酸对酒精性肝病起到保护作用。肥胖或体重超重可增加酒精性肝病进展的风险。

(四)性别及年龄因素

与男性相比,女性对酒精有更高的易感性和低安全性,更小剂量和更短的饮酒期限就可能出现更重的酒精性肝病,归因为酒精在女性体内的低容量分布,即单位酒精摄入量可使女性血液酒精浓度更高。另一个可能的机制为雌激素可以增加肠黏膜对内毒素的通透性,从而增加 TNF-α 等细胞因子诱发的肝损伤。此外,随着年龄的增大,对乙醇的代谢能力下降,因此血中乙醇浓度容易升高,导致 ALD 的发病率升高,但 ALD 的发病年龄与饮酒起始年龄、饮酒习惯等有关。

(五)遗传因素及基因多态性

同卵双生子同患 ALD 的概率是异卵双生子的 3 倍。目前已发现,乙醇脱氢酶(ADH)、乙醛脱氢酶(ALDH)及细胞色素 P4502E1(CYP2E1)等酒精代谢酶系统基因表达的差异与 ALD 的发病密切相关,汉族人群的 ADH2、ADH3 和 ALDH2 等的等位基因频率以及基因型分布不同于西方国家人群,可能是中国嗜酒人群和酒精性肝病的患病率低于西方国家的原因之一。此外,其他与乙醇代谢相关的基因多态性还有 TNF-α 基因启动子、CD14 内毒素受体基因及 DNA 修复基因等。ALD 的病死率与种族相关,如含 patatin 样磷脂酶域 3(PNPLA3)的各种变体与肝脂肪变性相关,且促进 ALD 向肝硬化的进展。

(六)并发症

酒精与肝炎病毒、HIV 等有协同效应,在肝炎病毒感染基础上饮酒或在酒精性肝病基础上并发 HBV/HCV 感染,均可加速肝病的发生。

二、流行病学

嗜酒已成为当今世界日益严重的公共卫生问题。美国 12 岁以上人群中约 1.11 亿人有饮酒习惯,且以青年人为主。来自英国的研究同样显示饮酒起始年龄变得年轻化,且妇女的酒类消费增长速度有赶超男子的趋势。近年来中国酒类产量不断增加,中国饮酒率也有增加趋势,2013 年中国已成为第二饮酒大国,仅次于美国。饮酒相关问题已成为中国乃至全世界面临的一大医学和社会问题。乙醇对肝有明显的毒性作用,ALD 在世界各地均是影响肝病发病率和病死率的一个重要因素。在美国,预计超过 200 万人患有 ALD,伴发 AH 的肝硬化患者的病死率比许多常见肿瘤高得多。在英国,从 1979 年至 2005 年期间 ALD 的入院率和病死率均增加了 1 倍多,其中 2005 年死于慢性肝病的患者中有 2/3 死于 ALD。从 1996 年至 2005 年期间英格兰和威尔士的重症监护室中 ALD 入院人数增加了 2 倍以上。

中国人群 ALD 的发病率也有逐年增加趋势。我国是一个地域宽广、民族众多的国家,至今尚缺乏酒精性肝病的全国性大规模流行病学调查资料,但各地一些流行病学调查为全国酒精性肝病状况提供了一些参考。例如,2004 年湖南省 ALD 的患病率为 4.36%,其中 AC 为 0.68%,AFL 为 0.97%,AH 为 1.50%,MAI 为 1.21%;男性 ALD 患病率为 6.0%,女性为 0.52%。

三、发病机制

本病发病机制较为复杂,目前尚不完全清楚,疾病的不同阶段其发病机制不同。酒精及其代谢产物对肝的直接毒性作用、氧化应激反应、肠源性内毒素血症、Kupffer 细胞活化、促炎性细胞因子释放、铁沉积等多种因素可能均参与了 ALD 的发生与发展。

(一)乙醇代谢产物及氧化应激所致的肝损伤

肝是人体摄入酒精的主要代谢场所。在肝中,乙醇的氧化代谢通过三个酶系统催化完成,即 ADH、细胞色素 P450 系统(主要为 CYP2E1)、过氧化氢酶系统。乙醇代谢过程中产生的乙醛是引起 ALD 最主要的毒性物质,可导致肝细胞损伤、炎症及细胞外基质产生和纤维化的形成。乙醛可通过转化生长因子(TGF-β)诱导肝星状细胞(HSC)维持激活,促进炎症及纤维化的形成。乙酸可增加组蛋白乙酰化反应,一些特定基因启动子的组蛋白乙酰化可以调节巨噬细胞炎症因子的产生(如 IL-6、IL-8、TNF-α 等),在急性酒精性肝炎发病机制中起重要作用。CYP2E1 在酒精代谢过程中可以产生乙醛和活性氧簇(ROS),产生氧化应激反应(OS)。在正常情况下细胞内存在自由基清除剂,如 SOD、GSH、维生素 E 等,然而长期饮酒使 CYP2E1 激活增加,导致自由基产生增加,抗氧化物质被大量消耗,体内的氧化-抗氧化机制失去平衡,氧化产物相对过剩。乙醇可通过下调铁调素的表达促进肝内铁的沉积,进一步加重氧化应激。

酒精性肝病患者线粒体 DNA 损伤率是正常对照人群的 8 倍。线粒体 DNA 的损伤引起线粒体氧化呼吸链的功能异常,抑制电子沿着呼吸链的传递,造成线粒体呼吸链复合物活性降低,加剧线粒体功能障碍,降低脂肪酸 β 氧化,促进脂肪肝的发生。研究显示氧化应激也可能通过过氧化物增殖进而激活受体(PPAR-α)及胆固醇调节元件结合蛋白 1(SREBP-1)干扰脂质合成调节来促进肝内脂肪沉积。研究结果显示过表达 CYP2E1 的 HepG2 细胞内发生蛋白酶体的氧化损伤,后者是造成包括细胞角蛋白 18 和 8 在内的不可溶蛋白在肝内聚集的原因之一,这可能是 ALD 病理改变 Mallory 小体形成的原因。酒精引起的 ROS 可以增加巨噬细胞对内毒素(LPS)的敏感性,从而促进 TNF-α 等炎性因子的产生。乙醇引起的脂质过氧化还可通过 PKC、PI3K 和 PKB/Akt 瀑布式激酶链引起肝星状细胞激活。

(二)肠源性内毒素血症在 ALD 中的作用

ALD 患者血清内毒素高达 8.5～206pg/mL(正常值为 0.3～10.4pg/mL),是正常人的 5～20 倍。LPS 可经门静脉进入肝内,通过 TLR4 途径产生炎症因子对肝产生"二次攻击",诱导和加重肝损伤,同时又加剧肠道黏膜屏障的损害,形成恶性循环。酒精摄入导致内毒素血症的可能机制为：①库普弗细胞功能失调导致解毒内毒素功能下降；②肠内细菌过度繁殖导致过量的内毒素产生；③肠黏膜屏障功能下降增加 LPS 和细菌入血的概率。乙醇和乙醛可通过各种磷酸化调节，引起紧密连接蛋白及黏附连接蛋白的重新分布，破坏紧密连接机构及功能，增加肠上皮对细菌及 LPS 的通透性，还可通过增加诱导型一氧化氮合成酶的活性，增加一氧化氮的产生，使细胞骨架蛋白发生重排，增加肠黏膜的通透性。此外，研究显示 ALD 患者结肠组织中高水平的 miR-212 和低水平的 ZO-1 可增加肠道通透性。酒精可引起小鼠小肠锌缺乏，导致紧密连接蛋白的明显减少，破坏 Caco-2 单层上皮屏障功能。经门静脉入血的内毒素主要经过 LPS-TLR4 途径激活转录因子 NF-κB 和 AP-1，增加 TNF-α 及 IL-1β 表达，产生一系列炎症级联反应，促进 ALD 的发生。

（三）免疫反应

酒精通过多途径激活肝内库普弗细胞，肠道来源的 LPS 可以通过库普弗细胞表面的 TLR4 受体途径的信号通路激活库普弗细胞，产生一系列的促炎性因子，参与肝细胞的损伤。从慢性酒精摄入大鼠肝分离出来的库普弗细胞内铁明显增多，且与 NF-κB 活性和 TNF-α 表达增高有关，说明铁过剩也有助于库普弗细胞炎症信号的激活。活化的库普弗细胞产生的 TNF-α 可增加肝脂质合成关键转录因子——胆固醇调节元件结合蛋白-1c（SREBP-1c）的表达，增加肝脂质合成及沉积。此外，酒精诱导的库普弗细胞活化可抑制脂肪细胞脂联素生成，抑制脂联素的抗脂肪变性，导致酒精性脂肪肝的发生。长期酒精喂养的小鼠肝组织 NK 细胞数量减少，其及对 HSC 杀伤作用降低，长期饮酒可削弱 NK 细胞杀伤活化的 HSC 作用，抑制 NK 细胞及 IFN-γ 的抗纤维化作用。酒精喂养小鼠 4 天即可增加补体 C3 和 TNF-α 在肝内的表达，在 C3 基因敲除小鼠体内，酒精引起的肝内 TNF-α 增加却不能导致 ALD 发生。TLR4 基因敲除小鼠在摄入酒精的早期也有补体的激活和 TNF-α 的表达，说明 LPS/TLR4 并不参与 ALD 的早期发病机制，补体激活后的片段 C3a 和 C5a 可能在内毒素介入之前即激活了库普弗细胞。最近一项研究显示，ALD 患者肝内可见 Th17 细胞激活，并且产生 IL-17，促进中性粒细胞浸润，导致 ALD。在严重的 ALD 患者体内，酒精诱导产生丙二醛、4-羟基壬烯醛及其他脂质过氧化物加合物，以及丙二醛与乙醛加合物，它们可作为抗原物质激活免疫反应。研究显示 ALD 患者 69.6% 自身抗体阳性，其中抗核抗体（ANA）阳性率为 63.8%。

（四）其他因素

PPAR-α 是一种控制脂肪酸转运和氧化的核内受体，既往研究显示乙醇代谢产物乙醛可以直接抑制肝细胞内 PPAR-α 的转录活性，亦可间接通过氧化应激抑制 PPAR-α 的转录活性，从而抑制脂肪酸氧化，导致肝内脂肪沉积。近期发现

PPAR-α 还受其他一些因子的调控,如骨桥素可以负向调节 PPAR-α,在 ALD 动物模型和患者骨桥素均明显增加。与骨桥素相反,脂联素则可以正向调节 PPAR-α 活性,然而慢性酒精摄入可抑制这一过程,导致脂肪沉积。细胞自噬对于肝细胞内脂滴的移除具有重要作用。研究显示长期饮酒可以抑制细胞自噬功能。microRNAs(miRNAs)可以调节基因的表达。近年来,miRNAs 在 ALD 中的作用越来越受到关注。酒精可以调节一些 miRNAs,且不同的 miRNAs 通过不同的机制参与 ALD 的发病机制,如乙醇在体内外均可以诱导巨噬细胞 miR-155 的表达,后者表达可以增加库普弗细胞对 LPS 的敏感性,从而增加 TNF-α 的产生。ALD 动物肠组织中 miR-212 表达增加,可负向调节 ZO-1,增加肠道通透性。miR-34a 可调节基质金属蛋白酶 1 和 2(MMP1/MMP2)的表达,参与酒精性肝纤维化的形成等。其他与 ALD 发病机制有关的 miRNAs 还包括 miR-103、miR-107 和 miR-122 等。可见 ALD 分子水平的发病机制是复杂的,它是多因素、多途径、多层次的损伤,且各个因素之间相互关联共同促进 ALD 的发生与发展。

四、病理学

ALD 的形态学包括 4 组基本病变:①以大泡性为主的脂肪变性;②肝细胞气球样变;③以小叶内为主的炎性浸润;④不同程度的肝纤维化和小叶结构扭曲,可发展为肝硬化。大泡性脂肪变是酒精性肝损伤的最常见形式。ASH 的定义是脂肪变性、肝细胞气球样变和以中性粒细胞为主的炎性浸润并存。尽管 Mallory-Denk 小体和巨型线粒体常常与上述所描述的基本病变相关。纤维化是进展至肝硬化的条件。ASH 患者具有纤维化进展的最高风险。纤维化的最终结局是小结节性肝硬化,偶见小结节和大结节混合性肝硬化。

五、诊断

(一)临床表现与特征

临床症状为非特异性,可无症状,或有右上腹胀痛、食欲缺乏、乏力、体重减轻、黄疸等;随着病情加重,可有肝性脑病及震颤等神经精神症状,以及蜘蛛痣、肝掌及腹水等体征。一些相对少见的表现有腮腺肿大、掌跖腱膜挛缩症、男性胸部发育、马德龙病(MD),后者也叫良性对称性或多发性脂肪瘤病,如果 ALD 发展到失代偿期肝病时可出现消化道出血、肝肾综合征和肝性脑病等。

(二)实验室诊断

实验室诊断早期可无异常,GGT 升高,随着疾病的进展,AST、ALT 升高,以 AST 升高为主,但很少超过 10 倍正常值上限,AST/ALT>2 有助于诊断;GGT 升高,TB 升高,凝血酶原时间(PT)延长,缺糖转铁蛋白(CDT)和平均血细胞比容(MCV)等指标升高,通常在禁酒 4 周后这些指标可逐渐恢复正常。其他实验室异常可有中性粒细胞升高,发展至肝硬化时,可出现白细胞、血小板降低等脾功能亢进症的表现。

(三)影像学诊断

影像学检查用于反映肝脂肪浸润的分布类型,粗略判断弥散性脂肪肝的程度,提示是否存在肝硬化,但其不能区分单纯性脂肪肝与脂肪性肝炎,且难以检出<33%的肝细胞脂肪变性。应注意弥散性肝回声增强及密度降低也可见于其他慢性肝病。

1.超声波诊断规定具备以下三项腹部超声表现中的两项者为弥散性脂肪肝:①肝近场回声弥散性增强("明亮肝"),回声强于肾;②肝内管道结构显示不清;③肝远场回声逐渐衰减。

2.电子计算机 X 射线断层扫描技术(CT)诊断弥散性肝密度降低,肝与脾的CT 值之比≤1。弥散性肝密度降低,肝/脾 CT 比值≤1.0 但>0.7 者为轻度;肝/脾CT 比值≤0.7 但>0.5 者为中度;肝/脾 CT 比值≤0.5 者为重度。

(四)诊断标准

1.有长期饮酒史,一般超过 5 年,折合乙醇量男性≥40g/d,女性≥20g/d,或2 周内有大量饮酒史,折合乙醇量>80g/d。但应注意性别、遗传易感性等因素的影响。乙醇含量的换算公式:乙醇量(g)=饮酒量(mL)×乙醇含量(%)×0.8。

2.上述临床症状。

3.实验室诊断。

4.肝 B 超或 CT 检查有典型表现。

5.排除嗜肝病毒现症感染及药物、中毒性肝损伤和自身免疫性肝病等(Ⅲ)。

符合第 1、2、3 项和第 5 项或第 1、2、4 项和第 5 项可诊断酒精性肝病;仅符合第 1、2 项和第 5 项可拟诊酒精性肝病。符合酒精性肝病临床诊断标准者,其临床分型诊断如下:

(1)轻症酒精性肝病肝生化、影像学和组织病理学检查基本正常或轻微异常。

(2)酒精性脂肪肝影像学诊断符合脂肪肝标准,血清 ALT、AST 或 GGT 可轻微异常。

(3)酒精性肝炎血清 ALT、AST 或 GGT 升高,可有血清 TBIL 增高。重症酒精性肝炎是指酒精性肝炎患者出现肝功能衰竭的表现,如凝血机制障碍、黄疸、肝性脑病、急性肾衰竭、上消化道出血等,常伴有内毒素血症。

(4)酒精性肝硬化有肝硬化的临床表现和血清生物化学指标的改变。

六、治疗

（一）一般治疗

根据不同病理类型，ALD 总治疗原则大致相似，可分为以下几个方面：戒酒和营养支持的治疗，减轻 ALD 的严重程度；改善已存在的继发性营养不良；对症治疗 AC 及其并发症。治疗 ALD 的药物种类很多，各有一定的治疗效果，但迄今为止仍没有一种特效药物。

（二）戒酒

戒酒是 ALD 患者最重要的治疗干预，它对于防止 ALD 患者发生进一步的肝损伤、肝纤维化甚至肝癌十分重要。戒酒能显著改善各个阶段患者的组织学改变和生存率，并可减轻门静脉压及减缓向肝硬化发展的进程。AFL 的治疗措施是戒酒，且被认为是唯一有效的治疗手段。约 5％的 AH 患者在完全戒酒或饮酒量明显减少 1 年后，病情得到明显改善，然而如再继续过量饮酒，则可能在 1～13 年内发展为肝硬化。轻度 ALD 戒酒后，其病理表现在短期内即可明显好转，可使肝功能恢复正常或接近正常，病死率明显下降；严重的 ALD，伴有凝血酶原活动度降低和腹水时，戒酒后病情常有反复，但最终仍可缓解；在 ALD 后期，戒酒并不能终止其进展。

戒酒治疗的具体措施，包括确认患者嗜酒及酒精依赖的程度、进行心理治疗和药物辅助治疗。心理治疗通常由一般医护人员完成，包括告知其问题所在及其特性，并提供改变其行为的建议。对于较严重的患者，则需由心理医师给予认识行为和动机增强治疗。药物辅助治疗用于增加戒酒率及处理戒断综合征。

（三）药物治疗

当营养治疗无效时，使用化合物和药物治疗的效果明显。这些药物还可作为戒断综合征的辅助治疗，包括水飞蓟素、还原型谷胱甘肽、美他多辛、腺苷蛋氨酸、多烯磷脂酰胆碱、硫普罗宁及甘草酸苷类等。

1.抗氧化药

如超氧化物歧化酶（SOD）、谷胱甘肽、维生素 E 等是存在于细胞内的自由基的清除剂，正常生理情况下能够使自由基的生成和降解维持动态平衡。在机体产生过多的活性氧或抗氧化能力较弱等病理情况下时，促氧化物与抗氧化物动态平衡失调，引起氧化应激反应，导致细胞损伤。长期酗酒会导致人体内抗氧化剂的耗竭。氧化应激在酒精介导的肝毒性中是一个关键机制，抗氧化疗法有着潜在的治疗价值。临床上常用的药物有维生素 E、水飞蓟素、还原型谷胱甘肽（GSH）等。维生素 E 是临床上使用较早的抗氧化药，脂溶性的维生素 E 可以在细胞膜上积聚，结合并清除自由基,减轻肝细胞膜及线粒体膜的脂质过氧化,从而减轻肝细胞损伤。

水飞蓟素(水飞蓟宾,益肝灵,利肝隆)作为重要的抗氧化药,有保护细胞膜及其他生物膜的稳定性、抑制 TNF-α 的产生,降低肝 1 型胶原、TIMP-1 及 TGFβ1 的 mRNA 水平等作用。水飞蓟素还具有免疫调节及抗肝纤维化的功能,可用于 AHF、AC 的长期治疗,有临床试验显示对治疗 AC 有一定的优越性。GSH 仍然是较常用的药物之一,是人类细胞质中自然合成的一种肽,是内含活性巯基(-SH)的三肽物质,由谷氨酸、半胱氨酸、甘氨酸组成,具有重要的生理功能。目前认为 ALD 的发生与乙醇过氧化过程中产生的大量自由基密切相关。GSH 对 ALD 患者的 ALT、AST、γ-GT 等转氨酶异常有良好的治疗作用,GSH 可与肝内的毒性代谢产物乙醛结合,防止乙醛所致的肝细胞变性、坏死及肝纤维化等损害作用的发生,大剂量 GSH 能明显改善 ALD 的肝功能,起到降酶、保肝作用。GSH 在联合治疗上也有一定效果。GSH 联合复方甘草酸苷治疗 ALD 不仅能明显抑制肝炎症,促进肝功能恢复,还具有明显抑制肝纤维化的功能。总的来说,与基础治疗及其他保肝药如甘草酸二铵、葡糖醛内酯相比,GSH 可明显提高药物性肝病临床疗效、改善肝功能各项指标。

2.对抗和改善乙醇代谢的药物

(1)美他多辛胶囊:美他多辛是一种新型的对抗乙醇代谢而治疗 ALD 的药物。美他多辛是吡哆醇 L-2 吡咯烷酮羧酸形成的复合物,为维生素 B₆ 的衍生物。作为乙醛脱氢酶激活药,美他多辛通过增加细胞内乙醇和乙醛脱氢酶活性而加快血浆中乙醇和乙醛的消除,减少乙醇及其代谢产物对肝或其他组织的毒性作用时间,可预防谷胱甘肽耗竭和脂质过氧化损害的增加,提高肝 ATP 浓度,加快细胞内氨基酸转运,拮抗乙醇对色氨酸吡咯酶的抑制作用,还能改变酒精引起的精神和行为异常。研究发现无论戒酒与否,美他多辛用药 6 周均能显著改善肝生化功能。在已有的临床研究和应用中,美他多辛适用于急、慢性酒精中毒、ALD 及戒断综合征,其安全性高,未发现用药时有严重的不良反应发生的报道,因此美他多辛可作为治疗急、慢性酒精中毒性疾病的一线用药。

(2)丙基硫脲嘧啶(PTU):PTU 是一种改善乙醇代谢的药物,它的目的是改善高代谢状态,减轻中央静脉周围坏死,减少肝细胞的氧耗,进而可能对 ALD 有效。多个长期疗效的观察研究提示 PTU 对重度 ALD 有一定效果,而对于轻、中度 ALD 无效,服药 1 个月可改善 ALD 临床症状,但也有一定的不良反应。

3.保肝抗纤维化药物

可依情况选用多烯磷脂酰胆碱、腺苷蛋氨酸、硫普罗宁和甘草酸类制剂。

第五章

胆系疾病

第一节　急性胆囊炎

急性胆囊炎是由于胆囊管梗阻、化学性刺激和细菌感染等因素引起的急性胆囊炎症。其典型临床特征为右上腹阵发性绞痛，伴有明显的压痛和肌紧张。90％～95％的急性胆囊炎患者合并胆囊结石，称为结石性胆囊炎，5％～10％的患者无胆囊结石，称为急性非结石性胆囊炎，严重者可发生以胆囊积脓为特征的急性化脓性胆囊炎，甚至出现胆囊壁坏死的坏疽性胆囊炎。

一、流行病学

约4％胆囊结石患者可能发生急性胆囊炎，约20％急性胆囊炎患者可出现胆绞痛。在患有胆道疾病的住院患者中，20％患者有急性胆囊炎。急性化脓性胆囊炎患者中，女性发病率高于男性，50岁以前约为男性的3倍，50岁以后降为1.5倍左右。

二、病因与发病机制

（一）胆囊管梗阻

90％以上的急性胆囊炎是由于结石阻塞胆囊管所致，蛔虫、梨形鞭毛虫、华支睾吸虫、炎性渗出物及胆囊管扭曲畸形、胆囊管周围肿大的淋巴结或肿瘤压迫等原因也可引起胆囊管梗阻。胆囊管梗阻后胆囊内容物滞留，胆汁中的水分被胆囊壁吸收导致胆汁浓缩，胆盐的黏稠度增加，高浓度的胆盐对胆囊黏膜有强烈的刺激作用，可导致胆囊壁的化学性炎症反应。胆囊内容物不断积累，压迫壁内毛细血管，导致胆囊壁供血不足，从而对化学刺激和细菌侵袭的抵抗力下降，产生急性炎症。另外，胆囊内压力增高也可导致炎性介质的释放，如前列腺素E2、I2等，从而引起胆囊的炎症反应。胆囊血管的痉挛同样可以造成胆囊壁的供血不足，发生因胆囊供血障碍所致的急性胆囊炎。

(二)胰液反流

胆总管与主胰管共同开口于十二指肠主乳头,当胆胰管的共同通道发生梗阻时,可导致胰液反流进入胆总管和胆囊,胆汁中胆盐可激活胰蛋白酶原,引起胆囊黏膜的炎症,发生化学性急性胆囊炎。

(三)细菌感染

正常胆道中没有细菌或仅有极少数细菌生长,但在胆道疾病的患者中,胆汁细菌培养可有不同程度的阳性率。胆囊切除患者胆汁培养的阳性率在10%左右,伴有胆囊收缩功能障碍或伴有胆管结石时阳性率可升至20%~50%,急性胆囊炎发作2天内行手术的患者胆汁中细菌培养阳性率高达81%。当胆汁内有细菌时,胆盐被细菌分解,产生毒性的胆汁酸,从而进一步损伤胆囊壁。胆道内的细菌以肠源性为主,如大肠埃希菌、克雷伯菌、类链球菌、梭状芽孢杆菌、变形杆菌、肠球菌以及厌氧链球菌。感染的途径有:

1.逆行感染

蛔虫等将细菌带入胆道,引起胆管梗阻和胆囊胆管的炎症。

2.血行感染

全身细菌性感染如伤寒、副伤寒、猩红热及败血症等,病原菌可经血流进入胆囊壁引起感染。

3.经门静脉感染

肠内细菌可随着门静脉血液回流进入肝脏内,如未被单核-巨噬细胞吞噬,肝内细菌可以经淋巴管蔓延至胆囊内,或随胆汁排入胆囊,从而引起细菌感染。

4.邻近脏器感染波及

当邻近脏器存在感染时,可直接蔓延至胆囊或当胆囊有创伤时细菌直接侵犯引起感染。

(四)严重创伤、烧伤或腹部手术后

急性非结石性胆囊炎是一种无胆囊结石的少见的胆囊炎,占急性胆囊炎的5%~10%,大多数与重症创伤和烧伤、大型手术(心肺分流)、长期禁食、全肠外营养、败血症、糖尿病、动脉硬化、全身性脉管炎、急性肾衰竭等有关。目前研究表明,微循环障碍和胆囊黏膜缺血在其发病机制中能够发挥重要作用。胆汁淤滞浓缩导致其黏稠度增加和胆囊管梗阻也被认为与其发病相关,45%~60%的病例可有胆囊壁的坏疽和坏死。

(五)其他原因

妇女在妊娠时由于性激素变化的影响,或在某些手术(如迷走神经切断术)中,

或因恐惧、焦虑等精神因素的影响均易使胆囊排空延迟,导致胆囊扩张、胆汁淤积等表现。妊娠妇女由于雌激素和黄体酮水平增加,引起胆结石的发病风险增高。雌激素增加胆固醇分泌,黄体酮则降低胆汁酸分泌,并通过抑制平滑肌而减弱胆囊收缩功能。1%～3%妊娠妇女患有胆囊结石,30%妊娠妇女胆囊内有胆泥淤积,约0.1%妊娠妇女可发生急性胆囊炎。

部分免疫功能低下患者(如艾滋病、接受骨髓移植的患者)的胆囊伴有隐孢子虫病、微孢子虫病和巨细胞病毒的感染,这些感染可诱发胆囊炎。同时某些药物也可成为引起急性胆囊炎的间接危险因素,如黄体酮、贝特类降脂药、雌激素、噻嗪类利尿剂、头孢曲松钠、奥曲肽、抗胆碱药、氨苯砜、抗生素药物(红霉素、氨苄西林)等,这些药物主要是通过促进结石的形成而引起急性胆囊炎。此外,肝动脉栓塞化疗时可因误栓胆囊动脉,引起急性缺血性胆囊炎。

三、病理

胆囊壁水肿、出血或坏死,炎细胞浸润,甚至出现化脓性炎症和(或)脓肿形成。特殊类型胆囊炎:

(一)黄色肉芽肿性胆囊炎

胆囊壁呈黄色肉芽肿性增厚,与周围组织器官紧密粘连,胆囊内因有结石,导致压力增高,罗-阿窦破裂,胆汁渗漏到胆囊壁,被组织细胞摄取,形成由泡沫细胞构成的肉芽肿样结节,常见浆细胞、巨噬细胞或脂质细胞聚集。

(二)气肿性胆囊炎

由于包括产气荚膜梭状芽孢杆菌在内的产气厌氧菌的感染可产生气体,导致气肿性胆囊炎,可进展为脓毒血症和坏疽性胆囊炎。

四、临床表现

急性上腹痛是主要临床症状,但急性非结石性胆囊炎的临床表现常不典型,有如下特点:多数在损伤后合并休克和败血症等严重情况下发病,对炎症的防御能力较差,多合并其他器官系统的损伤或功能不全,大多需在重症监护室治疗。

(一)症状

急性胆囊炎发作时的典型表现为急性右上腹或上腹部疼痛,或开始仅有右侧腹胀痛,逐渐发展至阵发性绞痛;常在饱餐、进食油腻食物后诱发,或夜间发作,其原因是夜间仰卧时胆囊内结石容易滑入胆囊管,从而形成嵌顿,导致急性腹痛。当结石或寄生虫嵌顿于胆囊管,腹痛常为绞痛;当胆囊壁炎症蔓延至胆囊浆膜层或影响到壁腹膜时,可有持续性的剧烈疼痛。如局部炎性渗出刺激腹膜,深呼吸时可感疼痛加剧,疼痛可波及至右侧肩部、肩胛和背部等。老年患者对疼痛感知较差,腹痛症状可不典型,甚至可无腹痛症状。常伴有反射性恶心和呕吐,当胆囊管梗阻时可剧烈呕吐,呕吐物内含有胆汁,呕吐后腹痛不能缓解。患者可伴有轻至中度发热,若体温持续升高至 39℃ 以上,可能出现胆囊化脓、坏疽或并发急性胆管炎和肝脓肿等表现。甚至可出现感染性休克危及生命。高热、呕吐和食欲缺乏可引起水电解质紊乱。一般急性胆囊炎不会发生黄疸,但严重感染或合并胆总管梗阻时可出现黄疸。

（二）体征

急性胆囊炎症较重时,腹式呼吸运动减弱。触诊右上腹局限性压痛及肌紧张、Murphy 征阳性。当胆囊积脓、胆囊周围脓肿形成,结石嵌顿于胆囊颈部造成梗阻时,右上腹可扪及肿大且有触痛的胆囊。当胆囊化脓或坏疽导致局限性腹膜炎时,则有压痛、反跳痛及肌紧张。当腹部有广泛的压痛和腹肌紧张时,常提示胆囊穿孔。

五、辅助检查

（一）实验室检查

绝大多数患者白细胞计数升高（$10 \times 10^9 \sim 15 \times 10^9$/L），以中性粒细胞增多为主。在无脱水情况下,外周血白细胞计数超过 20×10^9/L 且有核左移者,常提示病情严重。部分患者可出现血清转氨酶、碱性磷酸酶、谷氨酰胺转肽酶水平的升高。

（二）影像学检查

1.腹部超声

超声检查简单易行,且准确率高。胆囊前后径 ≥4cm,长度 ≥8cm,胆囊壁增厚,胆囊区明显压痛（超声 Murphy 征阳性）是急性胆囊炎的可靠征象。胆囊壁可显示出强弱不同的两种回声,呈"双边征",为浆膜下水肿所致。坏疽性胆囊炎时胆囊壁呈不规则显著增厚和破坏,胆囊内部有强弱不均回声。气肿性胆囊炎可出现胆囊壁和囊腔内积气征象。当结石梗阻在胆囊颈部以及同时伴有超声 Murphy 征阳性时,超声诊断胆囊炎的敏感性高达 92%。

2.CT 和磁共振胆胰管造影（MRCP）

当腹部的症状不典型或超声不能明确诊断时,可行 CT 扫描。CT 可发现胆囊壁弥散性、向心性增厚,大于 3mm;胆囊肿大,横径大于 4.5cm,其内可见结石影;胆囊周围环状低密度影,提示胆囊壁水肿;并发坏疽性穿孔时,可见胆囊周围脂肪间隙消失,胆囊窝内可形成有液平的脓肿,肝胆界面不清,有时可见积气。CT 诊断急性胆囊炎的敏感性、特异性和准确性分别为 91.7%、99.1% 和 94.3%,对于并发胆囊穿孔和囊壁内脓肿形成的诊断价值最大。

MRCP 行 T_2 加权和钆喷酸葡胺（GaDTPA，二乙三胺五醋酸钆喷双葡胺）增强扫描，可提高胆囊壁水肿和脓肿的显像。T_2 加权像单一表现为胆囊周围渗出液，MRCP 诊断敏感性和特异性分别是 91％和 79％。

六、诊断与鉴别诊断

（一）诊断

1.疑诊急性胆囊炎

（1）急性上腹痛。

（2）局部炎症体征，如 Murphy 征阳性、右上腹扪及肿块或局部压痛。

（3）全身炎症体征，如发热、外周血白细胞计数升高。

2.确诊急性胆囊炎

在确诊急性胆囊炎基础上，具备急性胆囊炎影像学 1 项主要诊断依据或 2 项次要诊断依据可明确诊断。胆囊结石、囊壁增厚、胆管梗阻、周围淋巴结肿大和胆囊周围积液是急性胆囊炎的主要诊断依据，而胆囊扩张和胆汁淤积是次要诊断依据。

3.急性胆囊炎严重程度

（1）轻度：急性胆囊炎局部轻度炎症改变，无器官功能障碍。

（2）中度：急性胆囊炎具有以下任何一项：白细胞 $>18 \times 10^9/L$，右上腹触及质软的包块，症状持续超过 72 小时，明显的局部炎症反应（坏疽性胆囊炎或气肿性胆囊炎、胆囊周围或肝脓肿、胆汁性腹膜炎、胆囊穿孔）。

（3）重度：急性胆囊炎伴有以下任何一个器官功能障碍：①心血管系统：血压需多巴胺（$\geqslant 5\mu g/kg$）或肾上腺素维持；②神经系统：意识水平下降；③呼吸系统：$PaO_2/FiO_2 < 300$；④肾脏功能：少尿，肌酐 $>177\mu mol/L$）。

（二）鉴别诊断

急性胆囊炎需要与急性病毒性肝炎、消化性溃疡穿孔、急性胰腺炎、胆道蛔虫病、急性阑尾炎、肝癌、右下肺炎或右侧胸膜炎、急性心肌梗死等相鉴别。

七、并发症

（一）胆囊穿孔、胆汁性腹膜炎及胆囊周围脓肿

急性胆囊炎导致胆囊壁缺血和坏死，急性穿孔时，胆汁进入腹腔，可有胆汁性腹膜炎；当胆囊穿孔逐渐进行，被周围组织包裹，在胆囊周围形成脓肿。

患者病程中腹痛加重、高热，腹部压痛，肌紧张和反跳痛，外周血白细胞计数持

续增高时,应高度怀疑胆囊壁坏疽、穿孔可能。胆汁性腹膜炎患者右上腹疼痛突然缓解,继而出现全腹压痛、肌紧张和反跳痛等弥散性腹膜炎体征。胆囊周围脓肿患者,右上腹局部炎症体征突出,可扪及触痛的脓肿。

(二)胆瘘

急性胆囊炎或胆囊反复炎症,胆囊穿孔,与邻近的空腔器官穿透形成内瘘。最常见的是胆囊十二指肠瘘。这种胆囊-肠瘘通常由胆囊内大结石引起。如果结石大于3cm,可引起胆结石性肠梗阻。当瘘管形成后,胆囊内容物可顺利进入消化管腔,急性胆囊炎的临床症状可显著改善。临床上胆囊与邻近脏器形成瘘管时常常无典型临床症状,易被忽视。X线腹部平片可见胆管分支有积气,消化道造影或内镜检查可发现瘘管存在。

八、治疗

(一)内科治疗

治疗原则为卧床休息,禁食,胃肠减压,补液,纠正水、电解质与酸碱平衡失调,解痉止痛,联用有效抗生素。保守治疗无效可手术治疗。

1.解痉镇痛治疗

解痉镇痛治疗可给予阿托品0.5mg或山莨菪碱10mg肌内注射以解除Oddi括约肌痉挛。疼痛剧烈时可用盐酸哌替啶100mg,解痉镇痛药应在明确诊断时使用,须排除胆囊穿孔等外科情况,避免误导病情。吗啡不宜单独应用,因其使胆总管括约肌痉挛,增加胆道压力,可加重病情。

2.抗感染治疗

抗感染治疗可选用在血及胆汁中浓度较高的抗生素治疗,以防治菌血症和化脓性并发症。抗生素选用应注意:①引起胆道感染的细菌种类;②感染细菌对抗生素的敏感性;③胆汁中抗生素的药代动力学参数;④抗生素毒副作用;⑤抗生素药物经济学因素。一般头孢菌素类的头孢曲松钠、头孢哌酮钠;喹诺酮类的环丙沙星、洛美沙星与部分大环内酯类抗生素在胆汁中浓度较高。伴厌氧菌感染可加用甲硝唑或替硝唑静滴治疗。

3.利胆治疗

硫酸镁可松弛肝胰壶腹括约肌作用,滞留的胆汁利于排出,50%硫酸镁10mL,3次/天。

(二)手术治疗

手术切除胆囊是急性胆囊炎的首选治疗。手术适应证有:发病时间在48～72小时内;经非手术治疗病情恶化者;胆囊坏疽及穿孔并发弥散性腹膜炎、急性化脓性胆管炎等;其他患者,特别年老体弱的高危患者,应争取在患者情况处于最佳状态时择期手术。

手术方法力求简单有效,主要包括:

1.胆囊切除术

腹腔镜下胆囊切除术(LC),具有创伤小、恢复快、痛苦少等优点。与传统开腹手术比较,两者并发症及住院费用相似,但前者术后住院时间显著缩短。

2.经皮胆囊引流术

在超声或 CT 及 X 线引导下进行胆囊穿刺引流,适宜于严重胆囊炎不能行腹腔镜胆囊摘切除术及有麻醉禁忌的患者。经皮胆囊引流术成功率约 97％,临床有效率 56％～100％,并发症发生率 14％～25％,主要为出血、胆汁性腹膜炎、引流管移位或脱落、引流管引起不适感导致生活质量降低等。

(三)内镜下经十二指肠乳头胆囊引流术

它适宜于不能耐受手术或有手术禁忌证的老年患者。在成功经内镜逆行胆胰管造影术(ERCP)的基础上,导丝由胆囊管进入胆囊,然后植入塑料双猪尾支架于胆囊管行胆囊引流。该技术成功率分别为 81％和 96％,临床有效率分别为 75％和 88％,并发症发生率分别为 3.6％和 6.3％。

九、预后

急性胆囊炎的预后主要与患者年龄、有无并发症及其他疾病有关。老年患者并发化脓性感染或合并其他严重疾病者死亡风险增加。

第二节　慢性胆囊炎

慢性胆囊炎是胆囊慢性炎症性病变,70％～95％的患者合并胆囊结石,部分患者没有急性胆囊炎发作史,被称为原发性慢性胆囊炎。临床表现为慢性反复发作性上腹部隐痛、嗳气、饱胀等消化不良症状,右上腹压痛为最常见的体征。

一、流行病学

我国合肥地区的慢性胆囊炎、胆囊结石患病率约为 16％,占所有良性胆囊疾病的 74.7％。国外研究报道在接受胆囊切除术的患者中,慢性胆囊炎占 92.8％,女性多于男性(79.4％ vs.20.6％),发病高峰在 50 岁左右。

胆囊结石是慢性胆囊炎最常见的危险因素。慢性结石性胆囊炎占所有慢性胆囊炎的 90%～95%；慢性非结石性胆囊炎则不常见，仅占所有慢性胆囊炎的 4.5%～13%。

二、病因与发病机制

常见慢性胆囊炎病因如下：

（一）慢性结石性胆囊炎

1.胆囊结石

胆囊结石是慢性胆囊炎最重要的原因，胆囊结石间断阻塞胆囊管，引起胆囊慢性炎症。此外，胆囊结石长期机械性刺激胆囊壁，反复损伤胆囊黏膜，也与慢性胆囊炎发病有关。对老年慢性胆囊炎患者的研究显示，炎性反应严重程度与结石最大直径呈正相关，与结石数量和患病年龄呈负相关，孤立的大结石是慢性胆囊炎的高危因素。

胆囊反复发生炎症，其黏膜和肌层明显增厚，纤维结缔组织增生，可导致胆囊萎缩，称为慢性萎缩性胆囊炎。部分患者由于炎症及粘连，导致胆囊管完全阻塞，胆囊内残留胆汁部分成分被吸收，胆囊黏膜上皮不断分泌黏液，导致胆囊内充满透明水样液体，即"白胆汁"。

2.细菌感染

正常胆汁无菌，但在肠道菌群紊乱、Oddi 括约肌功能障碍等情况下，肠道细菌经胆道逆行进入胆囊导致胆囊炎症。研究显示，在急性和慢性胆囊炎患者中，胆汁细菌培养阳性率分别为 72% 和 44%，而伴有黄疸者胆汁培养阳性率高达 90%，不完全性胆管梗阻是细菌感染的重要危险因素。慢性胆囊炎的病原菌主要来源于肠道细菌逆行感染，致病菌的种类与肠菌基本一致，以革兰氏阴性菌为主，占 74.4%。

（二）慢性非结石性胆囊炎

1.胆囊动力异常

胆囊内淤积的胆汁是慢性非结石性胆囊炎的重要原因。在无结石存在的患者中，当胆囊收缩素刺激闪烁显像（CCK-HIDA）报告胆囊喷射指数降低（<35%），则高度提示为慢性非结石性胆囊炎。

2.胆囊缺血

多种重症疾病如败血症、休克、严重创伤、烧伤、使用缩血管升压药以及大型非胆道手术等，均可导致胆囊黏膜缺血、发生局部炎性反应甚至坏死。

3.病毒、寄生虫感染

慢性病毒性胆囊炎是在长期反复发作的病毒性肝炎的基础上，引起的胆囊慢性炎症。慢性寄生虫性胆囊炎系蛔虫残体、角皮或虫卵存留于胆囊内，形成的结石核心或虫体将细菌直接带入胆囊内等因素所致。血吸虫成虫的毒素或代谢产物、华支睾吸虫、梨形鞭毛虫等均可导致慢性胆囊炎。

4.饮食因素

长期饥饿、过量进食、营养过度等均可能引起慢性非结石性胆囊炎发生。

急性结石性或非结石性胆囊炎的反复迁延发作,可使胆囊壁纤维组织增生、胆囊壁增厚、囊腔萎缩狭小甚至消失、丧失正常功能,出现胆囊萎缩。

三、病理

胆囊壁增厚,黏膜萎缩和纤维化,常伴有单核细胞、浆细胞、嗜酸性粒细胞与组织细胞浸润。也可出现胆囊壁钙化,进而形成瓷化胆囊。慢性胆囊炎病理学有以下 3 个特征:

1.单核细胞浸润黏膜下层。

2.伴有或不伴有肌层和胆囊周围组织纤维化。

3.胆囊壁组织错构、形态改变。

四、临床表现

与急性胆囊炎类似,常见症状为上腹或右上腹疼痛,向右侧肩胛下区放射,多发生于夜间和饱餐后。慢性胆囊炎急性发作时可出现胆绞痛,每次持续数小时,伴有恶心、呕吐和食欲缺乏等。多数患者进食高脂食物后疼痛加重,系富含脂肪的饮食促进胆囊收缩,从而引发疼痛。患者一般无发热、黄疸。发作间歇期,可无任何症状。中老年患者,平时无明显腹痛等临床症状,而仅在体检、腹部手术时才发现有慢性胆囊炎,称为无痛性胆囊炎。

慢性胆囊炎患者常无明显阳性体征,部分患者可有右上腹压痛。慢性胆囊炎急性发作时,可有胆囊触痛或 Murphy 征阳性。

五、辅助检查

(一)超声

如胆囊管阻塞所致的胆囊炎,则可见胆囊肿大,病程较长者可见胆囊萎缩、变形。慢性胆囊炎早期胆囊壁轻度增厚＞3mm 或无明显增厚,仅内壁线粗糙,回声增强。如果炎症明显,胆囊壁增厚,回声增强,边缘模糊,胆囊壁可有低回声带,胆囊内回声可见点状、条状、云絮状或团块回声,甚至伴有声影;体位改变时可见其缓慢移动变形。脂餐试验显示胆囊收缩功能降低或丧失。少数病例因胆囊萎缩,胆囊显示不清,仅可见胆囊区出现一弧形光带,后壁显示不清。瓷化胆囊的根本原因是胆囊壁钙化,超声表现为胆囊壁完全钙化,出现半月形强回声伴宽大声影。若为轻度钙化,线性强回声伴不同程度的后方声影;节段性钙化时,可见斑块状强回声伴声影。

(二)CT 和 MRI

CT 常见表现为胆囊壁均匀性增厚,>3mm,甚至可超过 5mm。增强扫描时,增厚的胆囊壁均匀强化。胆囊体积增大,提示胆囊积液;缩小则提示胆囊萎缩。胆囊壁钙化为慢性胆囊炎的特征性表现。CT 诊断慢性胆囊炎的敏感性为 79%,特异性为 99%,准确性为 89%,并不优于超声,因此一般不作为常规检查方法。

MRI 对慢性胆囊炎也有重要诊断价值,其准确率高于 CT。在评估胆囊壁纤维化、胆囊缺血、胆囊周围肝组织水肿、胆囊周围脂肪堆积等方面优于 CT。此外,磁共振胰胆管造影(MRCP)可发现超声和 CT 不易发现的胆囊和胆总管结石。

(三)口服胆囊造影

口服胆囊造影主要用于发现阴性结石,不作为常规检查项目。尽管超声是慢性胆囊炎的首选诊断方法,但口服胆囊造影仍是诊断慢性胆囊炎的一种方法。若临床上高度怀疑胆囊结石而超声检查结果为阴性或胆囊不显影时,可以选择口服胆囊造影检查。但近年来,口服胆囊造影检查已少有应用。

(四)胆囊收缩素胆囊闪烁造影术(CCK-HIDA)

CCK-HIDK 是评估胆囊排空的首选影像学检查,可鉴别是否存在胆囊排空障碍。对怀疑慢性非结石性胆囊炎的患者,可用 CCK-HIDA 评估胆囊动力学改变。阳性表现为胆汁充盈缓慢、喷射指数降低(普通人群喷射指数为 70%,<35% 即为低喷射指数)和胆囊收缩素注射后诱发胆绞痛。

六、诊断与鉴别诊断

慢性胆囊炎的临床表现不典型且无特异性,病史、症状、体征和辅助检查对其诊断并无很高的价值。如果慢性胆囊炎无急性发作及胆绞痛病史,临床上很难诊断。对脂肪饮食不能耐受、腹胀及反复发作的餐后上腹部胀痛不适的患者,经超声检查显示胆囊结石、胆囊壁增厚、胆囊萎缩等可确诊慢性胆囊炎。但常需与急性胆囊炎、消化性溃疡、肝脓肿、功能性消化不良、慢性胰腺炎、冠心病等进行鉴别。

七、治疗

手术切除胆囊是治疗慢性胆囊炎的常用方法。慢性非结石性胆囊炎如反复发作也可行手术切除胆囊,手术后约 96% 的患者症状消失。如慢性非结石性胆囊炎无明显临床症状,一般采用保守治疗;但胆囊萎缩、胆囊有明显局限性增厚者,则需手术切除以防癌变。年轻女性慢性非结石性胆囊炎患者,如症状较轻、影像学检查显示胆囊无明显萎缩且具有一定功能,手术治疗应慎重。近来我国慢性胆囊炎、胆囊结石内科治疗共识对治疗观点稍有改变,重视了内科治疗的作用。对于慢性胆囊炎、胆囊结石的患者,治疗应按是否有症状及并发症进行个体化治疗。治疗目的为控制症状、预防复发和防治并发症。

(一)慢性胆囊炎的治疗

对无症状的慢性胆囊炎患者,治疗原则是调整饮食,有症状者可对症治疗。对某些高危患者可积极采取胆囊切除治疗。

(二)有症状的慢性胆囊炎的治疗

它的治疗原则是控制症状、消除炎症。

1.解痉止痛

解痉止痛可用硝酸甘油酯0.6mg,舌下含服,每3~4小时1次;异丙嗪25mg,肌内注射;因吗啡对Oddi括约肌张力的影响大于哌替啶,镇痛剂常用哌替啶代替吗啡,一般50~100mg,肌内注射,同时应用解痉剂可增强镇痛效果。但值得注意的是,解痉止痛治疗不能改变疾病的转归,,可能掩盖病情,因此应根据治疗反应调整或停药。

2.抗感染

预防菌血症和治疗化脓性并发症。根据患者胆汁培养结果、感染严重程度、抗菌药物的耐药性和抗菌谱以及患者的基础疾病合理应用选用抗菌药物;相对于急性胆囊炎,慢性胆囊患者可等待胆汁培养及细菌药敏试验结果完善后,再选择抗菌药物,可避免因盲目用药而产生耐药性。在缺乏胆汁培养结果时,推荐哌拉西林/三唑巴坦、头孢哌酮/舒巴坦等治疗;当怀疑有厌氧菌感染,可加用甲硝唑类药物。

3.利胆

硫酸镁具有松弛Oddi括约肌作用,有助于滞留的胆汁排出。常用50%硫酸镁溶液5~10mL口服,每日3次。

(三)手术治疗

大部分伴有胆囊结石的慢性胆囊炎需手术治疗;无结石的慢性胆囊炎如症状长期存在不易缓解且胆囊功能减退或消失也应选择手术治疗。

1.胆囊切除术

胆囊切除术适合于长期有临床症状、胆囊功能减退或消失、伴有或不伴有胆囊结石的慢性胆囊炎;慢性胆囊炎有恶变者,可采用腹腔镜下胆囊切除;如胆囊与周围粘连较重,萎缩和界限欠清的胆囊炎,或者有腹腔镜手术禁忌的患者则行开腹胆囊切除。

2.腔镜下或腹部小切口胆囊切开取石(保留胆囊)手术

该手术适于胆囊功能较好,胆囊内结石少的患者,但有结石再发生及结石残留可能及术中造成结石排入胆总管造成胆总管梗阻或胆道感染的风险。

八、预后

慢性胆囊炎预后良好,但应警惕胆囊癌的发生。

第三节 胆结石

胆管(胆管、胆囊)内有结石存在,统称胆结石,由此引起的一系列症状则称胆结石。结石根据存在部位分为胆囊结石、肝外胆管结石(胆总管、总肝管)和肝内胆管结石。

胆结石是世界范围内的常见病,我国也不例外,其发病率随年龄增长而增高。自然人群中,胆结石的发病率达10%左右,并有逐年增高的趋势。胆结石按发生的部位可分为胆囊结石、肝外胆管结石和肝内胆管结石,其中胆囊结石占全部结石的50%左右。

一、胆囊结石

随着老龄人口的增加和生活水平的提高,胆囊结石的发病率有增加趋势。胆囊结石发病率男女比例为1∶2,城市人群高于农村,肥胖症患者高于正常体重人群,多次妊娠的妇女和拥有印第安族基因的人群有较高的胆囊结石发病率。另外,肝硬化、糖尿病、高脂血症等疾病患者胆囊结石发病率较高。

(一)临床表现

1.胆绞痛

胆绞痛是一临床综合征,常提示为胆囊或胆管内的结石移动,引起胆囊管或胆总管的暂时性梗阻。静止的或嵌顿的胆结石并不引起典型的胆绞痛。胆绞痛常发生于油脂餐之后,故而一些患者不敢吃肉食,养成偏食的习惯。体位的经常改变,如长途旅行汽车上颠簸,有时亦可诱发。

2.上腹隐痛

多数患者仅在进食过多、油腻食物、工作紧张或休息不好时感到上腹部或右上腹隐痛,或者有饱胀不适、嗳气、呃逆等,常被误诊为"胃病"。

3.胆囊积液

胆囊结石长期嵌顿或阻塞胆囊管但未合并感染时,胆囊黏膜吸收胆汁中胆色素,并分泌黏液性物质,导致胆囊积液。积液呈透明无色,称为白胆汁。

4.米利兹综合征

米利兹综合征是胆囊管结石或胆囊颈部结石压迫胆总管或肝总管所引起的反复腹痛、发热、寒战、黄疸等一系列胆管炎和梗阻性黄疸的综合征。

(二)辅助检查

1.超声检查

超声是非侵袭性的检查方法,可重复施行,是胆囊结石诊断的首选检查方法,对胆石诊断的准确率可为 $90\%\sim100\%$ 。胆囊结石的超声表现为胆囊内的强回声光团后伴声影,并随体位改变而移动。同时,超声检查可以了解胆囊壁的厚度、胆汁的透声度、胆泥等。

2.CT 检查

CT 不受骨骼、厚层脂肪组织及胃肠道内积气的影像,分辨率高,与超声检查有较好的互补性。尤其利于观察是否存在胆囊结石的并发症,如继发性胆管结石、急性胰腺炎等。但对于与胆汁密度相近的胆囊结石,CT 易漏诊。

3.MRI 检查

MRI 可以结合超声检查应用于胆囊结石的诊断,主要优势在于可以判断胆管内是否存在结石,从而避免遗漏胆管结石。

(三)诊断

1.病史

临床典型的胆绞痛病史是诊断的重要依据,

2.典型表现

阵发性上腹部疼痛,疼痛可向肩背部放射,在阵发性疼痛的间隔,患者可感到右上腹部的经常性的疼痛仍然持续。胆绞痛发作时,患者常同时伴有恶心、呕吐。

(四)鉴别诊断

1.急性胆囊炎

判断胆囊结石是否并发急性胆囊炎关系到治疗方法的不同,应予以鉴别。急性胆囊炎除腹痛外可出现发热,体格检查可出现墨菲征阳性、右上腹明显压痛,甚至出现肌紧张和反跳痛。辅助检查可出现白细胞计数增高。超声检查显示胆囊增大、胆囊壁增厚,甚至出现"双边征"。CT 及 MRI 也可显示胆囊呈炎症性改变。

2.胆囊息肉

胆囊息肉也可以出现上腹部不适,并表现为胆囊内占位性病变,但很少有发作典型的胆绞痛。超声检查无典型的结石声影,且不随体位变化移动。CT 及 MRI 也有助于二者的鉴别。

3.胃炎等消化系统疾病

症状不典型的胆囊结石常被误诊为"胃病",行超声、电子胃镜等检查易于二者的鉴别。

(五)解剖生理概要

胆囊呈梨形,位于肝的胆囊窝内。长 5～8cm,宽 3～5cm,容积 40～60mL;分为底、体、颈 3 部。底部为盲端,向左上方延伸为体部,体部向前上弯曲变窄形成胆囊颈,三者间无明显区别。颈上部呈囊状扩大,称哈德袋,胆囊结石常滞留于此处。

胆囊管由胆囊颈延伸而成,长 2～3cm,直径 0.2～0.4cm。胆囊起始部内壁黏膜形成螺旋状皱襞,称海斯特瓣。

胆囊管、肝总管、肝下缘所构成的三角区为胆囊三角,亦称卡洛三角。胆囊动脉、肝右动脉、副右肝管在此区穿过,是胆道手术极易发生误伤的区域。胆囊淋巴结位于胆囊管与肝总管相汇处夹角的上方,可作为手术寻找胆囊动脉和胆管的重要标志。

(六)治疗

对于有症状和(或)并发症的胆囊结石,首选腹腔镜胆囊切除术(LC)治疗,与开腹胆囊切除术相比同样有效,且具有恢复快、损伤小、疼痛轻、瘢痕不易发现等优点。

目前,腹腔镜胆囊切除术已经成为胆囊结石的标准治疗方法。80%～90%的胆囊切除术可以通过该方法完成。随着该项技术的成熟,其适应证也发生了一定的变化,以往认为不能通过腹腔镜胆囊切除术完成的情况,如并发急性胆囊炎的胆囊结石,目前也完全可以由熟练的微创外科医师完成。所以,目前腹腔镜胆囊切除术适用于任何拟行开腹胆囊切除术的患者。仍保留的少数禁忌证包括:①不能耐受手术治疗;②不能耐受气腹;③妊娠;④缺乏有相应经验的外科医师。其中部分不能耐受气腹的患者,可采用腹壁悬吊的免气腹装置完成腹腔镜胆囊切除术。

病情复杂或没有腹腔镜条件也可做开腹胆囊切除术。无症状的胆囊结石一般不需预防性手术治疗,可观察和随诊。但是,长期观察表明,约 30%以上的患者会出现症状及合并症而需要手术。

(七)健康教育

1.合理化饮食,忌油腻食物及饱餐。

2.肥胖者应适当减肥,糖尿病者应遵医嘱坚持药物和饮食治疗。养成良好的工作、休息和饮食规律,避免劳累及精神高度紧张。

3.注意休息,劳逸结合:可进行散步等轻体力活动,以逐渐恢复体力。

二、肝外胆管结石

肝外胆管结石包括原发性肝外胆管结石和继发性肝外胆管结石。原发性肝外胆管结石指结石原发于胆道内而非自胆囊排出。结石成分以胆红素钙为主,常呈棕色形状不规则的结石。随着人民生活水平的提高,原发性肝外胆管结石的发病率有明显下降趋势。继发性肝外胆管结石是胆囊内的结石下降并停留在胆总管内,其性质与胆囊结石完全相同,多为胆固醇性结石。约14%的胆囊结石造成继发性肝外胆管结石。

(一)临床表现

原发性肝外胆管结石多见于青壮年患者,但临床症状常可追溯至童年,男性与女性发病率的差别不显著。肝外胆管结石患者常表现为反复发作的胆道梗阻和不同程度的急性化脓性胆管炎,以及由此而产生的多种局部和全身性的并发症。在慢性期,症状不典型,常误诊为慢性消化不良、胃病等。发病初期,常为间歇性的上腹痛,偶有发热,经过多次反复之后,可出现典型的腹痛、寒战高热、黄疸的急性胆管炎的 Charcot 三联征;若阻塞未能很快解除,病情将迅速发展,可出现低血压、脓毒症、严重肝损害等并发症;晚期患者可发生多发性胆源性肝脓肿、胆汁性肝硬化。

体格检查方面,急性期患者常有轻度至中度黄疸、肝大并有明显的触痛,约15%的患者有脾大;50%的原发性肝外胆管结石患者由于胆囊壁增厚、胆囊萎缩,常不能触及胆囊。反复发作的患者可出现贫血、营养不良、水肿、低蛋白血症等全身消耗表现。

(二)辅助检查

1.实验室检查

在急性发作期,可以有显著的白细胞计数和中性粒细胞百分比升高,当合并急性梗阻性化脓性胆管炎时,白细胞计数常升高至 $20×10^9/L$ 以上;许多患者血培养有细菌生长;肝功能常呈明显的损害,表现为转氨酶的急剧升高,血清胆红素、碱性磷酸酶、谷氨酰转肽酶明显升高,当胆道梗阻和感染改善后,血清酶的改变亦迅速降低至正常。

2.超声

超声常是首选的影像学诊断方法,其主要能够发现胆道系统扩张,肝外胆管内强回声光团并伴有声影。但超声检查的准确性易受超声医师水平和肠气的影响,对肝外胆管结石的检出率只有 66.7%;腹腔镜下超声探查胆总管可以显著提高结石的检出率。

3.MRCP

MRCP 能得到较为完整的胆道系统成像,作为一项无创的检查,MRCP 在有条件的医疗机构已成为肝外胆管结石最重要的诊断方法之一。

4.IOC

在术前由于各种原因未行 MRCP 而高度怀疑存在肝外胆管结石的患者,术中胆道造影(IOC)是可靠的诊断方法。

5.CT

CT 常可发现胆管内低密度的充盈缺损,但对于胆汁密度相等的结石容易漏诊。

6.X 线检查

肝外胆管结石多属于阴性结石,故在 X 线片上不能显示;慢性时期,口服法胆囊造影胆囊常不显影或胆囊呈胀大、显影浅淡、收缩减弱;静脉法胆道造影可见肝内、外胆管扩张,肝内常有造影剂滞留,排空延缓,胆总管内结石的阴影一般显示得不够清晰。

7.ERCP

ERCP 是一种高敏感性、高特异性、高成功率的检查方法,但由于可以导致急性胰腺炎、胆道感染等并发症,已基本被 MRCP 取代。

8.PTC

在胆总管下段被结石堵塞,逆行胆道造影失败时,是可行的诊断方法。但由于存在出血、胆漏等并发症,且在有感染时不宜使用,目前也已较少用于肝外胆管结石的诊断。

9.EUS

EUS 是一种具有高精准度的诊断方法,但目前不作为诊断肝外胆管结石的常规手段。

(三)诊断与鉴别诊断

胆绞痛的患者除了胆囊结石以外,需要考虑肝外胆管结石的可能,主要依靠影像学诊断。合并胆管炎者有典型的 Charcot 三联征则诊断不难。腹痛应与下列疾病鉴别。

1.右肾绞痛

右肾绞痛始发于右腰或胁腹部,可向右股内侧或外生殖器放射,伴肉眼或镜下血尿,无发热,腹软,无腹膜刺激征,右肾区叩击痛或脐旁输尿管行程压痛。腹部平片多显示肾、输尿管区结石。

2.肠绞痛

肠绞痛以脐周为主。如为机械性肠梗阻,则伴有恶心、呕吐、腹胀,无肛门排气、排便。腹部可见肠型,肠鸣音亢进、可有高调肠鸣音,或可闻气过水声;可有不同程度和范围的压痛和腹膜刺激征。腹部平片显示有肠胀气和气液平面。

3.壶腹癌或胰头癌

黄疸者需做鉴别,该病发病缓慢,黄疸呈进行性、较深;可无腹痛或腹痛较轻,或仅有上腹不适,一般不伴寒战、高热。体检时腹软,无腹膜刺激征,肝大,常触及增大胆囊;晚期有腹水或恶病质表现。ERCP 或 MRCP 和 CT 检查有助于诊断。EUS 检查对鉴别诊断有较大帮助。

(四)病因

原发性肝外胆管结石与胆道的慢性炎症、细菌感染、胆汁淤滞、营养因素等有关。常见的致病因素有复发性化脓性胆管炎、胆道阻塞、胆道寄生虫病。黑结石常发生于合并有肝硬化、慢性溶血性贫血、人工心脏瓣膜安置术后的患者。

(五)治疗

肝外胆管结石仍以手术治疗为主。术中应尽量取尽结石、解除胆道梗阻、术后保持胆汁引流通畅。近年对单发或少发(2~3 枚)且直径小于 20mm 的肝外胆管结石可采取十二指肠内镜取石,获得良好的治疗效果,但需要严格掌握治疗的适应证,对取石过程中行 Oddi 括约肌切开(EST)的利弊仍有争议。

1.非手术治疗

非手术治疗也可作为手术前的准备。治疗措施包括:①应用抗生素,应根据敏感细菌选择用药,经验治疗可选用胆汁浓度高、主要针对革兰阴性细菌的抗生素;②解痉;③利胆,包括一些中药和中成药;④纠正水、电解质及酸碱平衡紊乱;⑤加强营养支持和补充维生素,禁食患者应使用肠外营养;⑥护肝及纠正凝血功能异常。争取在胆道感染控制后才行择期手术治疗。

2.手术治疗

手术治疗方法主要如下:

(1)胆总管切开取石、T 管引流术:可采用开腹或腹腔镜手术。适用于单纯胆总管结石,胆管上、下端通畅,无狭窄或其他病变者。若伴有胆囊结石和胆囊炎,可同时进行胆囊切除术。为防止和减少结石遗留,术中可采用胆道造影、超声或纤维胆道镜检查。术中应尽量取尽结石,如条件不允许,也可以在胆总管内留置橡胶 T 管(不提倡应用硅胶管),术后行造影或胆道镜检查、取石。术中应细致缝合胆总管壁和妥善固定 T 管,防止 T 管扭曲、松脱、受压。

放置 T 管后应注意:①观察胆汁引流的量和性状,术后 T 管引流胆汁 200~300mL/d,较澄清。如 T 管无胆汁引流,应检查 T 管有无脱出或扭曲;如胆汁过多,应检查胆管下端有无梗阻;如胆汁浑浊,应注意结石遗留或胆管炎症未控制。②术后 10～14 天可行 T 管造影,造影后应继续引流 24 小时以上。③如造影发现有结石遗留,应在手术 6 周后待纤维窦道形成后行纤维胆道镜检查和取石。④如胆道通畅无结石和其他病变,应夹闭 T 管 24～48 小时,无腹痛、黄疸、发热等症状可予拔管。

(2)胆肠吻合术:亦称胆汁引流术。近年已认识到内引流术废弃了 Oddi 括约肌功能,因此使用逐渐减少。仅适用于:①胆总管远端炎症狭窄造成的梗阻无法解除,胆总管扩张。②胆胰汇合部异常,胰液直接流入胆道。③胆管因病变而部分切除无法再吻合。胆肠吻合方式为胆道空肠 Roux-en-Y 吻合,为防止胆道逆行感染,Y 形吻合的引流祥应超过 40cm,并可以采用人工乳头、人工瓣膜等各种抗反流措施,但效果仍不确定。

胆肠吻合手术后,胆囊的功能已消失,故应同时切除胆囊。对于嵌顿在胆总管开口的结石不能取出时可以应用内镜下或手术行 Oddi 括约肌切开,但应严格掌握手术的适应证,禁忌用于有出血倾向或凝血功能障碍、乳头开口于十二指肠憩室、合并肝内胆管结石者。

(六)健康教育

1.注意休息,手术后 1 个月内避免剧烈运动。

2.饮食定时定量,少量多餐,不宜过饱,避免暴饮暴食,应给予高蛋白、高维生素、低脂,易消化等饮食。

3.勿吃动物脑、肾、蛋黄、鱼籽、油炸食物等。

4.戒烟、戒酒,宜多吃萝卜、青菜、豆浆等食品。

三、肝内胆管结石

肝内胆管结石又称肝胆管结石。是指位于肝管分叉以上的结石,是我国常见而难治的疾病。肝内胆管结石的分布,可以是散在的,局限于某一叶、一段或一侧,亦可以是弥散性的,遍布于肝内各主要胆管。

(一)临床表现

肝内胆管结石根据病程及病理的不同,其临床表现可以是多方面的,从早期的无明显临床症状的局限于肝内胆管某段肝管内的结石,至后期遍及肝内外胆管系统甚至并发胆汁性肝硬化、肝萎缩、肝脓肿等的晚期病例,故临床表现十分复杂。

肝内胆管结石的症状很不典型,以间断右上腹痛伴发热为主要特点。在病程间歇期,可无症状,或仅表现为上腹轻度不适;但在急性期则可出现急性胆管炎甚至急性梗阻性化脓性胆管炎的症状。这种周期性的间歇发作是肝内胆管结石的特征性临床表现。无感染症状时,患者往往无明显黄疸,但部分患者胆道感染使整个胆道系统梗阻时会出现黄疸表现。后期,结石遍及肝内外胆道系统时可出现胆汁性肝硬化、肝萎缩、肝脓肿等严重并发症。体检可扪及肝不对称性增大和压痛,常易误诊为肝脓肿或肝炎。

（二）辅助检查

1.实验室检查

可以出现血清碱性磷酸酶、谷氨酰转肽酶、直接胆红素和总胆红素的升高,部分患者可以发现血清转氨酶的升高。

2.影像学检查

B超检查、MRCP、CT对肝内胆管结石的诊断和定位均有帮助,有助于术前确定手术方案;PTC已较少用于肝内胆管结石的诊断。

（三）诊断

对反复腹痛、寒战高热者应进行影像学检查。超声检查可显示肝内胆管结石及部位,根据肝胆管扩张部位可判断狭窄的位置,但需要与肝内钙化灶鉴别,后者常无相应的胆管扩张。PTC、ERCP、MRCP均能直接观察到胆管树,可观察到胆管内结石负影、胆管狭窄及近端胆管扩张,或胆管树显示不全、某部分胆管不显影、左右胆管影呈不对称等。CT或MRI对肝硬化和癌变者有重要诊断价值。

（四）病因

肝内胆管结石病因复杂,主要与胆道感染、胆道寄生虫（蛔虫、华支睾吸虫）、胆汁淤滞、胆管解剖变异、营养不良等有关。结石绝大多数为含有细菌的棕色胆色素结石,常呈肝段、肝叶分布,但也有多肝段、肝叶结石,多见于肝左外叶及右后叶。肝内胆管结石可并发肝外胆管结石。

（五）病理

其病理改变有:①肝胆管梗阻:由结石的阻塞或反复胆管感染引起的炎性狭窄造成,阻塞近段的胆管扩张、充满结石,长时间的梗阻导致梗阻以上的肝段或肝叶纤维化和萎缩。如大面积的胆管梗阻最终引起胆汁性肝硬化及门静脉高压症。②肝内胆管炎:结石导致引流不畅,容易引起胆管内感染,反复感染加重胆管的炎症狭窄,急性感染可发生化脓性胆管炎、肝脓肿、全身脓毒症、胆道出血。③肝胆管癌:肝胆管长期受结石、炎症及胆汁中致癌物质的刺激,可发生癌变。

（六）治疗

无症状的肝胆管结石可不治疗,仅定期观察、随访即可。临床症状反复发作者应手术治疗,原则为尽可能取尽结石、解除胆管狭窄、去除结石部位和感染病灶、恢复和建立通畅的胆汁引流、防止结石的复发。手术方法如下。

1.胆管切开取石

胆管切开取石是最基本的方法,应争取切开狭窄的部位,沿胆总管向上切开甚至可达2级胆管,直视下或通过术中胆道镜取出结石,直至取尽。难以取尽的局限结石需行肝切除,高位胆管切开后,常需同时行胆肠吻合手术。

2.胆肠吻合术

胆肠吻合术不能作为替代对胆管狭窄、结石病灶的处理方法。当Oddi括约肌仍有功能时,应尽量避免胆肠吻合手术。治疗肝内胆管结石一般不宜应用胆管十二指肠吻合,而多采用肝管空肠Rous-en-Y吻合。适应证为:

(1)胆管狭窄充分切开后,肝内胆管扩张并肝内胆管结石不能取净者。

(2)Oddi括约肌功能丧失,肝内胆管结石伴扩张、无狭窄者。

(3)囊性扩张并结石的胆总管或肝总管切除后。

(4)为建立皮下空肠盲袢,术后再反复治疗胆管结石及其他胆道病变者。

(5)胆总管十二指肠吻合后,因肠液或食物反流反复发作胆管炎者。

3.肝切除术

肝内胆管结石反复并发感染,可引起局部肝萎缩、纤维化和功能丧失。切除病变部分的肝,包括结石和感染的病灶、不能切开的狭窄胆管,去除了结石的再发源头,并可防止病变肝段、肝叶的癌变,是治疗肝内胆管结石的积极方法。适应证:

(1)肝区域性的结石合并纤维化、萎缩、脓肿、胆瘘。

(2)难以取净的肝叶、肝段结石并胆管扩张。

(3)不易手术的高位胆管狭窄伴有近端胆管结石。

(4)局限于一侧的肝内胆管囊性扩张。

(5)局限性的结石合并胆管出血。

(6)结石合并癌变的胆管。

4.术中的辅助措施

为取净结石,术中可应用胆道造影、超声等检查以确定结石的数量和部位,胆道镜还可行术中取石,也可用碎石器械行术中碎石治疗。

5.残留结石的处理

肝内胆管结石手术后结石残留较常见,占20%～40%。因此,后续治疗对减少结石残留有重要的作用。治疗措施包括术后经引流管窦道胆道镜取石;激光、超声、微爆破碎石;经引流管溶石,体外震波碎石,以及中西医结合治疗等。

（七）健康教育

1.注意休息,手术后 1 个月内避免剧烈运动。

2.饮食定时定量,少量多餐,不宜过饱,避免暴饮暴食,应给予高蛋白、高维生素、低脂,易消化饮食。

3.勿吃动物脑、肾、蛋黄、鱼籽、油炸食物等。

4.戒烟、戒酒,宜多吃萝卜、青菜、豆浆等食品。

第四节　胆囊癌

胆囊癌是指发生在胆囊的恶性肿瘤,多为上皮来源,是胆道最常见的恶性病变。胆囊癌分原发性胆囊癌和继发性胆囊癌,后者只占极少一部分,主要来自于消化系肿瘤的侵犯和转移。原发性胆囊癌起病隐匿,患者早期多无典型症状或可表现为上腹部疼痛、消化不良、食欲减退、黄疸等非特异性症状。大部分患者在初次诊断时已属中晚期,即使进行外科手术治疗,胆囊癌的预后仍较差。

一、流行病学

胆囊癌是相对少见的消化系肿瘤。其发病率在消化系统恶性肿瘤中位于胃癌、食管癌、肝癌、结直肠癌、胰腺癌之后,居第 6 位。2015 年,我国约新增 52800 例胆囊癌的患者,人数占全部肿瘤的 1.23％;且当年有 40700 例患者因胆囊癌而死亡。胆囊癌的发病率随年龄的增长而增加:据统计,超过 90％的胆囊癌患者年龄在 50 岁以上,平均发病年龄为 58 岁。胆囊癌的发病率在不同性别之间存在一定差异:在 20 世纪 70—80 年代,胆囊癌患者中女性约为男性的 2 倍;但目前性别之间的差异正逐渐变小,我国男女患病比例约为 1：1.2。另有国外调查显示,肥胖人群也是胆囊癌的高危群体:对于男性,BMI 高于正常值上限 5kg/m² 者,其胆囊癌发病率约为非肥胖人群的 1.6 倍。

二、发病机制

胆囊癌发生的确切原因尚未明确,但长期的临床实践和流行病学调查发现许多与胆囊癌密切相关的高危因素。了解胆囊癌的高危因素有助于胆囊癌的早期识别和诊断。

（一）胆囊结石与慢性胆囊炎

国内外统计显示,有 40％～90％的胆囊癌患者同时存在胆囊结石。有胆囊结石者发生胆囊癌的危险性较无胆囊结石者高出 6～15 倍。因结石而手术切除胆囊的标本中,可有 1.5％～6.3％意外发现胆囊癌存在,且结石直径与发病率呈显著正相关,直径＞30mm 结石的胆囊癌发病率是直径＜10mm 结石的 10 倍之多。慢性胆囊炎患者胆汁中的胆固醇和胆酸盐,在感染等因素的影响下(特别是厌氧菌梭形芽孢杆菌感染时)可转化成 MCA 等致癌物质,直接诱发肿瘤的发生。

胆囊结石及慢性胆囊炎的慢性刺激是胆囊上皮发生持续炎症及反复修复的重要原因。在长期炎症刺激下,黏膜可发生不同类型的增生及化生;单纯上皮增生可转化为非型增生,甚至发生原位癌。在此背景上,叠加不同种类致癌物质(如 MCA 等胆汁成分代谢产物)的诱变,胆囊癌的发生概率大大增加。

(二)胆囊腺瘤和胆囊腺肌增生症

胆囊腺瘤是胆囊癌的癌前病变,有 10％～30％的胆囊腺瘤可以演变成癌,特别是直径＞12mm 的腺瘤。数十年前,就有学者报道过由胆囊腺瘤演变成胆囊原位癌的病例。在临床实践中也可发现几乎所有的胆囊原位癌和约 20％的浸润性胆囊癌组织内均含有胆囊腺瘤的成分,提示两者之间关系密切。

胆囊腺肌增生症又称胆囊腺肌瘤,本是一种良性疾病。而近年来研究发现,在胆囊腺肌瘤的表面,局限性覆盖含有黏液的黏膜中常见黏液细胞化生,此类化生易于恶变。故胆囊腺肌瘤是具有潜在癌变风险的疾病,应密切关注病变进展,必要时积极处理。

(三)胆囊息肉

胆囊息肉包括胆固醇性息肉、腺瘤性息肉、腺肌瘤等。虽然腺瘤性息肉是一种既非炎症也非肿瘤的增生性病变,但其表面存在上皮增生并伴有肠化生,因此其被认为是潜在的癌前病变,与胆囊癌的发生有关。腺样增生因黏膜上皮伸入肌层而形成的罗-阿窦明显增多,窦口上常有狭窄,致窦内有胆汁潴积、炎症或胆石嵌入,长期刺激下有恶变可能。而腺肌瘤属于胆囊增生性病变,显微镜下以上皮及间质细胞活跃增生形成腺腔样结构为特征,其上皮也可发生不典型增生。

(四)其他

胆囊癌的可能病因还包括原发性硬化性胆管炎、胆胰管汇合异常、慢性伤寒沙门菌感染、肥胖和糖尿病、遗传等多种因素。

三、病理

(一)大体病理

从大体上,胆囊癌的病理分型包括肿块型、浸润型和肿块-浸润混合型。肿块型是指胆囊癌向胆囊腔内突出,外形为大小不等的菜花样病灶,此型占胆囊癌总数的80%～90%。浸润型则表现为胆囊壁增厚,胆囊壁与肝脏紧贴,其易浸润肝脏发生转移,甚至可侵入肝门及胆管树而导致黄疸。多数胆囊癌具有部分浸润型(即肿块-浸润混合型)的特征,常见胆囊壁均匀不等的增厚现象。

(二)组织病理

在组织学上,胆囊癌可分为腺癌、鳞状细胞癌、腺鳞癌、肉瘤以及未分化癌等,其中腺癌占85%以上。腺癌又分为以下几种:

1.乳头状腺癌

乳头状腺癌可能由乳头状息肉恶变而来,肿瘤向胆囊腔内生长,影响胆囊排空,肿瘤表面可出现溃疡,易引起感染。肿瘤如果阻塞胆囊颈,可使胆囊肿大,胆囊壁变薄,外形似胆囊脓肿或积液。

2.浸润型腺癌

浸润型腺癌较多见,约占腺癌的70%,可导致胆囊缩小,胆囊壁变硬且增厚。

3.硬化型腺癌

硬化型腺癌可同时伴有胆道硬化,导致胆道任何部位都会发生梗阻。

4.黏液型腺癌

黏液型腺癌肿瘤松软,容易破溃导致胆囊穿孔。而未分化癌、鳞状上皮细胞癌等胆囊癌组织亚型的恶性程度较高,有生长快和转移早的特点。

(三)转移途径

胆囊癌的特点之一是早期易发生侵袭转移。其转移途径主要有4种:

1.经黏膜下淋巴组织迁移到局部淋巴结。

2.直接侵犯肝脏或其他邻近器官。

3.经血液循环向远处散布以及腹膜转移。

4.通过活检针道或者外科创伤医源性播散。

因胆囊壁仅有较薄的固有层和单一肌层,并且胆囊与肝脏之间无浆膜覆盖阻隔,故胆囊癌易突破胆囊壁发生早期的淋巴和血行转移。胆囊癌细胞可通过胆囊后腹膜途径、胆囊腹腔干途径及胆囊肠系膜途径发生淋巴转移。胆囊癌还可通过侵犯胆囊的引流静脉或胆囊与肝脏的交通静脉向肝脏或全身转移。此外,胆囊癌还可通过局部浸润向肝脏、胆总管、结肠、十二指肠、大网膜或者胃转移。

四、临床表现

胆囊癌早期常无特异性临床表现,或只有慢性胆囊炎或胆囊结石的症状如腹痛、恶心、呕吐等,故早期诊断较为困难。因此,对于胆囊区不适或疼痛的患者,特别是 50 岁以上的中老年患者存在胆囊结石、炎症、息肉者,应进行定期 B 超检查,力争早期诊断。而出现上腹部持续性疼痛、包块、黄疸等,往往提示病变已到晚期,此时诊断虽较容易明确,但治疗效果及预后均很不理想。

(一)症状

1.右上腹疼痛

右上腹疼痛是胆囊癌患者常见的临床症状。由于胆囊癌多与胆囊结石、炎症并存,故疼痛性质常与胆囊炎或胆囊结石相似,开始为右上腹不适,继之出现持续性隐痛或钝痛,有时伴阵发性剧痛并向右肩放射。当肿瘤侵犯至浆膜或胆囊床,则出现定位症状。少数肿瘤穿透浆膜,可发生胆囊急性穿孔、腹膜炎,或慢性穿透至其他脏器形成内瘘。值得注意的是,部分胆囊癌患者可以急性胆囊炎为首发表现,此类患者常常是早期胆囊癌,预后较好。

2.消化道症状

消化道症状患者可出现消化不良、腹胀、厌油、嗳气、食欲缺乏等症状,可能是由于胆囊癌患者胆汁贮存及排泄功能受损,不能对脂肪物质进行充分的消化所致。

3.黄疸

黄疸往往在病程晚期出现。随着病变的进展,癌组织侵犯胆管,引起胆道梗阻所致。

4.腹部肿块

病变进展到晚期,右上腹或上腹部可出现肿块。其原因有:①胆囊癌浸润肝脏或周围组织;②肿瘤迅速增长而阻塞胆管,查体可发现肿大的胆囊;③肿瘤侵犯十二指肠引起梗阻,此时可同时出现上消化道梗阻相应表现;④肿瘤侵及肝、胃、胰等腹腔脏器,也可出现相应部位包块。

5.全身症状

约有 1/4 的患者可出现发热,可能与肿瘤组织局部坏死、感染、炎症因子持续释放等有关。随着疾病的进展,可伴有难以解释的消瘦、乏力、贫血,甚至出现恶病质、全身衰竭等。

(二)体征

1.黄疸

黄疸表现为黏膜、皮肤黄染,多为梗阻性黄疸。一旦黄疸出现,提示病变多已到了晚期。

2.右上腹包块

右上腹可触及较为光滑肿大的胆囊,与周围组织无粘连时,移动性大;与周围组织有粘连时,可触及明显的不规则肿块,有时还可触碰到肿大的肝脏、十二指肠梗阻的包块等。

3.腹水

肿瘤腹膜转移出现腹水的患者,腹部移动性浊音可呈阳性。

五、辅助检查

(一)实验室检查

胆囊癌患者常出现 CEA、CA19-9 等肿瘤标志物的异常升高。对于胆囊癌引起的梗阻性黄疸,患者可出现血结合胆红素升高。

(二)影像学检查

1.超声

超声首选检查,B 超下早期胆囊癌可表现为胆囊内形状不规则低回声或等回声影,通常直径＞1cm,不随患者体位变化而变化。正常胆囊壁厚度＜3mm,而胆囊癌患者的胆囊局部厚度＞1cm。进展期胆囊癌超声下胆囊和肝分界消失。

2.CT

CT 对肿瘤的定性和转移的判断优于 B 超,可显示胆囊壁侵犯程度、毗邻器官受累及淋巴结转移情况。

3.MRI 及 MRCP

MRI 可联合血管成像及磁共振胆管成像(MRCP)进行诊断。胆囊癌在MRCP 上可表现为不规则缺损、胆道僵硬或胆囊腔内软组织肿块。MRCP 对于合并胆胰管梗阻者有较高价值,但对不合并胆道梗阻的早期胆囊癌效果不如 B 超。

4.PET-CT

PET-CT 对胆囊癌敏感性高,可发现胆囊癌早期病变,可检出直径＜1.0cm 的转移病灶。

(三)细胞学及组织病理检查

超声或 CT 引导下的细针穿刺活检(FNAC)对于已处于晚期且不准备进行手术治疗的胆囊癌患者具有确诊意义,但应尽量避免不必要的活检,避免造成肿瘤的种植播散。活检阴性并不能排除胆囊癌的存在。

六、诊断与鉴别诊断

(一)诊断

胆囊癌的诊断需要全面考虑患者的危险因素、症状、体征、实验室检查以及影像学检查结果,必要时需要依赖于术中和(或)术后组织病理检查的结果来综合判断。临床上胆囊癌的早期诊断较为困难,导致能行治愈性手术切除的患者不多,术后 5 年生存率较低。

(二)胆囊癌的分期

胆囊癌的分期与患者的临床预后有密切关系,目前常用的临床分期主要有 Nevin 分期和 TNM 分期。

1.Nevin 分期

该分期是由 Nevin 等在 1976 年提出的分期方案,主要分期依据是胆囊癌的浸润程度以及累及范围:

Ⅰ期:癌组织仅位于黏膜内,即原位癌。

Ⅱ期:癌肿侵及胆囊黏膜和肌层。

Ⅲ期:癌肿侵及胆囊壁全层。

Ⅳ期:癌肿侵及胆囊壁全层并伴有淋巴结转移。

Ⅴ期:胆囊癌累及肝脏、胆囊周围邻近器官或有远处转移。

2.TNM 分期

TNM 分期是由国际抗癌联盟(UICC)以及美国癌症联合委员会(AJCC)制定的。该分期系统以肿瘤侵犯范围为基础,能够较好的预测患者预后。具体的分期系统如表 5-1。

表 5-1　胆囊癌 TNM 分期(UICC/AJCC,2009 年)

分期	范围
0 期	原位癌 $TisN_0M_0$
Ⅰ期	仅侵犯黏膜和肌层($T_1N_0M_0$)
Ⅱ期	侵犯胆囊壁肌层周围结缔组织($T_2N_0M_0$)
ⅢA 期	侵透浆膜层、直接侵犯肝脏和(或)一个邻近器官或组织,如胃、十二指肠、结肠、胰腺、肠系膜、肝外胆管等($T_3N_0M_0$)
ⅢB 期	合并肝门部淋巴结转移(包括胆总管、肝动脉、门静脉及胆囊管淋巴结)($T_{1\sim3}N_1M_0$)
ⅣA 期	侵犯门静脉主干、肝动脉或侵犯两个及两个以上的肝外器官或组织($T_4N_{0\sim1}M_0$)
ⅣB 期	合并远处淋巴结转移(腹腔干、十二指肠旁、胰腺旁、肠系膜上动脉淋巴结)($T_{1\sim4}N_2M_0$,$T_{1\sim4}N_{1\sim2}M_1$)

(三)鉴别诊断

胆囊癌需与下列疾病进行鉴别:

1.胆囊息肉

早期胆囊癌和胆囊息肉不易鉴别。但胆囊息肉一般不出现肿瘤标志物的增高。B 超检查时,胆囊息肉、腺瘤等病变在声像图上均可表现为自囊壁凸向腔内的小光团,后方不伴声影。在形态学上,腺瘤、息肉的体积多较小,在 3~10mm,基底部窄,表面光整;而小结节型胆囊癌大多在 10mm 以上,基底宽,表面不光滑。影像学上对于直径＞10mm、单个宽基底的息肉,需要警惕胆囊癌可能。同时对于年龄＞60 岁、既往有胆囊结石或长期慢性胆囊炎病史者,更应高度怀疑胆囊癌,需积极考虑手术可能,并在术中行病理检查进行确诊。

2.慢性胆囊炎

胆囊癌患者常可出现与慢性胆囊炎类似的临床表现,而胆囊癌患者往往又同时伴有慢性胆囊炎,故胆囊癌容易被误认为慢性胆囊炎,从而延误诊断治疗。值得注意的是,在慢性胆囊炎长期炎症刺激下,黏膜可发生不典型增生,甚至发生原位癌。故对存在胆囊癌危险因素的慢性胆囊炎患者进行诊断时,也应注意早癌的可能。通过超声、CT 以及肿瘤标志物等检查有助于慢性胆囊炎和早期胆囊癌的鉴别。

肿块型胆囊癌有时需与胆囊内炎性产物堆积、血块及浓缩胆汁相鉴别:胆囊腔内物质团块 B 超检查时可发现在胆囊腔内形成的声学界面,表现为腔内不规则形低回声区,不伴声影,内部回声也可不均匀,分布于胆囊内后壁或颈、体各部位。鉴别的关键在于仔细观察胆囊内低回声与胆囊壁的位置关系(附着还是贴合)。此外,诊断还需结合临床资料,如长期食欲缺乏、进食量减少的各种疾病,可致胆汁萎缩,密度增高。对症状及声像图不典型的病例,短期内复查超声,动态观察腔内异常回声的变化,对鉴别诊断有一定价值。

3.急性胆囊炎

部分胆囊癌患者以急性胆囊炎为主要表现,其主要机制是由于胆囊癌伴发的胆囊结石在胆囊颈部形成嵌顿或位于胆囊颈部的肿瘤阻塞胆囊管导致。对于以急性胆囊炎为首发表现者,B 超及 CT 检查若发现胆囊内肿块或胆囊壁局部增厚,需要考虑胆囊癌的可能。胆囊癌合并坏死、感染时,也需要与急性胆囊炎或胆囊坏疽形成的脓肿鉴别,虽然影像学检查可能无法区分,但胆囊癌血供丰富,CA19-9 或 CEA 升高明显。为避免仅为诊断而行腹腔镜或剖腹探查,此时可考虑行超声引导下的细针抽吸活检,有助于获得诊断。

4.黄色肉芽肿性胆囊炎

该病是一种特殊类型的胆囊炎症,也可表现为对肝脏和周围组织、器官的侵犯,术前影像检查甚至术中探查很难将两者区别,因而易误诊为胆囊癌而进行不必要的治疗。黄色肉芽肿性胆囊炎患者既往多有糖尿病病史,肿瘤标志物正常。其影像学特点为胆囊壁较均匀增厚,胆囊壁呈现"轨道征",孤立的结节状突起较少见。

七、治疗

目前对于胆囊癌的治疗原则包括早诊早治、及时行根治性切除术。外科根治性切除仍是治愈的唯一机会。放化疗的治疗方案需要进一步规范,靶向治疗、免疫治疗等新疗法的疗效还有待进一步的循证医学来验证。

(一)手术治疗

手术治疗是胆囊癌患者的首选治疗方法。临床上对可疑的胆囊癌患者应尽早手术,并根据术中分期和病理结果来决定具体术式。主要的手术方式包括单纯胆囊切除术、胆囊癌根治术和胆囊癌扩大根治术。对于晚期胆囊癌,术前或术中探查确定无法根治切除病灶,或者已经出现远处转移时,应当行姑息性手术。

1.单纯胆囊切除术

单纯胆囊切除术适用于 Nevin Ⅰ 期及 UICC Ⅰ 期病变。这些病变一般因胆囊结石、胆囊炎行胆囊切除后病理检查发现胆囊癌,如局限于胆囊黏膜层,则没有必要再追加手术。有研究认为,此时即使再作手术扩大根治范围,也不一定能改变生存率和预后。但如病理检查切缘浆膜阳性,应行再次手术切除并清扫局部淋巴结。

2.胆囊癌根治性切除术

胆囊癌根治性切除术适用于 Nevin Ⅱ、Ⅲ、Ⅳ 期和 UICC Ⅱ 期病变。切除范围除胆囊外还包括距胆囊床 2cm 以远的肝楔形切除及胆囊引流区域的淋巴结(如门静脉、肝动脉和肝外胆管周围等淋巴结)清扫术。如癌肿侵犯胰腺后面时,还须加作胰十二指肠切除术。

3.胆囊癌扩大根治术

胆囊癌扩大根治术针对 Nevin Ⅲ、Ⅳ 期和 UICC Ⅲ、Ⅳ A 期病变,国内、外均有越来越多成功手术治疗的报告。除根治性切除外,切除范围还包括右半肝或右三叶肝切除、胰十二指肠切除、肝动脉和(或)门静脉重建术。但手术范围的扩大,将明显增加手术的风险,且能否提高治疗效果尚有待商榷。有学者认为,如胆囊癌已侵犯浆膜层,即使作扩大根治术,也不能显著改善预后。

4.姑息性手术

姑息性手术适用于晚期胆囊癌(Nevin Ⅴ 期、UICC Ⅳ 期)引起其他并发症如梗阻性黄疸、十二指肠梗阻等。手术目的主要是缓解症状,可行肝总管空肠吻合、经圆韧带入路的左肝管空肠吻合或切开胆管行 U 形管外引流手术等;不能手术的患者可经皮、肝穿刺或经内镜在狭窄部位放置内支撑管引流。有十二指肠或幽门梗阻者,可行胃空肠吻合术。

(二)放射治疗

胆囊癌手术根治切除率较低,行扩大根治术后复发率高,这是导致死亡的主要原因,故术后可考虑加用放射治疗。胆囊癌对放疗有一定敏感性,手术加放疗可延长生命,改善生活质量。目前常用的术后放疗方法包括三维适形放疗、立体定向放疗等。放疗对胆囊癌的治疗意义尚需更多的临床研究证实,如在照射中出现黄疸加深、持续性疼痛,或超声检查病变较前发展,即认为治疗无效,应终止照射。

(三)化学药物治疗

1.介入化学治疗

目前常用的介入化疗技术包括选择性胆囊动脉及肝动脉灌注化疗技术等。对邻近肝脏直接浸润的进展期胆囊癌,选择性动脉灌注化疗技术可选择到肝右动脉至胆囊动脉行灌注化疗;若胆囊动脉纤细进入困难,可先将肝右动脉远端分支栓塞,后经肝右动脉主干灌注,药物即可大部分进入胆囊动脉。选择性动脉栓塞治疗则是在灌注化疗的基础上,以碘油抗癌药乳剂栓塞肿瘤血管,以达到阻断肿瘤血供的目的。

2.全身性化疗

目前以吉西他滨或氟尿嘧啶为基础的化疗已成为晚期胆道肿瘤的标准治疗方案,但效果仍不够理想。对于吉西他滨不敏感的患者,可以考虑使用由替加氟、吉美嘧啶及奥替拉西组成的辅助治疗。但总体来说,不同化疗方案对胆囊癌的疗效尚需更多的临床研究证实。

第六章

胰腺疾病

第一节　急性胰腺炎

急性胰腺炎(AP)是指多种病因引起的胰酶激活,继以胰腺局部炎症反应为主要特征,伴或不伴有其他器官功能改变的疾病。临床上以急性腹痛、恶心、呕吐、高热及血尿淀粉酶增多为特征。大多数患者的病程呈自限性,20%～30%患者临床经过凶险。总体病死率为5%～10%。

一、病因

该病最常见的2个病因是胆石及饮酒,其他因素包括高甘油三酯血症、胰管阻塞、食物过量、特殊感染、外伤及手术等。部分患者的致病因素不是单一的,而是多种因素共同作用所致。

(一)胆道疾病

胆结石及胆道感染等是AP的主要病因,胆结石最为常见。胆源性AP在AP病因构成比中约占40%。由于70%～80%的胰管与胆总管汇合成共同通道开口于十二指肠壶腹部,一旦结石、蛔虫嵌顿在壶腹部、胆管内炎症或胆石移行时损伤Oddi括约肌等,将使胰管流出道不畅,胰管内高压。微小胆石(长径<3mm)容易导致AP,因其在胆道系统内的流动性及常用影像学方法难以识别,增加了临床诊断的困难。

(二)饮酒

酒精性AP在AP病因构成比中约占30%。50～80g/d的摄入酒精量即可导致AP,对于女性,酒精导致AP的阈值可降低至40g/d。酒精在胰腺中通过氧化和非氧化通路得以代谢,氧化通路中产生的大量活性氧促进胰酶提前激活并损伤线粒体。同时,非氧化代谢通路中产生的大量游离脂肪酸乙酯导致胰腺腺细胞中Ca^{2+}水平明显增加,也可促进胰酶提前活化。

(三)高甘油三酯血症

高甘油三酯血症(HTG)在 AP 病因构成比中位居第 3 位,约 10%。高甘油三酯血症胰腺炎(HTGP)在中青年(<50 岁)患者中相对多见,男性多于女性;而胆源性胰腺炎更常见于老年患者(>70 岁)。妊娠期 HTGP 发病率约为 1 例/2.5×10^4 妊娠妇女。

HTG 是指在空腹状态下,血浆中甘油三酯(TG)水平>1.7mmol/L,各地由于所采用的测试方法不同,可有一些差异。根据血 TG 水平可分为:轻度,1.7～2.2mmol/L;中度,2.3～11.2mmol/L;重度,11.3～22.4mmol/L;极重度,>22.4mmol/L。HTG 分原发和继发性两类。原发性 HTG 可分为 5 种亚型,Ⅰ、Ⅳ、Ⅴ型 HTG 增加了 HTGP 的风险。Ⅰ型 HTG 较少见,由于乳糜微粒代谢障碍,平时血 TG 水平多为重度升高,在没有诱因时即可引发 AP。这些患者通常有相关基因异常,婴儿期即出现乳糜微粒血症,可在儿童期发生 AP。Ⅳ、Ⅴ型 HTG 较多见,属常染色体显性异常,多系复杂环境因素所致。继发性 HTG 患者平时血 TG 水平多为轻中度升高,在酒精、肥胖、糖尿病、妊娠及药物等诱因作用下,血 TG 水平急剧升高至重度,引发或加重 AP。高达 50% 的 AP 患者可因多种因素出现一过性的血 TG 升高,如病前高脂饮食致肠道吸收脂质增加;AP 时由于应激,脂解激素(儿茶酚胺、胰高血糖素等)释放增多,促进脂肪组织的分解,TG 升高。引起 AP 的 HTG 阈值,美国与欧洲设定的阈值分别为 11.3mmo/L 及 10mmol/L。HTG 既可作为初始病因触发 AP,AP 过程中显著升高的 TG 亦可加重 AP,两者之间的恶性循环推动病情发展。

(四)胰管阻塞

胰管结石、蛔虫、狭窄、肿瘤(胰腺导管内乳头状黏液肿瘤、壶腹周围癌及胰腺癌)可引起胰管阻塞和胰管内压升高。胰腺分裂症是一种胰腺发育过程中主、副胰管未融合的先天性发育不全,大部分胰液经狭小的副乳头引流,容易发生引流不畅,导致胰管内高压,常导致 AP 反复发作。

(五)食物

胆石、饮酒、HTG 及胰管阻塞所导致的 AP,常因进食较多动物脂肪、高胆固醇、红肉及蛋类而促进其发病,可能与这些食物诱导胰酶分泌有关,大量胰液不能充分引流,胰管内压力增加。

(六)手术、创伤与内镜诊疗

手术、腹部钝挫伤等损伤胰腺组织或导致胰腺严重血液循环障碍,可引起 AP。经内镜逆行胆胰管造影(ERCP)术后 AP 发生率约为 3.5%。年轻患者、十二指肠乳头球囊扩张、逆行胰管注射造影剂、括约肌预切、Oddi 括约肌功能异常被认为是ERCP 术后 AP 的高危因素。经口推进式小肠镜的长时间操作,也可以引发 AP。

(七)药物

药物性 AP 分为 2 型:①Ⅰ型:AP 的复发与某种药物存在明确的相关性,在给药之后可在数小时至数天期间 AP 复发,其中Ⅰa 型没有混杂其他 AP 因素;Ⅰb 型可能混有其他 AP 病因。②Ⅱ型:不符合Ⅰ型,但服药与 AP 的发生有时间关联。涉及这两型的药物多达 120 种,包括胺碘酮、全反义视黄酸、硫唑嘌呤、地塞米松、依那普利、呋噻咪、氢化可的松、异烟肼、氯沙坦、辛伐他汀、丙戊酸、美沙拉秦、甲硝唑、四环素等,这些药物性 AP 多以病例报道为主,其与 AP 的因果关联证据依然不足。

药物性 AP 的可能机制有:①高敏反应,潜伏期可达 4~8 周,与剂量无关,如硫唑嘌呤、甲硝唑、四环素等;②药物蓄积的毒性反应,可在某种药物使用后数月发生,如丙戊酸;一些引起 HTG 的药物也属于此类。药物性胰腺炎通常比较轻,常可自限。

(八)感染、局部及全身炎症

急性胰腺炎可继发于腮腺炎病毒、柯萨奇病毒、EB 病毒、轮状病毒、支原体等多种感染,常随感染痊愈而自行缓解。十二指肠降段疾病,如球后穿透溃疡、邻近十二指肠乳头的肠憩室炎可波及胰腺。各种自身免疫性血管炎、胰腺血管栓塞等血管疾病可影响胰腺血供。近年文献报道,炎症性肠病(IBD)增加了 AP 发生的风险,这既可能是 IBD 合并自身免疫性胰腺炎Ⅱ型的缘故,也可能与服用硫唑嘌呤有关。此外,在全身炎症反应时,胰腺也可出现炎性损伤。

(九)遗传

钙感应受体(CASR)、胰蛋白酶原基因(PRSS1)和胰蛋白酶抑制剂基因(SPINK1)的突变/上调、囊性纤维化跨膜调节因子(CFTR)的变异参与 AP 发病。

仍有一些 AP 病因不明,称为特发性 AP;微胆石所致 AP,由于临床诊断困难,占特发性 AP 病因的 60%~80%。

二、病理生理

(一)胰酶合成、活化的生理学

生理状况下,消化酶原和溶酶体水解酶均在腺泡细胞粗面内质网中合成。溶酶体水解酶在糖基化、磷酸化后,被高尔基器的甘露糖-6 磷酸化受体摄取,转运到溶酶体前体内,溶酶体水解酶与甘露糖-6 磷酸化受体解离。胰蛋白酶原在粗面内质网-高尔基器-酶原颗粒转运过程中不与甘露糖-6 磷酸化受体结合。通过两种不同的途径,同在粗面内质网合成的消化酶原和溶酶酶水解酶被最终"分选"到不同的分泌泡内,分别形成了消化酶原颗粒和溶酶体。

在各种生理刺激下,腺泡细胞内 Ca^{2+} 浓度升高,在溶酶体的帮助下,酶原颗粒与腺泡细胞顶部胞膜融合并以胞吐的方式分泌到腺泡中。各种消化酶原汇入胰管后经十二指肠乳头进入十二指肠,在肠激酶的作用下,胰蛋白酶原首先活化,活化的胰蛋白酶级联式地激活其他消化酶原,发挥消化食物的功能。

(二)胰蛋白酶活化控制体系

胰蛋白酶原有三种形式,阳离子胰蛋白酶原(PRSS1)是主要形式,约占 65%;其次是阴离子胰蛋白酶原(PRSS2),约占 30%,中性胰蛋白酶原(PRSS3),约占 5%。PRSS3 具有裂解或失活胰蛋白酶的作用。胰蛋白酶分子是由一个单肽折叠而成的酶,其活性位点位于单链连接的两个球状域之间。胰蛋白酶原活性多肽(TAP)是一种由八个氨基酸构成的酶,在肠激酶等裂解胰蛋白酶原之前,维持胰蛋白酶原处于无活性状态。TAP 被裂解时,胰蛋白酶原即被活化。非特异性胰酶抑制剂如 Y 酶、α_1-抗胰蛋白酶、α_2 巨球蛋白等也可失活胰蛋白酶。这些自身防御机制使胰腺在合成和运输消化酶原的过程中不发生自身消化。

(三)发病机制

1.胰管内高压导致胰蛋白酶原在腺泡细胞内提前活化

这是 AP 发生的主要病理生理机制。在胰管内高压、胰腺微循环障碍等病理条件下,腺泡细胞顶部肌动蛋白骨架受损,酶原颗粒分泌受阻。同时胞内 Ca^{2+} 浓度持续升高,细胞内钙的失衡,一方面使含有溶酶体酶的细胞器质膜脆性升高,增加胞内溶酶体与酶原颗粒融合;另一方面使消化酶原与溶酶体水解酶进入高尔基器后,出现"分选"错误,溶酶体组织蛋白酶 B 促使胰蛋白酶原活化,继而激活其他消化酶原。此外,腺泡细胞间紧密连接被破坏,部分酶原颗粒或已活化的胰酶从腺泡细胞基底外侧部释放到胰腺间质。当腺泡细胞内和细胞间质中活化的胰酶超过胰腺酶抑制物的灭活能力,引起胰腺组织自身消化。活化的胰酶、自身消化时释放的溶酶体水解酶及细胞内升高的 Ca^{2+} 水平均可激活多条炎症信号通路,导致出现炎症反应,其中核因子-κB(NF-κB)被认为是炎症反应的枢纽分子,它的下游系列炎症介质如肿瘤坏死因子 α(TNF-α)、白细胞介素-1(IL-1)、花生四烯酸代谢产物(前列腺素、血小板活化因子)、活性氧等均可增加血管通透性,导致大量炎性渗出;促进小血管血栓形成,微循环障碍,胰腺出血、坏死。

2.酒精及高甘油三酯血症

脂质的堆积可能诱发内质网应激反应,腺泡细胞质内 Ca^{2+} 浓度增加,活化

NF-κB,启动一系列炎症级联反应,引发 AP;渗出腺泡细胞外的胰腺脂肪酶对胰腺内或其周围 TG 的降解,导致游离脂肪酸(FFAs)增加,损伤腺泡细胞和小血管;过多的 FFAs 聚集诱发酸中毒,激活胰蛋白酶原,导致腺泡细胞自身消化,启动 AP;胰腺毛细血管床内过度堆积的 FFAs 和乳糜微粒导致毛细血管堵塞,致胰腺处于缺血状态;同时,外周循环血内 TG 及乳糜微粒的增多可引起系统性的血流动力学改变,血液黏滞度增加,加重胰腺缺血、坏死。

(四)重症急性胰腺炎(SAP)的发生

AP 病初,大量炎性渗出导致循环血容量降低,持续组织器官灌注不足、缺氧引起肠缺血再灌注,小肠微生态骤变,对肠黏膜具有保护作用的厌氧菌比例显著降低,需氧菌大量繁殖,增加的脂多糖激活 TLRs-NF-κB-炎症介质信号转导通路,促使肠黏膜淋巴细胞归巢增加,活化肠黏膜肥大细胞,减少中性粒细胞凋亡、延长其寿命,诸多细胞分子机制引发的肠黏膜天然免疫,以正反馈方式放大 AP 引起的炎症反应,导致全身性炎症反应综合征(SIRS),大量促炎细胞因子释放入血,炎症不再局限于损伤胰腺,引起器官功能持续衰竭。

(五)AP 不同阶段的免疫反应特点

在 AP 早期 SIRS 发生同时,体内也产生抗炎细胞因子、多肽等,炎症与抗炎的博弈,影响着 AP 的转归。当机体有足够抗炎能力时,炎症反应可被控制在一定的程度,器官功能障碍容易纠正;若机体抗炎能力不敌强烈的炎症反应时,器官衰竭持续不缓,AP 进展为 SAP;在剧烈炎症反应的后期,虽然持续器官衰竭得以度过,由于大量免疫细胞、炎性介质的消耗,机体免疫功能受抑,容易发生各种感染。

三、病理

(一)急性胰腺炎病理

美国麻省总医院的病理学家 Reginald Fitz 首先系统描述了 AP 的不同病理类型,提出了 AP 可因炎症程度分为水肿型及出血坏死型。出血坏死型既可从水肿型发展而来,也可在发病初即有出血及坏死。

1.急性水肿型

急性水肿型亦称间质型。此型较多见,占 90% 以上。胰腺肿大变硬,病变可累及部分或整个胰腺,以尾部为多见。组织学检查,间质中有充血、水肿和炎细胞浸润,可有轻微的灶性脂肪坏死,少有出血。

2.急性出血坏死型

此型相对少。除上述水肿型的病理特点外,胰腺、周围脂肪组织坏死以及出血是本型的特点。肉眼可见胰腺内有灰白色或黄色斑块的脂肪组织坏死病变,出血严重者,则胰腺呈棕黑色并伴有新鲜出血。单纯胰腺实质坏死、胰周脂肪坏死及胰腺实质伴胰周脂肪坏死发生的概率分别约为5％、20％及75％。组织学检查见胰腺坏死病变呈间隔性小叶周围分布,坏死灶外周有炎性细胞包绕;常见静脉炎、淋巴管炎和血栓形成。

(1)不同阶段的胰腺坏死:急性坏死物集聚(ANC)即胰腺内、胰周或胰腺远隔间隙液体积聚,含有实性及液体成分,通常边界不清,缺乏包膜,可以单发或多发。随着病变周围网膜包裹、纤维组织增生,实性及液性坏死物被包裹、局限,这种成熟的、包膜界限分明的囊实性结构称为包裹之坏死物(WON)。

(2)胰腺假性囊肿:多在坏死性胰腺炎病程4周左右出现,初期为液体积聚,无明显囊壁,此后形成的囊壁由肉芽或纤维组织构成,缺乏上皮(与真性囊肿的区别所在),囊内无菌生长,含有胰酶。假性囊肿形态多样、大小不一,容积可波动于10～5000mL之间。假性囊肿可以延伸至横结肠系膜、肾前、肾后间隙以及后腹膜。

(3)胰瘘:胰腺炎症致胰管破裂,胰液从胰管漏出,即为胰瘘。胰内瘘是难以吸收的胰腺假性囊肿及胰性胸、腹腔积液的原因。胰液经腹腔引流管或切口流出体表,为胰外瘘。

(4)胰腺脓肿/感染:在ANC、WON及胰腺假性囊肿基础上感染,发展为脓肿。

(5)左侧门静脉高压(LSPH):胰腺严重坏死、大量渗出、假性囊肿压迫和迁延不愈之炎症,导致脾静脉血栓形成,继而脾大、胃底静脉曲张。

(二)SAP 导致其他的器官损伤

小肠、肺、肝、肾等脏器常有急性炎性损伤病理改变;胰腺脂肪坏死可累及肠系膜、大网膜、胸膜等,大量炎性渗出导致腹、胸腔积液。少数患者可有腹部皮下瘀斑、腹壁水肿、臀部皮下脂肪坏死等。

四、临床表现

(一)症状及体征

患者常呈急性腹痛,起病较急,多有较明确起病时间,但不像急性腹腔脏器穿孔那样突然起病;腹痛常较剧烈且持续不缓,多位于中左上腹、甚至全腹,部分患者腹痛向背部放射。患者病初可伴有恶心、呕吐、轻度发热。体检可发现腹肌紧张,中上腹压痛,肠鸣音减少,轻度脱水貌。

(二)全身并发症

严重者可陆续出现表6-1列出的部分症状、体征。

AP 最重要的全身并发症是全身炎症反应综合征、脏器功能持续衰竭、脓毒症和胰性脑病等。

表 6-1　SAP 的症状、体征及相应的病理生理改变

症状及体征	病理生理改变
低血压、休克	大量炎性渗出、严重炎症反应及出血
全腹膨隆、张力较高,广泛压痛及反跳痛,移动性浊音阳性,肠鸣少而弱,甚至消失	肠麻痹、腹膜炎、腹腔间隔室综合征
呼吸困难	肺间质水肿、成人呼吸窘迫综合征,胸腔积液;严重肠麻痹及腹膜炎
黄疸加深	胆总管下端梗阻;肝损伤
少尿、无尿	休克、肾功能不全
体温持续升高或不降	严重炎症反应及感染
Grey-Turner 征,Gullen 征	胰腺出血及严重炎症反应
腹壁水肿	严重腹膜炎
上消化道出血	应激性溃疡
臀部红斑,躯干、下肢散在多发结节样脂肪坏死	脂膜炎
意识障碍,精神失常	胰性脑病

1.全身炎症反应综合征(SIRS)

SIRS 发生于 AP 早期,符合以下临床表现中的两项及以上,可以诊断为 SIRS:

(1)心率＞90 次/分钟。

(2)体温＜36℃或＞38℃。

(3)白细胞总数＜$4×10^9$/L 或＞$12×10^9$/L。

(4)呼吸频率＞20 次/分钟或 PCO_2＜32mmHg。SIRS 持续存在将增加器官发生衰竭的风险。

2.器官衰竭

器官衰竭常见急性呼吸窘迫综合征、循环及肾衰竭等,多发生于 AP 早期,出现两个以上器官功能衰竭称为多脏器功能衰竭。器官衰竭诊断常用 Marshall 评分系统(表 6-2),Marshall 评分≥2 分,即为器官衰竭。

表 6-2　器官衰竭 Marshall 评分系统

	0	1	2	3	4
呼吸(PaO_2/FiO_2)	＞400	300～400	200～300	100～200	＜100
循环(收缩压,mmHg)	＞90	＜90	＜90	＜90	＜90
		可补液纠正	补液不能纠正	pH＜7.3	pH＜7.2

	0	1	2	3	4
肾脏(Cr,μmol/L)	<134	134～169	170～310	311～439	>439

肠功能衰竭表现为腹腔间隔室综合征(ACS),其症状及体征列于表 6-1,腹内压(IAP)或膀胱压(UBP)测定>20mmHg。ACS 导致的腹内高压可影响腹腔脏器的血流,进一步影响各器官功能,促进多器官功能不全综合征(MODS)。急性肝衰竭表现为病程中出现Ⅱ期及以上肝性脑病,并伴有以下症状:

(1)极度乏力,明显畏食、腹胀、恶心、呕吐等严重消化道症状。

(2)短期内黄疸进行性加深。

(3)出血倾向明显,血浆凝血酶原活动度≤40%(或 INR≥1.5),且排除其他原因。

(4)肝脏进行性缩小。

3.全身感染

SAP 患者合并脓毒症,主要以革兰氏阴性杆菌感染为主,也可有真菌感染,病死率可高达 50%～80%。

4.胰性脑病(PE)

PE 可发生于起病早期,也可发生于疾病恢复期,是 AP 的严重并发症之一,可表现为耳鸣、复视、谵妄、语言障碍及肢体僵硬、昏迷等。

(三)胰腺局部并发症

1.ANC

ANC 发生于病程早期,腹胀、腹痛是其主要症状。

2.胰腺假性囊肿、WON 及胰腺脓肿

它多见于 SAP 病程 4 周左右,大的囊肿及 WON 可有腹胀、消化道梗阻、营养不良等症状,上腹部膨隆。半数长径<5cm 的假性囊肿可在 6 周内自行吸收。当胰腺假性囊肿、WON 进展为胰腺脓肿时,腹胀、腹痛、呕吐、消瘦及营养不良等症状持续不缓,体温>38.5℃;若腹膜后间隙有感染,可表现为腰部明显压痛,甚至可出现腰部丰满、皮肤发红或凹陷性水肿。

3.LSPH

LSPH 表现为呕血、腹胀,可扪及脾大。

五、辅助检查

(一)诊断 AP 的重要标志物

血清淀粉酶与脂肪酶超过正常上限(ULN)3 倍可诊断 AP,胆结石、胆囊炎、消化性溃疡等急腹症时,血清胰酶一般低于 2 倍 ULN。血清胰酶高低与病情程度无确切关联,部分 SAP 患者血清胰酶可不升高。

1.淀粉酶

血清淀粉酶于起病后 6～24 小时后开始升高,48 小时开始下降,3～7 天降至正常。由于唾液腺也可产生淀粉酶,当患者尿淀粉酶升高而血淀粉酶不高时,应考虑其来源于唾液腺。胰源性胸腹水、胰腺假性囊肿中的淀粉酶常明显升高。

2.脂肪酶

血清脂肪酶于起病后 4～8 小时开始升高,峰值多在病后 24 小时左右,8～24 天降至正常,对就诊较晚的患者有诊断价值,其敏感性和特异性均略优于血淀粉酶。

(二)反映病理生理变化的实验室检测指标(表 6-3)

表 6-3   反映病理生理变化的实验室检测指标

检测指标	病理生理变化
白细胞↑	炎症或感染
C 反应蛋白＞150mg/L	提示胰腺组织坏死
血糖(无糖尿病史)↑	胰岛素释放减少、胰血高糖素释放增加、胰腺坏死
TB、AST、ALT↑	胆道梗阻、肝损伤
白蛋白↓	大量炎性渗出、肝损伤
BUN、肌酐↑	休克、肾功能不全
血氧分压↓	成人呼吸窘迫综合征
血钙＜2mmol/L	Ca^{2+} 内流入腺泡细胞,胰腺坏死
甘油三酯↑	既是 AP 的病因,也可能是其后果
血钠、钾、pH 异常	肾功能受损、内环境紊乱

(三)了解胰腺等脏器形态改变

1.腹部超声

腹部超声是急性胰腺炎在发病初期 24～48 小时的常规初筛影像学检查。可见胰腺肿大及胰内、胰周回声异常,同时有助于判断有无胆道疾病。因常受胃肠道积气的影响,对 AP 不能做出准确判断。当胰腺发生假性囊肿时,常用腹部超声诊断、随访及协助穿刺定位。

2.腹部 CT

腹部 CT 平扫有助于确定有无胰腺炎;增强 CT 一般应在起病 5 天后进行,有助于区分液体积聚和了解坏死的范围,旨在对胰腺炎程度进行分级(表 6-4)。

表 6-4　急性胰腺炎 CT 评分

评分	胰腺炎症反应	胰腺坏死	胰腺外并发症
0	胰腺形态正常	无坏死	
2	胰腺＋胰周炎性改变	坏死＜30％	胸、腹腔积液，脾、门静脉血栓，胃流出道梗阻等
4	单发或多个积液区或胰周脂肪坏死	坏死＞30％	

注：CT 评分≥4 分，为 MSAP 或 SAP

六、诊断与鉴别诊断

AP 诊断应包括下列内容：

（一）确定是否为 AP

具备下列 3 项中任意 2 项即可诊断 AP：

1.急性、持续中上腹痛。

2.血淀粉酶或脂肪酶＞3 倍 ULN。

3.AP 的典型影像学改变。

（二）确定 AP 程度

根据器官衰竭、胰腺坏死及胰腺感染情况（表 6-5），将 AP 分为下列 4 种程度：

1.轻症急性胰腺炎（MAP）。

2.中度重症急性胰腺炎（MSAP）。

3.SAP。

4.危重急性胰腺炎（CAP）。

表 6-5　AP 程度诊断

	MAP	MSAP	SAP	CAP
器官衰竭	无	＜48 小时内恢复	＞48 小时	＞48 小时
	和	和（或）	或	和
胰腺坏死	无	无菌性	感染性	感染性

胰腺感染性坏死通常根据：①临床疑诊，在 WON 或胰腺假性囊肿的基础上出现持续发热，病程 4 周左右血白细胞计数持续升高或降而再升、降钙素原（PCT）＞2μg/L（通常＞10μg/L）。②影像学显示 WON 或胰腺假性囊肿内出现气泡征象，约 42％胰腺感染性坏死呈现此征象。③高度怀疑胰腺感染而临床证据不足时，可在 CT、超声引导下行胰腺或胰周穿刺，抽取物涂片查细菌或培养阳性。由于穿刺培养阳性率低，不推荐作为常规诊断胰腺感染。

由于 AP 病情变化大,其程度诊断并非在入院初即可确定。推荐采用急性生理慢性健康-Ⅱ评分(APACHE Ⅱ)或 BISAP 等评分系统,量化病情程度。起病初期,包含 12 项指标的 APACHE Ⅱ评分<8 分时,病死率<4%;APACHE Ⅱ评分>8 分时,SAP 及 CAP 风险约为 70%,病死率为 11%~18%。BISAP 评分由血尿素氮>8.9mmol/L、意识状态差、SIRS、年龄>60 岁、胸腔积液 5 项指标构成,每项 1 分,0 分的病死率<1%,5 分的病死率升至 22%。

(三)病因诊断

住院期间应努力使大部分(80%)患者的病因得以明确。尽早解除病因有助于缩短病程、预防 SAP 及避免日后复发。胆道疾病仍是 AP 的首要病因,可循(表 6-6)归纳的步骤搜寻。应注意多个病因共同作用的可能。CT 主要用于 AP 病情程度的评估,在胆胰管病因搜寻方面不及 MRCP 敏感、准确,故不适宜用于 AP 病因诊断。

表 6-6　急性胆源性胰腺炎病因诊断步骤

Ⅰ	病史	酒精摄入史,病前进食情况,药物服用史,家族史,既往病史	当血甘油三酯<11.3mmol/L,血钙不高,酒精、饮食、药物史、胆胰超声无阳性发现时
	初筛检查	腹部超声、肝功、血甘油三酯、血钙	
Ⅱ	MRCP	无阳性发现,临床高度怀疑胆源性病因	
Ⅲ	ERCP/EUS	胆源性病因多可明确	

约 10%的胰腺癌患者在诊断确定前 2 年曾发生过 AP,因此,对于 60 岁左右或高龄患者发生 AP,应随访胰腺 CT,及时发现潜藏的胰腺癌。

(四)鉴别诊断

AP 常需与胆结石、消化性溃疡、心肌梗死及急性肠梗阻等鉴别。

1.胆结石

胆结石既可是 AP 的病因,而与 AP 共存;也可单独发生。临床症状常难以区别胆结石与 AP,血清胰腺酶学及胰腺、胆道的影像学均有助于鉴别两者,也可为 AP 寻找病因。

2.消化性溃疡

消化性溃疡多为慢性、周期性上腹疼痛,但出现急性穿孔并发症时,需与 AP 鉴别。典型的消化性溃疡急性穿孔,常有急性腹膜炎体征,腹部 CT 可见腹腔游离气体,而胰腺没有急性渗出的征象,血清淀粉酶及脂肪酶水平可以升高,通常不超过正常高限数值的 3 倍。当消化性溃疡向胰腺穿透时,常伴发 AP,此时,可没有急性腹膜炎体征,腹部 CT 也可没有腹腔游离气体的征象,但胰腺可有急性炎症的变化,血清淀粉酶及脂肪酶水平可以达到 AP 的诊断要求。腹部增强 CT 显示的胃或十二指肠壁炎性病变有助于诊断。高度疑诊时,可行胃镜明确诊断。

3.心肌梗死

可以急性上腹痛为首发症状。当老年、高血压、冠脉病变患者出现急性上腹痛时,应注意检测和动态观察心肌及胰腺酶学指标变化,心电图是心肌梗死诊断的重要依据,对疑诊患者应随访其变化,及时诊断。

4.急性肠梗阻

AP 发生后常伴有肠蠕动功能减弱,临床症状及体征与肠梗阻相同,患者腹痛、腹胀明显,肠鸣音减弱。单纯急性肠梗阻,通常血淀粉酶及脂肪酶难以达到 AP 的诊断标准,腹部 CT 胰腺也没有急性炎症征象。但高位小肠梗阻也可引发 AP,因此临床诊断不是简单地相互排除,需要根据患者具体情况,考虑是否两者共存? 还是仅有其一。

七、治疗

AP 治疗目标为:寻找并去除病因,控制炎症,防止重症,避免复发。

AP,即使是 SAP,应尽可能采用内科及内镜治疗,临床实践表明,SAP 时经历大的手术创伤将加重全身炎症反应,增加病死率。如诊断为胆源性急性胰腺炎,宜尽可能在本次住院期间完成内镜治疗或在康复后择期行胆囊切除术,避免今后复发。胰腺局部并发症应在内科治疗至少 4 周以后,考虑内镜或外科手术治疗。

(一)监护

从炎症反应到器官功能障碍至持续器官衰竭,可经历时间不等的发展过程,病情变化较多,对下列 SAP 高危人群应予细致的监护,一般间隔 12 小时应评估病情,根据症状、体征、实验室数据、影像学变化及时了解病情发展。

1.SAP 的高危人群

(1)超重/肥胖:目前亚洲将 BMI>25kg/m² 定为超重,BMI>28kg/m² 为肥胖。肥胖是一种慢性炎症,可被视为"前炎性状态"。肥胖者 SAP 的自然发生率为20.3%,是非肥胖者的 3 倍,血 TNF-α、IL-6、CRP 等均较非肥胖者明显升高,肥胖是 SAP 的独立危险因素之一。肥胖 AP 患者的病死率($OR=2.1$,95% CI:1.0~4.8)明显增加。我国肥胖人群近 10 年已从 3.6% 跃增到 7.1%,重视对肥胖人群SAP 的预防,将产生良好的治疗性价比,取得良好的社会效益。

(2)老龄(>60 岁):由于免疫机制受损、共存的其他疾病影响肝、肾、心肺功能,使老龄患者的重要器官对炎性损伤的耐受能力降低,容易出现 POF,老龄 SAP病死率(17.0%)约为中年患者(5.3%)的 3 倍。

(3)妊娠:妊娠期 SAP 发病率上升为 30%～40%。明显高于非妊娠 AP,且多发生在妊娠后期,可导致母婴双亡(20%～50%)的严重后果,其严重社会及家庭问题在避孕药广泛使用、高龄孕产妇数量逐年增高时尤为突出。

(4)长期饮酒者:因肠道菌群改变、肠黏膜炎症反应水平高于健康者、重要脏器功能受损易于发展为 SAP。

2.预警 SAP 的实验指标

MCV>40%,BUN>8.9mmol/L,甘油三酯>11mmol/L,血钙<1.5mmol/L,血白蛋白<35g/L,血糖>10mmol/L,CRP>150mg/L,TB、ALT、AST 等升高均应给予重视。

(二)器官支持

1.液体复苏

AP 病初,大量炎症介质释放,血管扩张及炎性渗出导致循环血容量降低,进而组织器官灌注不足,组织缺氧。液体复苏旨在迅速纠正组织缺氧,是维持血容量及水、电解质平衡的重要措施,是 AP 病程最初 24 小时的关键治疗。液体复苏不当是 AP 加重的常见原因之一,但最基础的补液措施却缺乏较充分的临床研究。由于炎症反应的差异,病初 24 小时内需要个体化考虑补液量。MSAP 患者在没有大量失血情况下,补液量宜控制在 2500～4000mL/d。用晶体进行液体复苏时,应注意补充乳酸林格平衡液,避免大量生理盐水扩容,导致氯离子堆积。缺氧致组织中乳酸堆积,代谢性酸中毒较常见,应积极补充碳酸氢钠。重症患者胰腺大量渗液,蛋白丢失,应注意补充清蛋白,才能有效维持脏器功能。补液量应根据每日出量考虑,每 6～8 小时根据患者心率、呼吸、血压、尿量、血气分析及 pH、血尿素氮、肌酐等指标,调整补液量及速度。对于老龄患者,如果补液速度过快,易出现急性肺水肿和低渗性脑病,而此时血容量不足可能仍未纠正,所以,应采用输液泵匀速补液。

2.呼吸功能支持

一般可予鼻导管、面罩给氧,力争使动脉氧饱和度>95%。当出现急性肺损伤、呼吸窘迫时,应给予无创正压机械通气,并根据尿量、血压、动脉血 pH 等参数调整补液量,总液量宜<2000mL/d,适当使用利尿剂。出现严重持续呼吸衰竭,应转入 ICU 进行呼吸支持。

3.胃肠功能维护

导泻及口服抗生素有助于减轻肠腔内细菌、毒素在肠屏障功能受损时的细菌移位及减轻肠道炎症反应。导泻可减少肠腔内细菌过生长,促进肠蠕动,有助于维护肠黏膜屏障。可予以芒硝(硫酸钠)40g＋开水 600mL 分次饮入。大便排出后,可给予乳果糖,保持大便每 1～2 日 1 次。口服抗生素可用左氧氟沙星 0.5g,每日

1次,疗程4天。胃肠减压有助于减轻腹胀,必要时可以使用。

4.连续性肾脏替代治疗(CRRT)

当患者出现难以纠正的急性肾损伤时,血清肌酐增至基线水平2～3倍,或尿量<0.5mL/(kg·h),时间达12小时,可行CRRT。该治疗可清除体内代谢废物、毒物,纠正水电解质紊乱,确保营养支持,促进肾功能恢复。在严重HTGP时,该治疗有助于清除循环中的甘油三酯及乳糜微粒,降低对胰腺的进一步损伤,有利于患者肺、肾、脑等重要器官功能改善和恢复,避免病情恶化。

(三)减少胰液分泌

1.禁食

食物是胰液分泌的天然刺激物,起病后短期禁食,降低胰液分泌,减少胰酶对胰腺的自身消化。让胰腺休息一直是治疗AP的理论基础,但治疗AP时,腺泡细胞呈广泛凋亡甚至是坏死状态,胰腺外分泌功能严重受损,通过禁食抑制胰液分泌对胰腺炎的治疗效果有限。病初48小时内禁食,有助于缓解腹胀和腹痛。

2.生长抑素及其类似物

胃肠黏膜D细胞合成的生长抑素可抑制胰泌素和缩胆囊素刺激的胰液基础分泌。

(四)抗感染治疗

1.液体复苏

成功的液体复苏是早期控制AP引发全身炎症反应的关键措施之一。

2.生长抑素(SST)

SST主要由胃肠道内分泌细胞及神经末梢释放,是一种多功能免疫-神经-体液调节肽。30年前在认识这个调节肽的功能时,发现其具有抑制胰腺外分泌功能的作用,从"让胰腺休息"的策略考虑,将SST或SST类似物奥曲肽应用于AP及SAP的治疗,在获得良好的临床疗效的同时,也一直存在争议。研究发现,AP患者在早期即有腺泡外分泌功能不足,传统内科治疗中的抑制胰酶分泌的理念因此被质疑。

近10年的基础研究陆续发现,内分泌源性的SST通过抑制肠黏膜TLRs-NF-κB-炎症介质信号转导通路,减少肠淋巴细胞归巢、抑制肠黏膜肥大细胞脱颗粒、增加中性粒细胞凋亡、抑制小肠上皮细胞IFN-γ表达等多途径抑制炎症反应,循环中IL-6及TNF-α水平明显降低。AP时由于肠黏膜的缺血性损伤,内分泌源性的SST明显降低,血SST水平普遍低于健康对照者,这一抗炎多肽的减少,是SAP发展的重要因素之一。与此同时,神经分泌源性的SST则显著增加,通过促进Oddi环形括约肌的收缩,增加胰管流出道的阻力,促进AP的自身消化。外源性补充 SST/奥曲肽,可显著逆转多途径上调的炎症反应,松弛 Oddi 括约肌,减少胰腺自身消化。SST/奥曲肽对 SAP 进展时免疫-神经-体液网络具有多方位的调节作用,以往的负面临床效果源于对该抗炎多肽的药理机制认识不足,未能在 SAP 早期及时外源性补充这一抗炎多肽。在目前尚不能实时监测循环 SST 水平时,对 MAP 患者,起病后立即静脉滴注 SST $250\mu g/h$/奥曲肽 $25\mu g×3$ 天。对于 MSAP 及 SAP,则应在病初给予静脉滴注 SST $500\mu g/h$/奥曲肽 $50\mu g×3$ 天,SST $250\mu g/h$/奥曲肽 $25\mu g×4$ 天;奥曲肽 $100\mu g$,皮下注射,每天 3 次×3 天。这个剂量降阶梯方案可使血 SST 水平接近正常,有助于机体炎症与抗炎之间趋于平衡。临床随机对照研究表明,早期、足量替代性补充这一抗炎多肽可使 SAP 发生率降低 23%,胰腺局部并发症降低 15%,SAP 患者也因此明显获益。

3.早期肠内营养

肠道是全身炎症反应的策源地,早期肠内营养有助于控制全身炎症反应。

(五)镇痛

多数患者在静脉滴注生长抑素或奥曲肽后,腹痛可得到明显缓解。对严重腹痛者,可肌内注射哌替啶止痛,每次 $50\sim100mg$。由于吗啡可增加 Oddi 括约肌压力、胆碱能受体拮抗剂如阿托品可诱发或加重肠麻痹,故均不宜使用。

(六)预防和抗感染

AP 本是化学性炎症,但在胰腺坏死的基础上,病程后期极易并发感染,是病情向 SAP 和 CAP 发展甚至死亡的重要原因之一。感染源主要来自肠道,在病程的早期采取措施,尽早恢复胃肠功能,早期给予肠内营养,均有利于防止胰腺感染。

1.早期肠内营养

MSAP 及 SAP 时,修复受损的肠黏膜屏障需要早期肠内营养,它能显著降低 AP 患者病死率、感染率和 MODS 发生率。进食时机与肠道炎症控制程度有关,一般在没有呕吐、肠道通畅时,即可考虑。MAP 患者肠道功能影响不严重,可在病程的第 1 天就试餐。在有效液体复苏和抗感染治疗后,SAP 患者可在病程的第 $2\sim3$ 天,肠道功能开始恢复时,给予经口营养,可先饮入 5% 葡萄糖盐水,逐渐给予少量易消化的谷类食物及预消化的要素营养剂,逐步恢复正常进食,多数患者依从性好。

2.预防性全身使用抗生素

轻症胰腺炎不需使用抗生素预防胰腺感染。当在病程的第 1 周确定胰腺坏死超过 1/3 时,即使没有感染证据,推荐使用亚胺培南或美罗培南 $7\sim10$ 天,有助于减少坏死的胰腺继发感染。虽然三代头孢菌素、喹诺酮类及甲硝唑可以穿透血胰屏障,但这些药物预防胰腺感染的成功率低于亚胺培南或美罗培南,因此,不宜作为首选。

3.避免早期手术

早期清理胰腺坏死的手术将增加病死率,应避免。如果胰腺局部并发症没有感染证据、没有导致消化道梗阻,尽可能通过器官支持、抗炎等药物治疗,使炎性渗出逐渐自行吸收,胰管内瘘自行修复。过早的微创引流及手术干预,将增加感染机会。

4.胰腺感染

多系大肠埃希菌、假单胞菌属、克雷伯菌、肠球菌属等单一菌感染。疑诊或确定胰腺感染时,首选亚胺培南或美罗培南,抗感染治疗一般需要 2 周左右,疗程中可降阶梯使用头孢类联合抗厌氧菌的甲硝唑或喹诺酮类。在抗生素使用超过半个月后,真菌及革兰氏阳性菌感染的可能性显著增加。如疑有真菌感染,可凭经验应用抗真菌药。在充分抗生素治疗后,脓肿不能吸收,胰腺感染已得到局限,可行内镜或经皮腹腔引流或灌洗,如果仍不能控制感染,可施行坏死组织清除和引流手术。

(七)胆源性 AP 的对因治疗

对胆总管结石性梗阻、急性化脓性胆管炎、胆源性败血症等胆源性 AP 应尽早行治疗性 ERCP。内镜下 Oddi 括约肌切开术、取石术、放置鼻胆管引流等,既有助于降低胰管内高压,又可迅速控制感染。这种微创对因治疗,疗效肯定,创伤小,可迅速缓解症状、改善预后、缩短病程、节省治疗费用,避免急性胰腺炎复发。适宜于 ERCP 治疗的其他病因包括:Oddi 括约肌功能障碍、胆道蛔虫、肝吸虫等。由于泥沙样微胆石、Oddi 括约肌功能障碍难以通过影像学获得明确诊断,需要动态观察病情,细致收集证据,ERCP 具有诊断兼治疗的作用。

胆囊结石性胰腺炎首次发作后,60%的患者将可能再次复发胰腺炎,其中25%～30%的复发多在首次 AP 发生后的 6～18 周内,随着时间的推移,复发概率将随之增加。因此,应在首次轻症胰腺炎恢复后 7～14 天期间实施胆囊切除术。SAP 则应在恢复后 3 周考虑作胆囊切除术。胆囊结石性 AP,短期内不能切除胆囊,可行 EST,避免加重 AP 及复发。

胆总管结石、胰腺分裂、胰管先天性狭窄、慢性胰腺炎、壶腹周围癌、胰腺癌等多在急性胰腺炎恢复后择期手术,尽可能选用微创方式。

(八)并发症的处理

1.局部并发症的处理

大多数 APFC 和 ANC 可在发病后数周内自行消失,无须干预,仅在合并感染时才有穿刺引流的指征。无菌的假性囊肿及 WON 大多数可自行吸收,少数直径>6cm且有压迫现象等临床表现,或持续观察见直径增大,或出现感染症状时可予微创引流治疗。胰周脓肿和(或)感染首选穿刺引流,引流效果差则进一步行外科手术,外科手术为相对适应证。有条件的单位应行内镜下穿刺引流术或内镜下坏死组织清除术。

2.全身并发症的处理

发生 SIRS 时应早期应用乌司他丁或糖皮质激素。CRRT 能很好地清除血液中的炎性介质,同时调节体液、电解质平衡,因而推荐早期用于 AP 并发的 SIRS,并有逐渐取代腹腔灌洗治疗的趋势。菌血症或脓毒症者应根据药物敏感试验结果调整抗生素,要由广谱抗生素过渡至使用窄谱抗生素,要足量足疗程使用。SAP合并 ACS 者应采取积极的救治措施,除合理的液体治疗、抗炎药物的使用之外,还可使用血液滤过、微创减压及开腹减压术等。

八、预后

轻症患者常在1周左右康复,不留后遗症,约25%的 AP 可能发展为 SAP。无菌性胰腺坏死病死率为12%,感染性胰腺坏死的病死率可达30%。经历 POF 的患者容易发生胰腺假性囊肿、脓肿和脾静脉栓塞等并发症,遗留不同程度胰腺功能不全。未去除病因的部分患者可经常复发 AP,反复炎症及纤维化可演变为慢性胰腺炎。

九、预防

积极治疗胆胰疾病,适度饮酒及进食,部分患者需严格戒酒。

第二节　慢性胰腺炎

慢性胰腺炎是指胰腺实质持续性炎症,导致腺体广泛纤维化、腺泡和胰岛细胞萎缩,致使胰腺的内分泌、外分泌功能受损,且常有钙化及假性囊肿形成。典型症状为反复腹痛、消化不良、腹泻、消瘦等,晚期可出现胰腺囊肿、糖尿病或黄疸。因本病缺乏简便而有效的诊断方法,故诊断困难,常被误诊。

一、病因

与急性胰腺炎相似,国外以酒精中毒为主,国内以胆道疾病,尤其胆结石为主。其他少见者为营养不良、腹部外伤、高钙血症、代谢异常、自身免疫异常、血管病变、血色病、肝病、遗传性因素等。少数患者确无病因可寻,称特发性慢性胰腺炎。

二、病理

主要是胰实质的纤维化，伴胰腺细胞破坏，胰管及分支有不同程度的狭窄、扩张，发生钙化或结石时大部分沉着于胰管内，可使胰管阻塞、腺泡萎缩，最后导致整个胰实质破坏、纤维化及萎缩。

三、临床表现

CP 的临床表现主要包括间断上腹痛和胰腺功能减退。发作性上腹部疼痛是其典型表现，发生率超过 60％，可伴有腰背部的放射痛，疼痛发生频率和持续时间不定，常因饮酒或高脂饮食诱发。腹痛可分为间歇性腹痛和持续性腹痛两型，前者包括 AP 以及间断发作的疼痛，后者表现为频繁的腹痛加重和（或）长期连续的腹痛。在疾病早期，腹痛持续时间常较短，间歇期较长，随着疾病加重，发作频率升高，持续时间延长，间歇期变短，在无痛期间可表现为上腹部的持续不适或隐痛，但部分患者随着胰腺外分泌功能不断下降，腹痛症状反而减轻，甚至消失。腹痛发作时，患者可采取坐位、屈膝进行缓解，躺下时腹痛加剧，即出现特殊的胰腺体位。

胰腺外分泌功能不全（PEI）是指进餐后胰酶的分泌量难以维持正常的食物消化，当胰腺外分泌功能丧失 90％以上才会出现明显的 PEI，表现为消瘦、饭后腹胀、食欲减退、脂肪消化和吸收不良，甚至出现脂肪泻，每日排便次数增多，粪便有恶臭味，呈泡沫状且浮于水面上，镜检可见脂滴和肌纤维。若不及时治疗，可导致循环中脂溶性维生素水平降低，导致皮肤粗糙、夜盲症、出血倾向等。胰腺内分泌功能不全即出现糖代谢障碍，包括糖耐量异常和糖尿病，约 1/3 的 CP 患者表现为显性糖尿病，约 1/3 患者仅表现为糖耐量异常。

四、辅助检查

（一）影像学检查

1.X 线平片

早期 CP 常无明显征象，中晚期 CP 患者可见局部或弥散性胰腺钙化，局部胰腺钙化的特异性较差，可出现在胰腺癌、实性假乳头状瘤等其他胰腺疾病，而弥散性胰腺钙化对 CP 来说具有特异性，但敏感性并不高，多在患病多年以后才能出现。

2.超声检查

它常作为 CP 的初筛检查，部分患者可见伴有声影的胰腺高回声病灶、胰腺大小改变、胰管形态异常、胰腺假性囊肿等，但敏感度和特异度较低，需与胰腺癌、炎性假瘤进行鉴别。

3.计算机断层扫描(CT)检查

CP诊断的首选检查,典型表现是胰腺萎缩、钙化及胰管扩张,敏感性和特异性分别在80%和90%以上。胰腺萎缩存在局限性或完全性,可伴有脂肪替代,此时腺体密度明显下降(呈负值),弥散性萎缩也可见于糖尿病患者,此时难以分辨因果关系,部分CP患者也可出现胰腺体积增大,多为弥散性,提示伴有假性囊肿或炎性水肿,也可出现胰头局限性肿大,需与肿瘤、炎性假瘤进行鉴别。多数CP患者的CT显示不同程度的胰管扩张,扩张可累及全部胰腺,也可局限在某部,或与狭窄交替同时存在,胰管扩张的范围与阻塞部位有关。CT是显示胰腺钙化的最优方法,平扫CT检查即可发现微小钙化灶,钙化可在胰腺实质或胰管内,需与胰腺周围淋巴结或脾动脉钙化鉴别,ACP的钙化发生率约为84%,高于其他病因者。约有1/3的CP患者合并假性囊肿,其与AP不同,CP并发的囊肿主要位于胰腺内,常多发,囊壁较厚,可伴有钙化。

4.磁共振成像(MRI)和磁共振胆管成像(MRCP)检查

常规MRI检查对CP的诊断价值与CT类似,与CT相比,MRI扫描对胰腺钙化的显示不如CT,但对CP的胰腺形态学改变更敏感,包括胰腺萎缩、胰管扩张等,且能了解胰腺纤维化的程度,能更早期地诊断CP。CP合并的假性囊肿在T_1WI呈低信号,T_2WI呈高信号影,MRI对小囊肿的敏感性与特异性较CT高。MRCP主要用于检查胆胰管的病变,包括胆管狭窄或扩张、主胰管(MPD)扩张,根据其扩张表现来鉴别判断CP和胰腺癌,MRCP还能直接显示胰腺病灶,根据其形态特征和增强后的血流动力学特点来进行诊断。磁共振检查也可用于评估胰腺的外分泌功能,在静脉注射胰泌素后行磁共振胰管成像,观察胰液在十二指肠中的充盈情况,以此判断PEI的严重程度,该方法将形态学和功能学相结合,不仅能观察胰管形态,还能对PEI进行半定量评估,提高了PEI的早期诊断率,且侵入性小,无需行十二指肠管或内镜检查,便于CP患者治疗后的随访。

5.超声内镜(EUS)检查

该检查主要表现为胰腺实质和胰管异常、胰腺结石、假性囊肿,其敏感性较高,对早期CP的诊断具有优势。EUS显示胰腺实质内散在的点状或条状高回声,常伴有MPD不规则扩张,可见胰腺大结石呈粗大的弧形、圆形或椭圆形致密强回声,伴有"彗星尾征",有助于CP的确诊。假性囊肿多呈无回声的不规则或圆形肿物,囊壁较薄,内壁光滑,且后发伴增强效应。对于难以判别良恶性的胰腺肿块,可在EUS引导下行细针穿刺活检(FNA),用于肿块型CP与胰腺癌的鉴别诊断。

6.内镜逆行胆胰管造影(ERCP)检查

ERCP是诊断胆胰疾病的"金标准",通过内镜下十二指肠乳头插管注入造影剂,从而逆行显示胆、胰管,但该检查属于有创操作,单纯诊断性的 ERCP 逐渐被 MRCP 所替代。1983 年提出的剑桥分级标准根据 ERCP 下的胰腺表现将 CP 分为 5 级,包括正常(MPD 和 BPD 均正常)、可疑(MPD 正常,BPD 的病变数量<3)、轻度(MPD 正常,BPD 的病变数量>3)、中度(MPD 病变,BPD 的病变数量>3)、重度(中度病变基础上合并其他特征,包括 MPD 堵塞、充盈缺损、严重不规则扩张、长径>1cm 的大囊肿)。此外,ERCP 还能对部分 CP 患者进行病因学诊断,还能在术中获得胰液或细胞标本,用于后续的细胞学检查、肿瘤标志物分析和突变基因筛查,帮助良恶性的鉴别。

7.胰管镜

操作者能直接观察胰管内的病变情况,同时能收集胰液,进行组织学活检或细胞刷片等检查,有助于 CP 的早期诊断与鉴别诊断,但费用昂贵,仅在少数单位有开展。

(二)实验室检查

1.内分泌功能

它可通过检测空腹血糖、随机血糖、糖化血红蛋白、口服葡萄糖耐量试验来判断有无合并糖尿病,建议 CP 患者每年至少检查 1 次血糖状况,必要时检查胰岛素和 C 肽水平。CP 合并糖尿病患者的血糖波动大,被认为是"脆性糖尿病",胰岛细胞的自身抗体均阴性,胰腺 PP 细胞分泌的胰多肽基线水平降低。

2.外分泌功能

尽管多年前即开始应用于临床,但进度缓慢,尚无统一标准,且应用不多。

(1)直接法:包括胰泌素试验和胰泌素.雨蛙素试验,通过静脉注射胰泌素或胰泌素联合雨蛙素来刺激胰腺分泌,收集十二指肠液后进行检测,是判断胰腺外分泌功能的"金标准",敏感性和特异性较高,但属于侵入性检查,成本较高,临床应用将会受限。

(2)间接法:包括粪便检测、血液检测、尿液检测与呼气试验,与直接检测相比,间接检测法具有操作简单、无创、成本低等优点,尽管敏感性和特异性较差,但临床应用更广泛,常用的主要是粪弹性蛋白酶检测,采用酶联免疫黏附法检测粪便中的弹性蛋白酶水平,当弹性蛋白酶<200μg/g 粪便,可诊断为轻度 PEI,若<100μg/g 粪便,则为重度 PEI,此方法在 CP 患者中诊断 PEI 的敏感性、特异性分别为 94%、93%,对中重度 PEI 的诊断敏感性接近 100%,但对于轻度 PEI 的灵敏度不高 (63%)。^{13}C 呼气试验是指受试者口服 ^{13}C 标记的底物(如甘油三油酸酯、胆固醇辛酸盐等)后,通过光谱测定法或红外线分析法测定呼出气中含有特殊标记的 CO_2 含量,以此间接评估胰腺外分泌功能。

3.基因检测

该方法主要适用于起病年龄＜20岁的青少年CP患者、有胰腺疾病家族史以及ICP患者,采集患者的外周静脉血,抽提DNA后进行基因测序分析。

4.其他检查

在常规实验室检查中,血常规、电解质水平常正常,除非因呕吐或食物摄入严重不足。CP患者的血清淀粉酶和脂肪酶水平可正常或轻度升高,急性发作期、合并假性囊肿时可见血清的淀粉酶水平升高,若合并胸腔或腹腔积液,胸、腹水的淀粉酶含量常显著升高。糖类抗原19-9(CA19-9)是胰腺癌临床应用价值的肿瘤标志物,但少数CP患者也可升高,多为轻度,若持续升高应高度怀疑胰腺癌。此外,血钙、血脂、甲状旁腺功能、IgG4等检查有助于判断CP的病因,血白蛋白、血镁、脂溶性维生素水平等有助于判断营养状况。

五、诊断与鉴别诊断

(一)诊断流程与标准

主要诊断依据包括:①影像学典型表现;②组织学典型表现(表6-7)。

表 6-7　慢性胰腺炎影像学与组织学特征

影像学特征性表现
典型特征
a.胰管结石
b.分布于整个胰腺的多发性钙化
c.ERCP 提示 MPD 和 BPD 不规则扩张
d.ERCP 提示 MPD 完全或部分狭窄,伴上游 MPD 和 BPD 不规则扩张
不典型表现
a.MRCP 提示 MPD 和 BPD 不规则扩张
b.ERCP 提示单纯 MPD 不规则扩张,或伴有蛋白栓,或全胰腺散在不同程度 BPD 扩张
c.CT 显示 MPD 全程不规则扩张,伴有形态学的不规改变
d.超声或 EUS 提示胰腺内高回声病变,或胰管不规则扩张伴形态学的不规则改变
组织学特征性表现
典型表现:外分泌腺的实质变少伴不规则纤维化,纤维化主要分布于小叶间隙,形成"硬化"样小结节改变
不典型表现:外分泌腺的实质减少伴小叶间纤维化,或小叶内和小叶间纤维化

次要诊断依据:①血淀粉酶水平异常;②反复发作的上腹痛;③PEI表现;④胰腺内分泌功能不全表现;⑤基因检测发现与CP相关的致病突变;⑥大量饮酒史,平均乙醇摄入量＞80g/d(男)或60g/d(女),且持续2年以上。

CP诊断流程如下:当患者出现反复胰腺炎发作或上腹痛,腹部平片或超声检查有胰腺异常,同时出现 PEI 表现时,应怀疑 CP 可能,及时进行影像学检查(CT/MRI/MRCP/EUS)和实验室检查,当出现影像学或组织学的典型表现(至少 1 项主要诊断依据)时,可确诊为 CP,若出现影像学或组织学的非典型表现,同时次要诊断依据至少 2 个,则同样确诊 CP,否则为疑诊 CP。

确诊 CP 后,可根据有无出现胰腺功能不全分为代偿期和失代偿期,也可分为 5 期:亚临床期(0 期,无临床症状)、无胰腺功能不全期(1 期,仅有 AP 发作史或反复腹痛史)、部分胰腺功能不全期(2 期,内分泌或外分泌功能不全)、完全胰腺功能不全期(3 期,内分泌和外分泌功能均不全)、无痛终末期(4 期,内分泌和外分泌功能均不全,且无疼痛表现),据此选择治疗方案和预后评估。

(二)鉴别诊断

主要是肿块型 CP 与胰腺癌进行鉴别。有 10%～36% 的 CP 患者的胰头部可出现局灶性肿块,肿块的性质判断影响了其临床治疗方法,具有重要意义。在 CP 背景下,临床上鉴别肿块型 CP 与胰腺癌非常困难,两者的临床特征、影像学表现、肿瘤标志物等类似,且两者可互为因果,需联合以下检查进行综合判断:

1.影像学

常规影像学检查方法的鉴别诊断能力有限,故目前主要依靠组织学、细胞学和基因检测,其中 EUS 的鉴别价值较高,包括组织弹性成像技术与 EUS-FNA,但有一定的假阴性率,正电子发射体层摄影(PET)检查的鉴别诊断价值更高,但价格昂贵,难以广泛应用。

2.血液检测

敏感性和特异性均较低,鉴别价值不大,指标包括 CA19-9、黏蛋白 1、间质金属蛋白酶 7、癌胚抗原等其他肿瘤标志物。

3.分子学诊断

诊断物质包括血液、胰液、胰腺组织或细胞,常用指标包括癌基因(K-ras、Her-2 等)、抑癌基因(p53、p16 等)、染色体或染色体片段丢失(LOH 等),其中 K-ras 基因是胰腺癌突变率最高的基因,但目前临床上仍缺乏适合的分子标志物,需联合多个标志物进行分子学诊断。

六、治疗

CP 的治疗原则是去除病因,控制症状,改善胰腺功能,防治并发症,提高生活质量。目前认为 CP 的治疗是内科、外科、消化内镜、麻醉、营养等多学科的综合治疗,可考虑采用药物→体外震波碎石术→内镜介入治疗→外科手术(MEES)的阶梯治疗模式。

(一)一般治疗

患者应戒烟、绝对禁酒,调整饮食结构,避免高脂饮食和暴饮暴食,适当运动、补充脂溶性维生素与微量元素,慎用糖皮质激素、雌激素、甲基多巴等可能与发病相关药物,在发作期间给予高热量和高蛋白饮食,必要时给予肠内、外营养支持。

(二)内科治疗

1.胰腺外分泌功能不全治疗

外源性胰酶替代治疗(PERT)是 PEI 的标准治疗方法,通过进食时提供充足的胰酶制剂,以帮助营养物质的消化和吸收,减轻患者腹痛、脂肪泻等症状,改善患者的营养状况,提高生活质量,且最好在餐中服用,胰酶需要量与吸收消化不良之间并不呈线性相关,故推荐胰酶剂量依个体递增至最低有效剂量,效果不佳时可联合应用质子泵抑制剂、H_2 受体拮抗剂等抑酸药。现代化的胰酶制剂是具有肠溶包衣的超微微粒球体内的胰腺提取物,由于肠溶包衣的保护,这些酶在胃内 pH 低环境下不会被胃酸降解,但在十二指肠高 pH 环境下肠溶包衣降解,释放出胰酶帮助消化、吸收。PERT 的治疗指征是体质量下降、出现脂肪泻与每日粪脂排出＞15g(每日饮食含大约 100g 脂肪),也有学者认为所有 PEI 患者均应接受胰酶替代治疗。此外,应合理进行营养支持,适当补充脂溶性维生素(主要是维生素 D),症状不缓解时可考虑提高食物中链甘油三酯的百分比,不仅能提供热能,还能促进脂溶性维生素的吸收,减少脂肪泻。

2.胰腺内分泌功能不全治疗

首先改善饮食结构和生活方式,提倡糖尿病饮食,根据糖尿病的进展程度及其他并发症的发生情况制订降糖措施,尽量选择口服降糖药,对怀疑存在胰岛素抵抗且无服药禁忌证者,首选二甲双胍进行血糖控制,其他降糖药的不良反应较多,必要时加用促胰岛素分泌药物。对于严重营养不良、症状性高血糖、口服降糖药物疗效不佳者,应选择胰岛素治疗,注射期间注意预防低血糖发作。

(三)内镜介入治疗

1.胰管结石

根据 X 线能否透过,胰管结石可分为阳性结石和阴性结石,两者可单独出现,也可合并存在,常分布在胰头部。根据结石的位置,又可分为 MPD 结石和 BPD 结石,目前临床上主要针对 MPD 结石进行治疗,尤其是位于胰头、体部的结石,MPD 梗阻与患者的腹痛症状有关,内镜治疗是 MPD 梗阻的首选治疗方法。对于体积较小(长径≤5mm)的 MPD 结石,采用 ERCP 多能成功取出结石、完成引流。对于体积较大(长径＞5mm)或内镜取石失败的 MPD 阳性结石,首选体外震波碎石术(ESWL)进行治疗,ESWL 是应用冲击波发生器产生的冲击波,将高能量高压力作用于结石,从而使结石被击碎,碎石成功后再通过 ERCP 取出结石。ESWL＋ERCP 术对 MPD 结石的完全清除率、MPD 引流率分别达 70％、90％以上,能使多数胰管结石患者避免了外科手术,对患者疼痛症状缓解与胰腺功能的保存改善有重要意义。对于青少年 CP 患者、胰腺外科术后结石复发等特殊 CP 患者,内镜介入治疗(ESWL、ERCP)同样是一种安全有效的治疗方法,能有效缓解患者的腹痛,减轻胰腺炎的发生。ESWL 的禁忌证包括胰腺恶性病变、胰腺脓肿、凝血功能障碍、腹腔动脉瘤、巨大肝囊肿、肾囊肿等。ESWL 术后不良事件可分为一过性有害事件和并发症两大类,前者包括局部皮肤瘀斑、血尿、高淀粉酶血症、一过性腹痛、肝功能损伤等,是冲击波引起的一过性损伤,无需特殊的医疗干预及延长住院时间;后者指需要临床处理的、影响治疗流程与住院时间的并发症,总发生率约为6.7％,主要包括术后急性胰腺炎、出血、穿孔、感染、"石街"等,大多数患者经过内科保守治疗后即可痊愈。

2.MPD 狭窄

首选 ERCP＋胰管支架植入术,以此解除狭窄、引流胰液,术中可切开胰管括约肌、扩张胰管,反复插管失败者可考虑进行副乳头插管,术后能使疼痛缓解率达70％以上。通常选择塑料胰管支架,通常留置 6～12 个月,可视情况定期更换支架,效果不佳时可考虑植入多根塑料支架或选择全覆膜自膨式金属支架。若反复行 ERCP 术仍失败者,可考虑进行 EUS 引导下胰管引流术,但该手术的操作难度、手术风险高,仅推荐内镜介入治疗有丰富经验的单位开展。

3.胰腺假性囊肿

CP 并发胰腺假性囊肿(PPCs)的发生率为 10.4％～11.9％,主要是由 MPD 内的大结石继发产生,根据其与结石、MPD 的位置可分为 3 种类型。当假性囊肿持续增大、引起明显不适,或出现感染、破裂、出血等并发症时,应首选内镜介入治疗,其对无并发症的胰腺假性囊肿的治疗成功率超过 70％以上,效果与外科手术相当。对于位于胰头或体部、体积不足 6cm 的交通性假性囊肿,首选内镜下经十二指肠乳头引流,对于非交通性假性囊肿这可考虑行 EUS 引导下经胃十二指肠壁引流术。

4.胆总管狭窄

CP 并发胆总管狭窄的发生率约为 15.8％,男性患者的发生风险高于女性,近一半患者出现黄疸、胆管炎、肝功能减退等相关症状。当胆总管狭窄合并黄疸、胆管炎或持续 1 个月以上的胆汁淤积时,首选行 ERCP＋胆管支架植入术,术中可植入多根塑料支架,效果优于单根塑料,通常留置 6～12 个月,可视情况定期更换支架,其长期有效率达到 90％,与全覆膜自膨式金属支架的效果接近。

（四）外科手术

手术指征：①内科治疗无法缓解的顽固性腹痛；②合并消化系统梗阻、胰腺假性囊肿、假性动脉瘤、门静脉高压伴出血、胰瘘等；③多次内镜介入治疗失败者。

根据病因具体病情（如是否有胰管结石、胰管扩张、胆管梗阻等）、手术者经验等因素选择适合的手术方式，遵循个体化的治疗原则。目前临床上常用的手术方式主要包括胰管引流术、胰腺切除术、联合术式三类。胰管引流术主要是胰管空肠侧-侧吻合术，适用于 MPD 结石/扩张、胰头部无炎性肿块者，术中纵行切开 MPD，清理胰管内的结石，然后行胰管空肠 Roux-en-Y 侧-侧吻合，必要时可切除部分胰腺组织来进行引流。该术式的优点是操作简单、安全，可尽量保留胰腺组织与功能。胰腺切除术包括胰十二指肠切除术（包括标准术式与保留幽门的术式）、中段胰腺切除术、胰体尾切除术、全胰切除术。联合术式包括保留十二指肠的胰头切除术（Beger 术）、Frey 术、Izbicki 术（即改良 Frey 术）、Berne 术。

第三节　胰腺癌

近年来，胰腺癌的发病率逐年上升，在美国 1988 年发病率为 9.0/10 万，男：女为 1.3∶1，多见于 45 岁以上者。瑞典发病率较高，为 125/10 万，并且在过去 20 年里保持不变。英国和挪威各增加了 1 倍。20 世纪 70 年代与 60 年代相比，加拿大、丹麦和波兰的发病率增加了 50％以上。在我国，胰腺癌已成为导致我国人口死亡的十大恶性肿瘤之一。某医院近年来收住院的胰腺癌患者比 50 年代增加了 5～6 倍。而且据北京地区 7 家医院 354 例病例分析，患者中 41～70 岁者占 80％，近年来，年轻的胰腺癌患者也较 10 年前有明显增加的趋势，而且恶性度更高，预后更差。就胰腺癌的发生部位而言，仍以胰头部位最多见，约占 70％左右，胰体次之，胰尾部更次之，有的头体尾部均有，属于弥散性病变或多中心性病变。

一、病因

至今未明，可能与下述因素有关：长期大量吸烟，长期饮酒，高胆固醇饮食，长期接触 N-亚硝基甲胺、烃化物等化学物质，慢性胰腺炎、糖尿病等。

二、病理

胰腺癌以胰头部多见，占 60％～70％，胰体癌占 20％，胰尾癌占 5％，少数患者癌弥散于整个胰体而难以确定部位。胰腺癌多起源于导管上皮（81.6％），少数生于腺泡(13.4%),其余者不能肯定来源(5%)。胰腺因被膜薄,淋巴和血运丰富易发生转移,除局部淋巴结的转移外,胰头癌早期转移至肝,胰腺体尾癌易转移至腹膜。

三、临床表现

胰腺癌早期无特异性症状,以上腹部疼痛和(或)上腹部饱胀不适、黄疸、食欲缺乏和消瘦最为多见。晚期胰腺癌,剧烈疼痛尤为突出,常牵涉到腰背部,因癌肿侵犯腹腔神经丛的结果,使疼痛持续而不缓解,同时可出现腹水、肿块和恶病质的表现。

(一)腹痛

腹痛是胰腺癌的首发或常见症状,胰腺癌的腹痛主要有以下几个特点:①疼痛常位于腹部中上部,癌肿生长于胰头者,疼痛位置偏右;癌肿生长于胰体尾者,疼痛位置偏左。②疼痛为持续性的,且具有一定进行性加剧的特点,部分患者可有餐后加剧疼痛甚至表现为绞痛,发生此种情况时常提示胰管和胆管的梗阻发生,大多数因进食而致胆汁和胰液分泌增加致使胆道、胰管内压力骤然升高,导致腹痛加剧。③部分患者在座位前倾或屈膝侧卧位等使腹壁前屈的位置可使疼痛有所缓解,出现此种情况时提示脊柱前方的腹膜后神经丛已经受到癌肿侵犯。④腰背部疼痛的出现经常与腹痛伴随发生。

(二)黄疸

胰腺癌黄疸特征为肝外梗阻性黄疸,呈持续性进行性加重,同时伴有尿色加深,皮肤瘙痒,陶土色或浅色粪便。胰腺癌黄疸出现的早晚和癌肿生长的位置密切相关,胰头癌出现黄疸较早,胰体及胰尾癌出现黄疸较晚或不出现。

(三)消瘦

消瘦与食欲缺乏、摄入减少、消耗过多、胰液分泌不足和消化不良、肝或其他远隔部位的转移、脂肪泻等有关。消瘦虽然不是胰腺癌的主要表现,但大多数胰腺癌患者都有不同程度的体重减轻,其发生的频率甚至高于腹痛和黄疸。

(四)消化道症状

最常见的胰腺癌消化道症状是食欲缺乏和消化不良,其他的常见消化道症状有恶心、呕吐、腹胀、腹泻、便秘等,晚期可以出现脂肪泻。

(五)精神神经症状

部分胰腺癌患者表现有抑郁、焦虑、个性狂躁等精神神经障碍,甚至在临床症状出现之前即已有此种精神紊乱,其中以抑郁最为常见。

(六)糖尿病

胰腺癌与糖尿病的关系密切,胰腺癌患者合并糖尿病的临床特点为:①发病年龄相对较大(>60岁),女性多见;②无糖尿病家族史;③无多食、多饮、多尿的"三多"症状,但短期内体重下降较明显;④起病时常有腹痛或腹部不适感。

(七)其他

胰腺癌可出现低热,上腹部固定包块,质地较硬;晚期胰腺癌可发生血栓性静脉炎,出现恶病质及腹水大量形成,肝、肺转移癌等表现。

四、辅助检查

(一)实验室检查

1.血、尿、粪常规检测

胰腺癌患者早期血、尿、粪常规检查多无异常发现,部分病例可出现贫血、尿糖阳性、粪便隐血试验阳性,或在粪便中出现未消化的肌肉纤维和脂肪。出现梗阻性黄疸后尿胆红素为强阳性。

2.血、尿淀粉酶和脂肪酶检测

胰腺癌导致胰管梗阻的早期血、尿淀粉酶和脂肪酶可升高,对胰腺癌早期诊断有一定价值。但在肿瘤晚期由于胰管梗阻时间较长而使胰腺组织萎缩,血、尿淀粉酶可降至正常。少数患者血清淀粉酶可升高。

3.血糖和糖耐量检测

由于癌肿破坏胰岛细胞,部分胰腺癌患者可出现血糖升高及糖耐量异常。

4.肝功能检测

胰头癌由于胆道梗阻或出现肝转移等,常出现肝功能异常。胰头癌黄疸主要为结合胆红素增高。梗阻性黄疸时血清转氨酶及碱性磷酸酶多有升高。

5.胰腺外分泌功能检测

大部分胰腺癌患者可出现外分泌功能低下,胰头癌引起胰管阻塞比胰体、胰尾部癌严重,因而胰头癌的胰腺分泌障碍也比较明显。

(二)影像学检查

1.超声

胰腺癌筛查首选影像学手段,B超可以早期发现胆道系统扩张,包括胆囊胀大,也可发现胰管扩张。EUS可以发现隐匿于胰头和胰尾的小胰腺癌。

2.CT

它是首选的诊断影像手段,其诊断准确性高于超声。可以发现胰胆道扩张和胰腺任何部位的直径＞1cm 的肿瘤,也可以发现腹膜后淋巴结转移、观察有无腹膜后癌肿浸润及肝内转移。

3.MRI 与 MRCP

MRI 对明确病灶边缘、是否侵犯血管及胰周和淋巴结方面优于 CT。MRCP 是一种安全无创的胰胆管显像技术,能反映胰胆管系统的全貌。

4.ERCP

ERCP 是诊断胰腺癌最有价值的检查方法,胰腺癌患者 ERCP 可表现为主胰管及其主要分支的狭窄、扩张、阻塞、扭曲、充盈缺损、不规则囊性扩张,以及造影剂胰管外渗出、排空延迟和不显影等。

5.经皮经肝胆管穿刺造影及引流(PTC 及 PTCD)

PTC 及 PTCD 主要用于梗阻性黄疸患者,PTCD 的目的是引流胆道梗阻者的胆汁、减轻黄疸,保护肝功能。PTCD 有引起出血、胆血瘘、诱发感染、引流不畅、导管脱出等缺点。

6.经皮细针穿刺诊断

胰腺癌术前穿刺可在 B 超、CT 引导下进行,也可在 ERCP 检查时进行,一般无危险和严重并发症,也不致引起肿瘤扩散,此法多用于不能切除的胰腺肿瘤明确诊断。

7.正电子发射断层扫描(PET)

利用核素标记的单克隆抗体进行胰腺癌的放射性免疫显像可作为胰腺癌诊断的补充手段。

五、诊断与鉴别诊断

胰腺癌的早期诊断存在困难。当患者出现明显的食欲缺乏、消瘦、进行性无痛性黄疸及发现腹部包块时,一般属晚期。对于 40 岁以上出现无诱因消瘦、乏力、上腹不适或腹痛、不能解释的糖尿病或糖尿病突然加重、腰背部酸痛、多发性深静脉炎或游走性静脉炎、有胰腺癌家族史及慢性胰腺炎等应视为胰腺癌的高危人群,需警惕胰腺癌的可能性。由于胰腺癌临床表现缺乏特异性等特点,在临床诊治过程中,应注意与以下疾病相鉴别。

(一)急性胰腺炎

急性胰腺炎多有暴饮暴食、胆结石、饮酒史,病情发作急骤。腹痛是急性胰腺炎的主要症状,以上腹痛多见,向背部放散,急性发作,呈持续性,可伴有恶心、呕吐。另一常见症状是发热,多因急性炎症、坏死胰腺组织继发感染或继发真菌感染所致。此外,急性胰腺炎可合并全身多脏器功能不全,或多脏器功能衰竭。部分胰腺炎是以胰腺癌为病因,临床易忽视,需予以鉴别。

(二)慢性胰腺炎

慢性胰腺炎患者常有胰腺肿块、黄疸等临床表现,与胰腺癌鉴别诊断困难。应注意患者有否长期大量饮酒及遗传胰腺疾病等病史。临床典型病例的五联症包括:上腹痛、胰腺钙化、胰腺假性囊肿、糖尿病和脂肪泻。慢性胰腺炎可出现胰腺外分泌功能下降,早期仅有食欲减退、腹胀等症状,其后随着脂肪酶分泌减少至10%以下时出现脂肪泻。后期患者逐渐消瘦、营养不良。慢性胰腺炎还可出现胰腺内分泌功能不全,初期可检测到糖耐量异常,逐渐加重呈现糖尿病症状。慢性胰腺炎导致胰头部肿胀或假性囊肿压迫胆总管,则可出现黄疸。

慢性胰腺炎急性发作时局部 ^{18}F-FDG 摄取增高,在 PET/CT 中亦有显影,需根据病史予以判断。通过氨基酸代谢显像剂等其他显像剂增加慢性胰腺炎与胰腺癌鉴别诊断敏感性的方法。弹性成像是一种检测组织硬度的方法,利用超声内镜辅助弹性成像的方法,检测慢性胰腺炎多呈一致性改变,而胰腺癌则呈不一致性改变,有助于两者的鉴别。

(三)自身免疫性胰腺炎

自身免疫性胰腺炎(AIP)具有特殊的临床、病理和免疫学表现,是一种特殊类型的慢性胰腺炎,且常伴有其他自身免疫性疾病。Ⅰ型 AIP 发病人群通常为老年男性,首发症状是梗阻性黄疸,可有胰腺外器官受累,临床常见也是最典型的是血清 IgG4 升高,诊断敏感性好,可用于胰腺癌的鉴别。对激素治疗敏感。Ⅱ型 AIP 发病人群在 40 岁左右,没有性别差异,以急性胰腺炎临床表现多见,并与炎症性肠病有较高的相关性。阻塞性黄疸是 AIP 的典型症状,无腹部疼痛或有轻度上腹部疼痛,此表现较难与胰腺癌鉴别。AIP 在 ERCP、MRCP 检查中典型表现是主胰管不规则狭窄。少数患者可发展为糖尿病及胰腺外分泌功能不全。

(四)胰腺少见肿瘤

胰腺癌通常是指胰腺导管上皮的导管腺癌,约占胰腺恶性肿瘤的90%。胰腺少见肿瘤是指胰腺浆液性囊腺瘤/囊腺癌、黏液性囊腺瘤/囊腺癌、实性假乳头状肿瘤和导管内乳头状黏液性肿瘤。因此,在胰腺癌的诊断中应予以甄别。

(五)消化性溃疡

消化性溃疡以中上腹部慢性、周期性、节律性疼痛为典型临床表现,胃镜检查可对消化道溃疡的部位、大小、性质进行直接窥视,此外,还可进行组织活检以确诊溃疡的性质。易与胰腺癌鉴别。

(六)慢性胆囊炎

慢性胆囊炎是一种慢性迁延性疾病,其特征是症状反复发作。其主要临床症状主要是右上腹钝痛、胀痛、坠痛或不适。此外,嗳气、反酸、烧心、消化不良等亦较常见。部分患者血液检查显示中性粒细胞上升也可检测到转氨酶、转肽酶和碱性磷酸酶的升高。血清胆红素常伴随胆管梗阻而升高。X线胆囊造影检查可显示胆囊形态、是否有结石、寄生虫等。慢性胆囊炎的间接征象为胆囊不显影或显影较胆总管轻,这是由于胆囊管梗阻或胆囊浓缩功能减弱所致。超声及CT检查常显示胆囊壁增厚、粗糙、积水或结石。以上可与胰腺癌鉴别。

(七)胆结石

胆结石无胆管阻塞不继发感染时,常无明显症状。如结石阻塞胆管,可能发生黄疸、感染和(或)急性胆管炎。上腹部疼痛剧烈或绞痛,并伴有恶心、呕吐,其次是Charcot三联征,即寒战、高热、黄疸。严重感染可导致感染性休克,甚至危及生命。化验血常规中白细胞上升并以中性粒细胞上升为主。肝功能有不同程度的损害。超声检查对胆管有无扩张、结石位置等有一定意义,CT检查对胆总管下段结石的诊断敏感性要优于超声。经皮肝穿刺胆管造影(PTC)和ERCP能显示胆管梗阻、扩张或狭窄,对胆道结石的大小、数量、位置诊断敏感性较高。还可通过置管引流(PTCD)进行治疗。

(八)急性病毒性肝炎

急性病毒性肝炎以黄疸和乏力为常见症状,还可出现食欲缺乏、右上腹疼痛、腹胀等症状。实验室检查显示肝功能异常。急性病毒性肝炎患者影像学检查多无阳性结果,或可见轻度肝脏肿大;胰腺癌患者影像学可见胰腺占位性病变,胰管、胆管扩张等,其与急性病毒性肝炎的鉴别不难。

(九)壶腹周围癌

从解剖结构讲,壶腹周围与胰头非常接近,因此两者出现疾病的临床表现较为相似。进行性黄疸是一种典型的临床症状,少数黄疸患者由于肿瘤坏死、胆管再通而表现为黄疸消退或下降,其后再升高的波动性变化。临床还有尿色深、大便颜色浅和皮肤瘙痒等症状。随着病情加重,患者常有消耗表现。此外,还可因并发的胆道感染而表现为寒战或高烧,甚至出现感染性休克。如并发腹膜和门静脉转移可出现腹腔积液。肿瘤侵及十二指肠,可引起上消化道梗阻或消化道出血。CT可显示肿瘤的位置与轮廓。ERCP可窥视十二指肠内侧壁和乳头,还可获取组织,进行病理检查以确诊病变,有助于鉴别壶腹癌及胰腺癌。

(十)胆管癌

胆管癌患者临床多表现为进展性、无痛性、梗阻性黄疸,并伴有周身皮肤瘙痒、尿深色和粪色浅。还可伴有胆管炎的表现,即有寒战、发热等。超声检查多可发现胆管扩张,以中、下段胆管癌较明显,肿瘤可见光团并无声影。PTC、ERCP检查可发现病变处胆管呈偏心性狭窄、不规则充盈缺损、完全梗阻及近端胆管扩张等征象。MRCP对胆管梗阻的部位、胆管扩张的显影较好,还有助于判断肿瘤大小、侵及范围、与周围组织关系等。

总之,胰腺癌诊断过程中需详细询问病史,根据患者临床症状、体征,有侧重的选择实验室检查及影像学检查方法,进行综合判断,以有效地与胰腺外器官及胰腺本身其他疾病相鉴别。

六、治疗

胰腺癌的治疗手段主要包括外科手术、化疗、放射治疗、免疫治疗和靶向药物治疗等。其中外科根治性手术是目前唯一可能彻底治愈胰腺癌的治疗手段,而其他治疗方法均系延缓性治疗,主要治疗目的是缓解患者临床症状和延长生存期。

(一)化疗

对于无法行根治性手术治疗的进展期和伴有转移的胰腺癌患者而言,化疗是其最主要的姑息性治疗手段。然而现有的化疗方案在延长患者生存期和缓解胰腺癌症状方面的作用并不十分令人满意。联合化疗可以在一定程度上延长生存期,但是由于其明显的不良反应,只能应用于身体状况较好的患者。临床实践中往往根据患者的身体状况来决定患者是接受单药化疗还是联合化疗。多药治疗方案有可能增强患者的抗肿瘤应答,但同时也意味着更强的药物毒性和更多的不良事件。掌握如何处理这些化疗导致的不良反应对于患者的预后也是非常重要的。

1.吉西他滨

最初用于胰腺癌治疗的药物是氟尿嘧啶及其类似物。1997年开始,吉西他滨作为一线治疗药物用于胰腺癌的治疗。大量研究表明,吉西他滨在延长生存期和缓解症状方面都优于氟尿嘧啶,并且表现出更低的不良反应。新近研发出一种吉西他滨的脂类结合物——CO-101,可以降低胰腺癌对吉西他滨的耐药性。一种升级的吉西他滨制剂——Acelarin,目前正处于Ⅲ期临床研究中,以期能够改善肿瘤的耐药性问题。也有尝试向吉西他滨添加磷酰胺基序的研究,试图解决应用吉西他滨后的耐药问题,目前的研究结果显示该方法可以增加胰腺癌细胞内吉西他滨的药物浓度。

2.以吉西他滨为基础的联合化疗

由于吉西他滨在胰腺癌的治疗中取得了较氟尿嘧啶更好的治疗效果,随后出现了多种以吉西他滨为基础的联合治疗方案,希望能进一步改善患者预后。在2005年,一项包括顺铂、表柔比星、氟尿嘧啶和吉西他滨的治疗方案用于进展期胰腺癌的治疗。该方案取得了较明显的治疗效果,同时伴有中等程度的血液系统不良反应,但是由于样本量较小,影响了对于其临床价值的判断。S-1与吉西他滨联用可以改善多项临床指标,尽管该项治疗方案可以导致白细胞减少、血小板减少等血液系统不良反应,根据来自亚洲的多项随机对照研究结果,S-1/吉西他滨联合治疗方案已成为胰腺癌一线治疗手段之一。一项Ⅲ期临床试验评估了吉西他滨与表皮生长因子抑制剂联合治疗进展期和伴有转移的胰腺癌的治疗效果,其结果显示该方案可以明显提升患者的中位生存率和总体生存期。基于上述研究结果,美国FDA批准了吉西他滨/表皮生长因子抑制剂用于胰腺癌的治疗,并已成为在临床中针对进展期和无法切除胰腺癌治疗时优先选择的方案之一。以吉西他滨为基础联合卡培他滨的治疗方案可以延长患者的生存期,吉西他滨、卡培他滨和厄洛替尼联合是目前胰腺癌系统治疗的选择方案之一,但只适用于身体状况较好的患者。欧洲胰腺癌研究学组的临床研究证实了吉西他滨/卡培他滨作为辅助治疗的应用价值。

3.紫杉醇

紫杉醇制剂也被考虑用于胰腺癌的治疗。然而由于其可溶性差,不能有效输送到肿瘤部位,导致其治疗效果不尽如人意。但是白蛋白结合型紫杉醇制剂与吉西他滨联用治疗进展期胰腺癌取得了较好的效果,主要是由于融合的白蛋白提高了紫杉醇和吉西他滨进入肿瘤的效率,从而使得两种药物产生了协同作用。Ⅲ期临床试验表明,这种治疗方案明显优于吉西他滨单药治疗方案,但是伴有血细胞减少等较为严重的不良反应。鉴于该方案可明显提高了患者的生存期,美国FDA批准该方案作为进展期和伴有转移胰腺癌的一线治疗手段。新近的一项研究评估了该方案对Ⅳ期胰腺癌的治疗效果,结果发现可以提高患者的生活质量和临床应答反应。紫杉醇制剂给药方式的调整,可能会降低其不良反应。

4.FOLFIRINOX方案

该方案是多种药物的联合治疗方式,包括伊立替康、奥沙利铂、氟尿嘧啶和左旋亚叶酸钙,已被视为胰腺癌的一线治疗手段,尤其适用于发生转移的胰腺癌。Ⅰ期临床试验显示了该方案的抗癌效果,而Ⅱ期和Ⅲ期试验则证实了其抗癌效果,这些试验主要是对比了该方案与吉西他滨单药治疗的临床疗效。几乎在所有的观察指标中FOLFIRINOX方案都显示出了优势,包括总体生存期、疾病无进展生存期和1年生存率。然而该方案的安全性差强人意,其导致不良反应的发生率增高,包括血小板降低、中性粒细胞减少、发热、腹泻等。同吉西他滨相比,FOLFIRINOX方案能够更好地改善患者的生活质量。该方案适用于75岁以下且身体状况良好的患者。为了改善患者对该方案的耐受性,目前有一些对其进行调整的方案推出,治疗效果尚有待进一步评估。

5.辅助化疗和新辅助化疗

一些Ⅲ期临床试验显示,对于无转移胰腺癌患者行手术治疗后给予辅助化疗可以带来生存获益。目前以吉西他滨和氟尿嘧啶为基础的术后化疗是标准的处理方式,经治疗后平均总体生存期可延长2～5个月。但是关于辅助化疗仍有争议,因为有的临床研究显示了辅助化疗可以带来明确的生存获益,而另有研究则认为辅助化疗并未能延长患者生存期。约60%行手术切除的患者因为早期发现肿瘤进展或术后恢复期过长而无法接受术后辅助化疗。因此,对于明确诊断及进行分期时未发现远处转移的胰腺癌患者,推荐的一线治疗方法是新辅助化疗。新辅助化疗的目的是减少肿瘤负荷,由此可能使肿瘤的分期降级,接受效果更为确实的外科切除治疗,并降低胰腺切除过程中发生种植的风险。术前治疗可以避免部分患者因术后恢复期过长而延误术后治疗,并对早期的微转移进行治疗。很多计划接受辅助化疗的患者因术后并发症、恢复期过长及早期复发而推迟甚至取消了辅助化疗,而新辅助化疗可以使这部分患者受益。关于新辅助化疗也有一些人表现出担忧,如术前治疗期间肿瘤在不断进展、可能导致手术并发症的增加等。目前研究显示,接受和不接受术前化疗患者之间的手术并发症发生率和病死率并无差异。而且新辅助化疗可以使得一些患者避免不必要的手术,这些患者往往在术前治疗中发现了肿瘤进展,从而可以筛选出哪些最有可能从进一步治疗中获益的患者。但是上述观点仍存在争议,而且目前缺乏大样本随机对照研究支持新辅助化疗的优越性,NCCN指南未将新辅助化疗列为常规治疗手段。有多种手段用于术前治疗,如同时放化疗、化疗后行放疗、单独化疗等,现在无法判断哪一种治疗策略更具优势。对于一个胰腺癌患者,哪种治疗方式最佳、治疗持续的时间以及何时开始治疗都需要进一步的研究来明确。关于术前化疗优于术后化疗的观点也没有形成共识,因此该治疗方法在应用中也存在争议。

(二)放射治疗

研究表明,放射治疗同化疗相结合的治疗方式比单独采取放射治疗在延长胰腺癌患者生存期方面更具优势,放化疗结合的治疗效果也优于单用化疗药物,因此目前临床多采用放射与化疗相结合的治疗手段。多项前瞻性研究显示,术前给予胰腺癌患者新辅助放射治疗及化疗,可以使手术切除率达到87%～100%。有研究显示,对于胰腺癌患者在术前给予新辅助放射治疗结合新辅助化疗,并在外科手术中给予术中放射治疗,可以降低患者的复发率。术后给予患者辅助性放化疗可以延长患者的生存期及2年存活率。新出现的立体定向放疗技术可以提高治疗的精准性,避免对其他脏器的损害,减少放疗次数,具有一定优势。调强适形放疗技术使得射线集中作用于肿瘤组织,避免对周围正常组织的损伤。

（三）靶向治疗

胰腺癌在关键信号通路中的基因突变表现出很强的异质性。大约有 95％的胰腺癌病例伴有 K-ras 基因突变，其中最为常见的 K-ras 基因的突变。K-ras 基因突变被认为是胰腺癌发生的早期事件，在肿瘤的发展中，K-ras 突变和其他基因突变共同作用促进肿瘤的不断进展。其他常见的基因突变包括 CDKN2、SMAD4/DPC4、BRCA2、MLH1 和 PRSS1 等。此外，50％～70％胰腺癌患者伴有 p53 基因突变，该基因突变可以促进胰腺上皮内肿瘤向胰腺癌的恶性转化。众多的基因突变导致了细胞增生、凋亡和分化过程中关键信号通路的调控异常。胰腺癌的发生涉及 12 个不同信号通路中 60 余种基因突变。在上述信号通路中，Hedgehog、Notch、Wnt、TGF-β、RAS/MAPK/PI3K 和 JAK-STAT 通路与胰腺的正常发生有关，因此这些通路的异常被认为与胰腺癌的发生有关。此外，一些源自肿瘤组织和肿瘤周围组织的分子和通路，如 EGFR 介导的通路、促血管生成通路和胚胎发育通路可以影响胰腺癌对治疗的敏感性和患者的预后。鉴于多种信号通路的调控在胰腺癌的发生发展中出现异常并促进肿瘤发展，靶向治疗有可能增强已有的胰腺癌治疗措施的疗效。靶向治疗已成功应用于多种实体肿瘤的治疗，如 2002 年美国 FDA 批准了格列卫用于转移性胃肠道肿瘤的治疗，此后这种治疗方法被广泛应用于临床，用于治疗结直肠癌、黑色素瘤和非小细胞肺癌的靶向药物相继批准使用于临床。然而，由于胰腺癌的异质性和复杂的基质相互作用，目前的靶向治疗手段在胰腺癌的治疗中并未显示出较标准治疗更好的效果。唯一的例外是厄洛替尼，该药物与吉西他滨合用可以改善胰腺癌患者的生存期。尽管很多关于胰腺癌靶向治疗的研究在临床前期研究显示了较好疗效，但是在Ⅱ/Ⅲ期临床试验中并未取得令人满意的效果。目前仍有很多处于Ⅰ/Ⅰb 期的研究显示了令人鼓舞的结果，有待于Ⅱ/Ⅲ期临床试验的验证。

（四）免疫治疗

免疫治疗正成为进展期胰腺癌患者的一项新的治疗选择。在很多种恶性肿瘤的治疗中，诱导抗肿瘤应答被证明是一种有效的治疗手段。但目前关于免疫治疗在胰腺癌治疗中的研究结果报道并不一致。对于胰腺癌的免疫治疗可以通过以下途径来实现：检查点抑制剂、疫苗、单克隆抗体、过继细胞转移、病毒和细胞因子。免疫检查点抑制剂通过刺激或阻断免疫系统调控物的活性来强化已经存在的抗癌应答，以利于更彻底的清除肿瘤细胞。程序化死亡受体 1（PD-1）和其配体（PDL-1）是最重要的检查点信号途径之一。它们表达于肿瘤相关淋巴细胞，在肿瘤的发生过程中它们涉及免疫应答的抑制，因此认为其是肿瘤免疫抵抗的机制之一。以该途径为靶向，应当可以诱导 T 细胞的活性，杀灭肿瘤细胞。目前正在对以 PD-1 和

PDL-1 为靶点的抗体进行研究。针对另一个检查点抑制剂 CTLA-4 的抗体药物，如易普利姆玛，正在进行 I/II 期的临床研究。此外，还有多种类似药物，如 nivolumab、pembrolizumab 和 durvalumab，它们的单药及联合治疗方案正在进行相关试验研究。到目前为止，上述药物的初步研究结果尚未体现出更优越的疗效。为了克服胰腺癌基质的免疫抑制活性，针对 CD40 的靶向治疗逐渐成为新的增强抗肿瘤活性的措施。有研究认为，通过 CD40 激动剂增强 CD40 活性可以改善 T 细胞依赖的免疫应答，最终抑制肿瘤的进展。将 CD40 激动剂和吉西他滨联合应用的治疗方案正在进行临床试验。以疫苗为基础的治疗策略是增强机体对胰腺癌相关抗原的免疫应答，但遗憾的是，现有的疫苗 GV1001 和 PANVAC-V 都没有获得优于标准治疗的临床效果。目前有多项疫苗与靶向药物联合的治疗方案在进行临床试验。多种单克隆抗体也用于了胰腺癌的治疗。单克隆抗体 cetuximab 治疗胰腺癌的 I 期试验显示了较好的效果，但进一步的研究并未体现出生存优势。一些其他单克隆抗体（抗 HER-3、抗 Trop-2 和抗 CA19-9）的 I/II 期临床试验正在进行中。过继细胞治疗正在成为增强机体免疫应答的一种强有力工具。它是通过移除患者的 T 细胞，然后通过遗传或化学手段增强其活性，再将 T 细胞重新输注回人体而发挥治疗作用。目前正在研究的过继细胞治疗主要涉及抗 MAGE-A3 蛋白、NY-ESO-1 抗原和 CAR T 细胞。病毒 ParvOryx 和 Reolysin 专门在 RAS 转化细胞中复制，有可能作为抗胰腺癌工具导致癌细胞的自我破坏。总的看来，有多种免疫治疗的手段可用于胰腺癌的治疗，一些临床前期的研究显示了较好的效果，但是大多数研究仍处于早期阶段，需要更多的研究来证实其在胰腺癌治疗中的价值。

（五）外科手术治疗

对于可切除的胰腺癌，外科根治性手术是首选的治疗方式。胰腺癌是否能够切除，主要是根据其对血管的累及程度和是否发生远处转移来判定，同时也要考虑到肿瘤的位置、局部浸润情况、外科医师的技术水平和患者的身体状况。

根治性手术方式包括：胰十二指肠切除术、远端胰腺切除术、全胰切除术。术中发现无法行根治性手术的情况下，可采用延缓性外科治疗手段，主要包括支架植入和旁路手术，以缓解患者的胆道梗阻或胃流出道梗阻症状。胰十二指肠切除术是 Whipple 和 Kausch 于 20 世纪发明的术式，主要包括探查、切除和重建三个手术步骤，是目前治疗胰头癌最常采用的术式。与既往的手术方式相比，胰十二指肠切除术安全性高，其手术相关病死率和并发症发生率较低。全胰切除术需严格掌握手术指征，因为全胰切除术后患者因代谢紊乱，恢复缓慢且生活质量低。最近几年关于胰腺手术切除范围和程度进行了很多讨论，但目前并没有某种改良术式体现出优于标准胰十二指肠切除术的优势。决定胰腺癌手术是否成功及患者预后的最主要因素是 R0 切除,即组织学证实外科手术切除标本的切缘无肿瘤浸润。R1 和 R2 切除,即在显微镜下或大体标本上发现标本切缘肿瘤浸润,往往意味着较短的存活期。对于有可能切除和局部进展期的胰腺癌,应考虑行血管切除和肠系膜上静脉/门静脉重建术。已经有大量研究证实,行肠系膜上静脉/门静脉或动脉血管切除后达到 R0 切除标准的病例,其生存期不低于标准的胰十二指肠切除术,可以达到与可切除胰腺癌相似的治疗效果。对于胰腺体尾部癌伴有静脉累及的病例,有学者提出行广泛胰腺切除连同腹腔动脉干切除治疗,但临床研究较少,尚无法确定其临床疗效如何。在某些病例,可能需要同时行脾脏切除术,关于是否保留脾脏及其对患者预后的影响尚有争议。肿瘤的大小是最重要的独立预后因素。研究发现,越大的肿瘤越容易发生静脉侵袭,显微镜下切缘阳性(R1 切除)的概率越高。较大肿瘤切除时失血量较多,而失血量也是一项预后因素。在确诊为胰腺癌的患者中,只有 2% 的肿瘤小于 2cm。另一项术中的预后因素是探查淋巴结和阴性淋巴结的比值,可以提示胰腺癌的转移程度。关于扩大的淋巴结清除术是否比标准的淋巴结清除术更能延长患者的生存期,并未达成统一的共识。有研究显示,R0 切除率和患者生存期的提高有赖于切除阴性淋巴结的数目。尽管能够接受外科手术的患者仅占少数,近年来接受外科手术患者的生存期得到了提高,手术相关病死率低于 5%。外科手术的效果和患者的长期存活与淋巴结转移有关,也与手术医师的技术水平及所在医院的手术例数相关。然而,即使患者接受了成功的外科切除手术,其中位生存期仅 20 个月,5 年存活率仅 20%。40% 外科手术治疗的患者在术后 6~24 个月出现肿瘤复发,说明在患者术前及术后给予其他辅助治疗是很有必要的。

参考文献

[1]孔令建.消化内科疾病诊疗理论与实践[M].北京:中国纺织出版社,2019.

[2]陈旻湖,张澍田.消化内科学高级教程[M].北京:中华医学电子音像出版社,2019.

[3]丁淑贞,丁全峰.消化内科[M].北京:中国协和医科大学出版社,2016.

[4]段志军.消化内科学(第2版)[M].北京:中国协和医科大学出版社,2020.

[5]钱家鸣.消化内科学(第2版)[M].北京:人民卫生出版社,2014.

[6]王莉慧,刘梅娟,王箭.消化内科护理健康教育[M].北京:科学出版社,2019.

[7]何文英,侯冬藏.实用消化内科护理手册[M].北京:化学工业出版社,2019.

[8]董卫国.消化系统[M].北京:人民卫生出版社,2015.

[9]谭松.消化系统疾病临床诊断与治疗[M].昆明:云南科学技术出版社,2020.

[10]贾玫,王雪梅.消化系统疾病[M].北京:北京科学技术出版社,2014.

[11]胡冬鑫.实用消化系统肿瘤综合诊断与治疗[M].昆明:云南科学技术出版社,2020.

[12]邢少姬,何珊,蔡琳.消化系统肿瘤发病机制研究探讨[M].成都:四川大学出版社,2019.

[13]周平红.消化内镜治疗学[M].上海:复旦大学出版社,2020.

[14]吴斌,陈小良,李建忠.消化内镜基本操作规范与技巧[M].北京:科学出版社,2019.

[15]王雯,李达周,郑林福.消化内镜入门及规范操作[M].北京:化学工业出版社,2021.

[16]姚礼庆,周平红,钟芸诗.消化内镜手术及常见并发症防治策略[M].北京:人民卫生出版社,2015.

[17]叶丽萍.消化内镜诊疗并发症的处理[M].北京:科学出版社,2020.

[18]徐列明.肝病临床问题与策略[M].北京:科学出版社,2019.

[19]汪芳裕,廖联明,杨妙芳.胃肠微生态与消化系统常见疾病[M].南京:东南大学出版社,2018.

[20]许国强.胃肠道黏膜下病变内镜超声检查术应用[M].北京:人民卫生出版

社,2020.

[21]项平,徐富星.消化道早癌内镜诊断与治疗[M].上海:上海科学技术出版社,2018.

[22]盛剑秋,金木兰,金鹏.消化道早期癌内镜诊断技巧图谱[M].北京:科学出版社,2020.

[23]陈吉.胃食管反流病防治[M].北京:科学出版社,2017.

[24]陈旻湖,周丽雅.胃食管反流病诊疗规范与进展[M].北京:人民卫生出版社,2016.